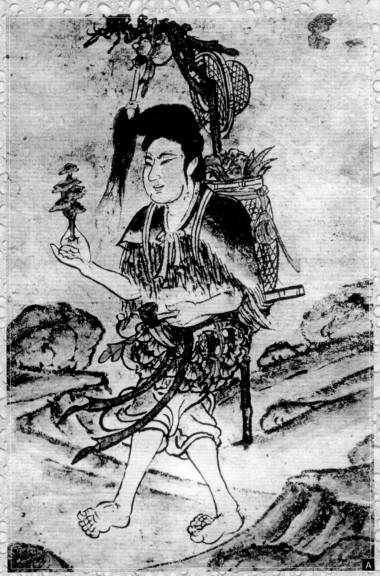

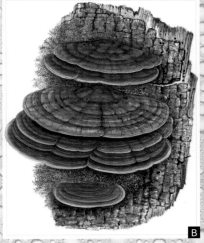

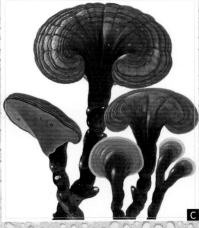

A. 采芝图　　　　　D. 黑灵芝
B. 层迭灵芝　　　　E. 芝柄生长
C. 灵　芝

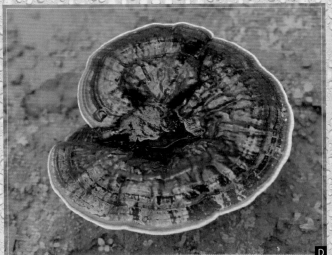

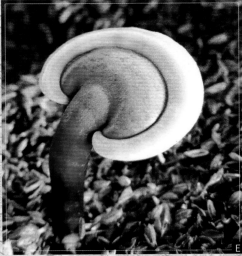

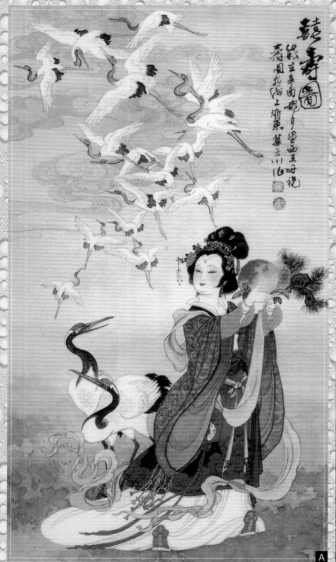

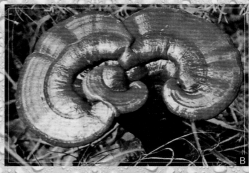

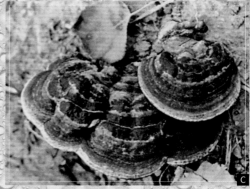

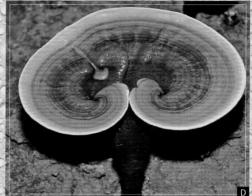

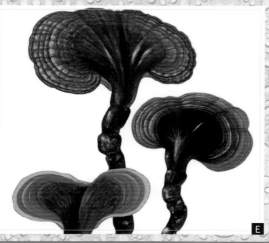

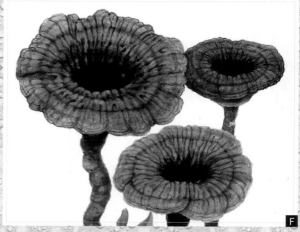

A. 麻姑献寿　　B.灵　芝　　C.灵　芝　　D.灵　芝　　E.灵　芝　　F.漏斗形假芝

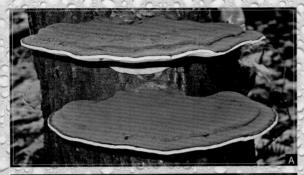

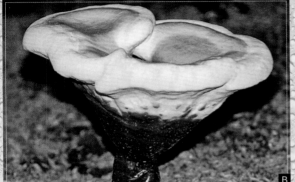

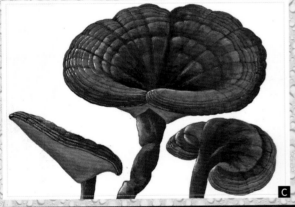

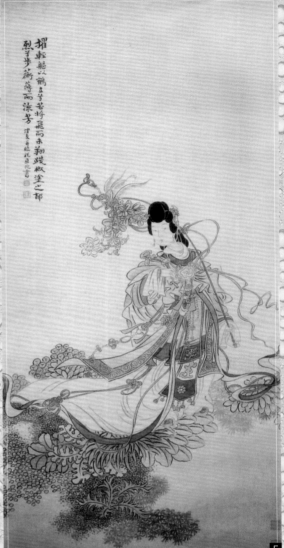

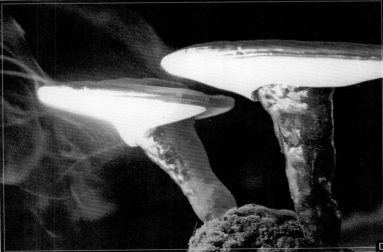

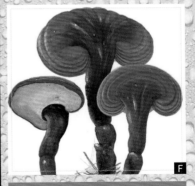

A. 灵　芝　　　　D. 灵　芝
B. 灵　芝　　　　E. 洛神图
C. 紫灵芝　　　　F. 松杉灵芝

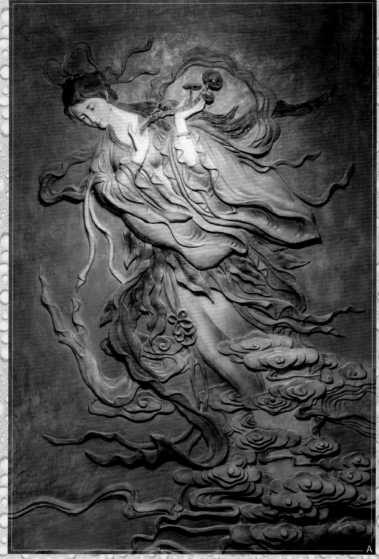

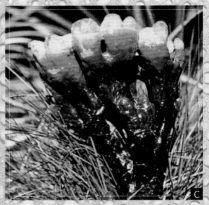

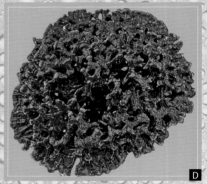

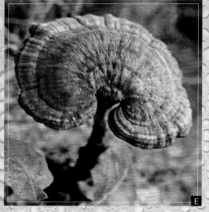

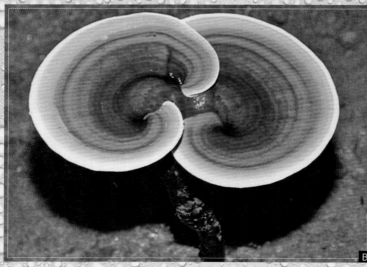

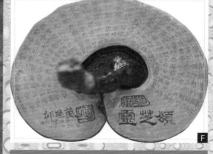

A. 瑶姬浮雕　　　　D. 紫　芝
B. 灵　芝　　　　　E. 灵　芝
C. 灵　芝　　　　　F. 灵芝颂

陈惠 羌校君 吴伟杰 编著

灵芝 与 健康

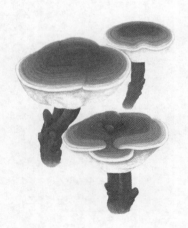

Ganoderma and Health

上海科学普及出版社

序言

灵芝是中医药宝库中的瑰宝,自《神农本草经》记载迄今,在我国应用逾2 000年之久。近年考古发现,更将我国采集利用灵芝的历史推进到距今4 500～6 800年。在漫长的岁月中,古人在长期的实践过程中,认识到灵芝有"补五脏之气""补精气""安神""久食轻身不老,延年神仙"等功效。在此基础上,还衍生出我国特有的灵芝文化,将灵芝视为"赐福嘉祥""增添寿考"的吉祥物,流传至今。

20世纪70年代,伴随灵芝人工栽培的成功,开始了灵芝的现代研究,对灵芝的生物学特性、遗传与分类、栽培方法、化学成分、生产工艺、产品质量控制、药理作用及临床应用进行了广泛深入的研究。2000年开始,《中华人民共和国药典》(一部)收录灵芝(赤芝和紫芝)子实体作为法定中药材。目前,国内外已有上万篇灵芝学术论文发表,灵芝的研究和开发已是学术界与产业界瞩目的课题。

我和《灵芝与健康》的编者,特别是陈惠先生相识已久。陈先生从青年时代栽种灵芝开始,就把灵芝作为自己终身的事业来做,由于他的执着和不懈的努力,今日成就为国内外有影响的灵芝企业家。非常可贵的是,在繁忙的灵芝产品研发、生产、经营之余,为了普及灵芝的科学知识,他和此书的另两位编者羌校君先生和吴伟杰先生,根据自己的实践经验,参考许多书籍、文献,编写此书。书中深入浅出地向读者介绍灵芝种类、产品、防病治病的知识、养生保健的应用以及有关灵芝的民间传说,并附有民间应用灵芝的经验方。读者阅读此书,可以对灵芝的知识有一个较全面地了解,便于合理应用灵芝养生保健和防病治病。

灵芝的现代研究已经历了50年的历程,我国已是灵芝生产、应用和研究的大国。为了灵芝产业的可持续发展和创新,我们要科学地研究灵芝、合理地应用灵芝、正确地评价灵芝。衷心希望有更多的灵芝健康科普书籍问世,让灵芝为实施

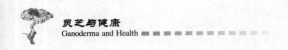
健康中国规划助力,实现中华灵芝护佑众生的理想。

谨以此短文祝贺《灵芝与健康》出版,并向读者推荐此书。

林志彬

2020 年秋写于杭州

林志彬　北京大学基础医学院药理学系教授、博士生导师。历任北京医科大学副校长,北京医科大学基础医学院副院长兼基础医学研究所所长和药理学系主任。先后在美国芝加哥伊利诺斯大学做访问学者、俄罗斯彼尔姆药学院任名誉教授和香港大学任访问教授。历任国际药理学联合会(IUPHAR)执委会委员和提名委员会委员、国际灵芝研究学会主席、中国科学技术协会全国委员会委员、中国药理学会理事长和名誉理事长、国家新药研究与开发专家委员会委员、国家药典委员会委员和国家药品审评专家等。为《北京医科大学学报》主编和 *Acta Pharmacol Sin* 等杂志副主编。长期从事抗炎、免疫调节、内分泌和抗肿瘤药物研究,是国内外著名的灵芝研究学者。2014～2019 年连续六年入选爱思唯尔(Elesveir)中国高被引用学者榜单。

前言

"无叶无芽无花,自身结果;可食可补可药,周身是宝。"

这是国际著名蕈菌学家,世界文化科学研究院、国际生物技术学院、世界生产力科学院院士,香港中文大学荣休教授,国际热带菇类学会主席张树庭先生对食药用菌生物特性和应用价值的诗赞。

自古以来,灵芝作为一种有延年益寿和保健效果的药用真菌,在中华文化中一直具祥瑞特质,有瑞草之美称,尊崇为吉祥之物,视作为长寿象征。我国对于灵芝的认识和利用已有 2 000 多年的历史,建树频多。自 20 世纪 70 年代肇始,我国医药科技工作者和国外同行对灵芝的有效成分、药理作用和疗效等进行了深入的研究与探索,对灵芝的认识也更加全面和深化。到目前为止,探明灵芝所含有效药用成分达 100 多种,且各有效成分之间具有相互协同作用。

灵芝属于药用真菌,使用范围广泛,药理作用确切,现代科学研究表明其功效主要体现在免疫功能调节和辅助抑制肿瘤等方面。灵芝活性成分可提升体液免疫水平,改善血液循环,提高对机体心脑的供血、供氧能力;可以提高细胞和组织的生理功能,具有安神、解痉、解毒等功效。在临床上可以辅助治疗高血压、高血脂、冠心病、糖尿病、肝脏疾病、神经衰弱、慢性支气管炎等疾患,调节医治免疫功能低下所致各种疾病及自身免疫病;可以辅助抗生素治疗细菌性疾病,降低抗生素的毒性和不良反应;对各类肿瘤疾病有确切的辅助治疗功效,能显著缓解减轻放疗化疗所引起的不良反应。常服灵芝及其制成品,对提高人体抗病能力、双向调节免疫功能、降低慢性非传染性疾病的危害、延缓衰老和提升生命质量,均大有裨益。

近年来,国际上对灵芝的研究备受关注与重视,灵芝的有效成分与功能不断被发现和挖掘,疗效与应用不断得到深化和延展。美国、英国、日本等国家医药科研工作者也对灵芝展开了深入的研究与探索,并在临床上积极予以实践。比如:灵芝在免疫双向调节和肿瘤辅助治疗等方面获得确切疗效与成就,灵芝的治病保健功效在日本、韩国等国广为民众接受,东南亚对灵芝的需求堪比西洋参和人参。灵芝产品发展良多,如日本的灵芝冲剂、胶囊、茶饮、切片,韩国的灵芝饮料等,均

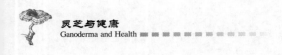
有广泛的市场需求。

　　作为灵芝祥瑞文化的始祖地,我国对于灵芝的药理、疗效的研究与应用处于国际领先地位。尤其改革开放以来,灵芝研究机构如雨后春笋,对灵芝的研究突飞猛进,目前已成为世界灵芝研究中心。关于灵芝的出版专著和发表论文已经逾万,灵芝产品研发蓬勃发展,灵芝产业发展方兴未艾。随着我国经济社会的快速发展,医药科学不断进步,大健康理念深入人心,大健康产业快速成长,人民群众对健康的需求日益增长,保健意识也逐步提高。在此背景下,民众对灵芝防病治病作用的认识越来越深入,灵芝的应用领域将会越来越宽广,惠顾的群体将会更多更宽泛。

　　本书以弘扬中华灵芝文化为已任,致力于帮助人们正确认识灵芝、科学应用灵芝的保健功效,着重介绍了灵芝及其孢子粉的有效成分、药理功用与活性机制;以推广应用为主旨,汇集灵芝在抑制肿瘤、免疫调节和对机体各系统的功用研究成果,在介绍常见病、多发病防治知识的同时,着力推介灵芝在防病治病和治未病等方面的实践应用;为帮助广大读者正确使用灵芝及其产品,介绍了灵芝产品的制备与选用,解析了部分产品的组方原理,推荐了一些民间应用灵芝的经验方,期望能够为提升广大民众的健康事业作出微薄的贡献!

　　限于能力与水平,书中难免有疏漏和欠妥之处,还望食药用菌专家和读者不吝指正,以期再版时更臻完善。

编　者

2021 年 6 月

目录

第一章　灵芝对人类健康的贡献　❶

一、我国古代对灵芝的认识 / 2

二、医古文对灵芝功效的诠释 / 4

　　（一）何谓益心气 / 5

　　（二）何谓解胸中结 / 6

　　（三）何谓补中 / 6

　　（四）何谓增智慧 / 6

　　（五）何谓不忘 / 7

　　（六）何谓久食轻身不老 / 7

　　（七）延年神仙 / 7

三、我国现代对灵芝的应用研究 / 7

四、灵芝对人类健康的重要意义 / 10

　　（一）灵芝可以有效纾解人类社会的现代文明病患 / 10

　　（二）灵芝所特具的免疫稳态调节功效助力人类健康生活 / 11

　　（三）灵芝的产业化发展对经济社会进步有特殊的贡献 / 12

　　（四）提升灵芝等食药用菌的应用是大健康产业发展的崭新领域 / 12

第二章　灵芝的生物学特征　❶

一、灵芝的生物形态 / 15

二、灵芝的有效成分及其功用 / 16

　　（一）灵芝多糖类 / 17

　　（二）灵芝三萜类化合物 / 21

　　（三）灵芝核苷类化合物 / 22

　　（四）甾醇类化合物 / 23

　　（五）生物碱类化合物 / 23

I

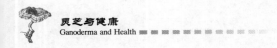

（六）脑苷及多肽、氨基酸类化合物　/24

（七）灵芝的其他有效成分　/24

三、灵芝孢子　/25

（一）灵芝孢子的生物特性　/25

（二）灵芝孢子的有效成分　/25

（三）灵芝孢子的药理作用　/26

四、灵芝孢子油　/26

第三章　灵芝的药理功用研究　❷❽

一、灵芝抗肿瘤功用的研究　/29

（一）灵芝多糖是抗肿瘤作用的主要化学基础　/29

（二）灵芝多糖通过参与内源性免疫学机制实现抗肿瘤作用　/31

（三）灵芝多糖肽抑制肿瘤细胞和组织增殖分化　/32

（四）灵芝三萜类化合物的细胞毒作用可明显抑制肿瘤细胞生长　/34

（五）其他关于灵芝抗肿瘤机制的研究　/35

二、灵芝免疫调节功用的研究　/36

（一）灵芝增强非特异性免疫功能　/36

（二）灵芝增强机体体液免疫功能　/39

（三）灵芝增强机体细胞免疫功能　/40

（四）灵芝可促进免疫细胞因子的产生　/43

（五）灵芝可改善免疫功能的衰退　/45

（六）灵芝的抗过敏作用　/46

三、灵芝抗氧化和清除自由基功用的研究　/47

四、灵芝对放射线和化疗药损伤防治功用的研究　/51

五、灵芝对各生理系统的药理功用研究　/52

（一）灵芝对心血管系统作用的研究　/52

（二）灵芝对神经系统作用的研究　/55

（三）灵芝对呼吸系统作用的研究　/58

（四）灵芝对消化系统作用的研究　/60

（五）灵芝对内分泌系统作用的研究 / 64

六、灵芝的其他功用研究 / 70

（一）灵芝对异常免疫损伤的抑制作用 / 70

（二）灵芝对化学性和免疫性肌损伤的保护作用 / 71

（三）灵芝抗病毒和抑制细菌的作用 / 71

（四）灵芝美容护肤作用 / 71

七、灵芝孢子粉药理作用的专题研究 / 72

（一）灵芝孢子有抑制正常细胞突变及抑制肿瘤生长作用 / 72

（二）灵芝孢子粉提高机体免疫功能 / 73

（三）灵芝孢子粉能降低血脂含量 / 73

（四）灵芝孢子能延缓机体衰老和延长寿命 / 74

（五）灵芝孢子的镇痛作用 / 74

（六）灵芝孢子可抑制诱导引起的高血糖 / 75

八、灵芝孢子油药理作用的专题研究 / 75

（一）抗肿瘤作用 / 75

（二）免疫调节作用 / 77

（三）神经调节作用 / 78

（四）降血脂作用 / 79

第四章　灵芝辅助治疗肿瘤的应用　　⑧⓪

一、肿瘤概述 / 81

二、灵芝辅助治疗肿瘤的临床应用 / 82

（一）灵芝制剂在抗肿瘤治疗上的单独应用 / 82

（二）灵芝提取物提高肿瘤患者对放化疗的耐受性和疗效 / 86

（三）灵芝制剂减轻肿瘤患者放化疗所致严重不良反应 / 89

（四）灵芝制剂减轻抗肿瘤治疗引起的白细胞减少并改善血液功能 / 92

（五）灵芝提取物提高肿瘤患者免疫功能 / 94

（六）灵芝在抗肿瘤治疗中发挥增效减毒作用 / 95

（七）灵芝制剂提高肿瘤患者生活质量并增强抗病体质 / 97

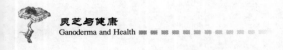
三、灵芝辅助治疗肿瘤的个案实例　／98

第五章　灵芝防治常见疾病的应用　⑩

一、灵芝防治高脂血症的应用　／102

（一）关于高脂血症　／102

（二）灵芝调节高血脂的机制和特点　／104

（三）灵芝防治高脂血症的临床应用　／104

二、灵芝防治冠心病的应用　／106

（一）关于冠心病　／106

（二）灵芝防治冠心病的机制和特点　／107

（三）灵芝防治冠心病的临床应用　／108

三、灵芝防治高血压病的应用　／110

（一）关于高血压病　／110

（二）灵芝防治高血压病的机制和特点　／111

（三）灵芝防治高血压病的临床应用　／112

四、灵芝防治糖尿病的应用　／114

（一）关于糖尿病　／114

（二）灵芝协同防治糖尿病的作用机制和特点　／116

（三）灵芝辅助治疗糖尿病的临床应用　／117

五、灵芝防治神经衰弱的应用　／118

（一）关于神经衰弱　／118

（二）灵芝防治神经衰弱的作用机制和特点　／120

（三）灵芝防治神经衰弱的临床应用　／120

六、灵芝防治慢性支气管炎和哮喘的应用　／123

（一）关于慢性支气管炎和哮喘　／123

（二）灵芝防治呼吸道炎症病变和哮喘的机制与特点　／124

（三）灵芝辅助治疗慢性支气管炎与哮喘的临床应用　／125

七、灵芝防治肝炎的应用　／127

（一）关于肝炎　／127

（二）灵芝保护肝脏的作用机制与特点　/ 128

（三）灵芝防治肝炎的临床应用　/ 129

八、灵芝辅助治疗再生障碍性贫血的应用　/ 130

（一）关于再生障碍性贫血　/ 130

（二）灵芝对再障和白细胞减少的作用　/ 131

（三）灵芝辅助治疗再障和白细胞减少的临床应用　/ 131

九、灵芝防治肾病综合征的应用　/ 132

（一）关于肾病综合征　/ 132

（二）灵芝联合激素治疗肾病综合征的临床应用　/ 133

十、灵芝防治其他疾病的应用　/ 133

（一）灵芝辅助治疗感冒的应用　/ 133

（二）灵芝辅助治疗硬皮病的应用　/ 134

（三）灵芝辅助治疗斑秃病的应用　/ 135

（四）灵芝辅助治疗克山病的应用　/ 135

（五）灵芝辅助治疗肌营养不良的应用　/ 136

（六）灵芝辅助治疗获得性免疫缺陷综合征（艾滋病，AIDS）的应用　/ 136

（七）灵芝防治疾病的其他应用　/ 136

第六章　灵芝对保健养生治未病的应用　⑬⑦

一、中医养生学与治未病　/ 138

（一）关于中医养生学　/ 138

（二）关于治未病　/ 138

（三）关于"亚健康"　/ 139

二、灵芝对亚健康人群稳态保健的应用　/ 140

（一）关于稳态调节机制　/ 140

（二）灵芝的养生保健治未病功用得到中医中药学理论的充分阐述　/ 141

（三）灵芝的稳态调节作用可用于多种疾病发生前的预防　/ 141

三、灵芝对中老年人群延缓衰老保健的应用　/ 142

（一）衰老是一个可以延缓的动态过程　/ 142

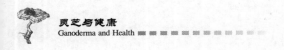
（二）灵芝的广泛药理作用为延缓衰老保健提供了可能　／142

（三）灵芝能延缓衰老引起的免疫功能减退　／143

（四）灵芝的抗氧化与清除自由基作用可延缓衰老　／143

四、灵芝对更年期人群保健的应用　／144

五、灵芝对身体运动的抗疲劳保健的应用　／146

六、灵芝救治毒菌中毒的应用　／147

七、灵芝对美容保健的应用　／148

第七章　灵芝产品的制备与选用　⑮⓪

一、灵芝生药材的鉴别　／151

（一）灵芝子实体　／151

（二）灵芝孢子粉　／152

（三）灵芝菌丝体粉　／152

（四）关于野生灵芝　／152

二、灵芝有效成分的提取　／153

（一）提取工艺　／153

（二）成分提取　／154

三、灵芝产品的剂型与制备　／155

四、灵芝产品的类别与选用　／156

（一）关于药品和保健食品　／156

（二）灵芝类产品的选用　／157

五、灵芝的不良反应　／158

第八章　灵芝防治疾病的经验方　⑯⓪

一、灵芝产品的部分配方解析　／161

（一）灵芝猴头菇虫草菌粉方　／162

（二）灵芝枸杞猴头菇银耳方　／162

（三）灵芝枸杞姬松茸方　／163

（四）灵芝孢子油番茄红素软胶囊方　／163

（五）灵芝枸杞葡萄籽丹参方　／164

（六）灵芝酸枣仁银杏叶方　／164

（七）灵芝黄芪茯苓刺五加方　／165

（八）灵芝猴头菇黄芪蜂胶方　／165

（九）灵芝蚂蚁牡蛎胶囊方　／166

（十）灵芝猴头菇茯苓珍珠方　／166

（十一）灵芝红景天西洋参方　／167

（十二）灵芝黄芪虫草菌粉胶囊方　／167

（十三）灵芝太子参党参胶囊方　／168

（十四）灵芝孢子粉虫草菌丝体粉方　／168

（十五）灵芝猴头菇枸杞黑杜酒方　／169

（十六）灵芝云芝绞股蓝方　／169

（十七）灵芝黄芪三七桑叶方　／170

（十八）灵芝咖啡方　／171

（十九）灵芝茶方　／171

二、灵芝防治常见病经验方　／172

（一）灵芝辅助治疗肿瘤方　／172

（二）灵芝辅助治疗糖尿病方　／175

（三）灵芝辅助治疗心脑血管病方　／176

（四）灵芝辅助治疗高（低）血压方　／177

（五）灵芝辅助治疗高脂血症方　／179

（六）灵芝辅助治疗肝炎方　／180

（七）灵芝增强免疫力组方　／182

（八）灵芝辅助治疗神经衰弱与失眠方　／184

（九）灵芝辅助治疗胃炎方　／186

（十）灵芝辅助治疗慢性支气管炎和哮喘方　／186

（十一）灵芝辅助治疗感冒与咳嗽方　／188

（十二）灵芝调理妇女生理方　／189

（十三）灵芝辅助治疗血液病方　／190

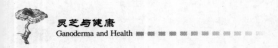

（十四）灵芝辅助治疗皮肤病及美颜方　/191

（十五）灵芝补虚抗衰益智方　/192

（十六）灵芝壮阳方　/194

（十七）灵芝辅助治疗骨科疾患方　/195

三、灵芝食疗方　/196

（一）灵芝粥羹方　/196

（二）灵芝龟鳖方　/199

（三）灵芝禽食方　/200

（四）灵芝肉食方　/202

（五）灵芝泡酒方　/206

附录　　　　　　　　　　　　　　　　　　　209

参考文献　　　　　　　　　　　　　　　　　213

后记　　　　　　　　　　　　　　　　　　　214

第一章

灵芝对人类健康
的贡献

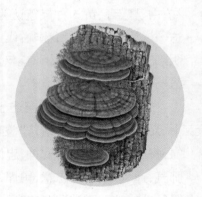

灵芝学名：*Ganoderma lucidum* Karst.

灵芝又名：赤芝、红芝、木灵芝、菌灵芝、万年蕈、灵芝草等。

分类地位：菌物界，担子菌门，层菌纲，多孔菌目，多孔菌科。

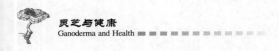
一、 我国古代对灵芝的认识

灵芝作为药用菌的应用在我国有着悠久的历史,中国是世界上认识应用灵芝最早的国家。2 500 年前,我国战国时代《列子》一书中就有"朽壤之上有菌芝"的文字记录,但没有叙述疗效。根据常理推测,自然界物种有千千万万,能将灵芝特别予以记述,可知当时我国先民早已认识到灵芝的应用价值。灵芝功效记载始于东汉末年的《神农本草经》,该书记载的灵芝有 6 类,即红芝、白芝、黑芝、青芝、黄芝及紫芝。我国古代认为自然界是由金、木、水、火、土 5 种元素组成的,认为用金、木、水、火、土五行元素的相生相克关系就能解释自然界一切万物变化现象。红、白、黑、青、黄 5 种灵芝认为就是对应于金、木、水、火、土 5 种自然元素。根据这一说法特点,估计我国古代灵芝的研究始于道家对灵芝的应用与叙述。中医的阴阳五行学说都来自于道家对自然现象阴阳五行的解说。可以说,道家对我国中医药研究有着特殊的贡献。

《神农本草经》详细描述了 6 种灵芝的药性、气味和主治。指出:赤芝"苦、平、无毒",主治"胸中结","益心气,补中,增慧智,不忘";黄芝"甘、平、无毒",主治"心腹五邪""益脾气,安神,忠信和乐";白芝"辛、平、无毒",主治"咳逆上气","益肺气,通利口鼻,强志意,勇悍,安魂";黑芝"咸,平,无毒",主治"癃","利水道、益肾气、通九窍、聪察";青芝"酸、平、无毒","补肝气,安精魂,仁恕";紫芝"甘、温、无毒",主治"耳聋","利关节,保神,益精气,坚筋骨,好颜色"。还强调此 6 种灵芝均可"久食轻身不老,延年神仙"。

其实,按照现在的真菌学分类,《神农本草经》所记载的这 6 种灵芝并不完全是灵芝属的灵芝。据已故中国科学院微生物研究所灵芝分类学家赵继鼎先生考证,《神农本草经》所记载的青芝可能就是我们现在用于治疗肝炎的云芝(不属于灵芝属真菌);记载的白芝可能就是白肉齿菌,也有人认为白芝可能就是树舌灵芝。我国古医书中所记载的灵芝之所以只有六种,这是由于古人对灵芝还没有真正、充分认识之故。我国有灵芝科的担子菌 108 种,全世界有 184 种。由于生长条件的不同,各种灵芝分别生长于亚热带和温带的山林、平原的朽木或树根上。

现在经人工选育后,人们为灵芝创造了生长所需要的环境条件,所以生长地域变得更广。《神农本草经》以后的各个朝代编纂的本草书中大多有灵芝功效的记载,但记载的功效都和《神农草本经》大致相似。南北朝时的陶弘景指出,灵芝对人无毒,可久食。"凡得芝草,证尔食之,无余节度,故皆不云服法也"。就是说:"你用的确实是灵芝,那么你服得再多也无妨,所以也不需要讲什么服用方法"。从目前研究的结果来看,我国古代对灵芝功效的记述已大多得到了证实,只不过对灵芝功效认识的广度和深度远不及我们现在这样完整与全面。

我国古代先人对灵芝的记载颇多。由于受当时客观条件的限制,没有现代科学先进的研究方法与设备,也没有条件进行严格的科学试验来验证灵芝的功效,所以对许多自然现象难以进行科学的解释,只能把一些奇特难解的自然现象归之为神的力量。在这样的认知环境中,灵芝的功效也被神化了。古代人们把灵芝视作仙草,视作长生不老之药,奉为吉祥瑞征之物,是遂心如意的象征。中国古代许多陵墓、庙宇、皇宫建筑都有灵芝的图案,吉祥物"如意"就是以灵芝为原型演化而来。杭州玉泉山玉皇观就有一仙女手捧灵芝向真君敬献之图。在陕西、徐州出土的东汉墓的墓廓中有许许多多灵芝的图案,有仙人手持灵芝腾云驾雾后边凡人紧随之图,有灵芝和仙桃并画之图。许多道观、寺庙的滴水瓦(瓦当)的下垂部大多绘有灵芝。青岛崂山玉真观的门楼、石碑等多处地方有灵芝的图案。北京天安门的华表上,也有许多由灵芝化身的祥云纹雕饰。

关于灵芝的神话传说也非常丰富。我国古代神话小说《山海经》记载,灵芝原是炎帝女儿瑶姬的化身。相传,炎帝最钟爱的幼女瑶姬未嫁而亡,精魂飘到姑瑶山上成了仙草灵芝。灵芝作为长生不老仙草的传说在我国古代由来已久。秦始皇统一六国后,一心想如何能长生不老,做长期的统治者。因此昭告天下,欲求长生不老之药。遂有方士进呈秦始皇说,东海之中的瀛州产一仙草,名曰灵芝,人若服之就能长生不老。但采这种灵芝必须非常虔诚,要童男童女去方能采得。于是秦始皇就派徐福带了3 000对童男童女,从海州(今江苏连云港)乘船出海到瀛州采灵芝。徐福两次出海都没有能采到灵芝,怕回来后被秦始皇杀害,在第二次出海之后就再也没有回来,据说船驰行到了日本。相传现在的日本人中就有徐福带去的3 000对童男童女繁衍的后代,在日本现在还保存有一座徐福上岸处的纪念碑。

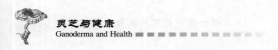

宋朝民间故事《白蛇传》呈现了灵芝仙草的神奇。传说书生许仙在端午节那天被白娘子的原形一条极粗大的白蛇吓昏。中午过后,白娘子现了人身,发现许仙被自己吓死。她焦急万分,于是冒着生命危险,腾云驾雾,到远在几千里外的昆仑山上盗采灵芝。在寻找时与看守灵芝的南极仙翁的两个仙童发生搏斗,差点丢了性命,后来由于南极仙翁念其真诚,赠送了灵芝,白娘子返回后用灵芝救活了许仙。

史料记载,2 000多年前汉武帝时期,宫廷梁上长出了灵芝。此事震动了朝野上下,大臣们纷纷向皇帝祝贺,说灵芝的出现是皇帝治国有道、勤政爱民,天帝受到感动,将降福于当朝而出现的祥瑞之兆。因此汉武帝举行了隆重的祭天典礼,大赦天下,减免赋税,并下旨令上至朝廷大臣下至黎民百姓去山野采灵芝进贡朝廷,于是举国上下呈现上山采摘灵芝的热潮,一年中向朝廷进贡的灵芝达几万朵之多。宋朝宋真宗时也出现过全国性上山采摘灵芝向朝廷进贡的事件。史载王钦进贡灵芝八仟一佰九十三朵,丁谓进贡灵芝九仟五佰朵。宋神宗时宰相王安石对官吏、百姓上山采收灵芝的场景有着很生动的描述,说上至宫廷大臣地方官吏,下至樵夫渔民,皆翻山越壑、饥餐山果、渴饮山泉、露宿山野寻觅灵芝。寻觅灵芝成为当时官员、百姓生活中的大事,可见是何等劳民伤财。元代和明代也每年要求地方官吏向朝廷进贡灵芝,其数量也非常惊人。

清代以后,进献灵芝之仪渐淡。进入民国以后,战乱频仍,国事蜩螗,民生颓废,灵芝文化亦衰。至20世纪60年代前,除真菌分类专家外,国内外民众甚至医药工作者均已不识灵芝,更不知道有何功效,甚至有人以为灵芝如同麒麟凤凰一样,是没有实物的图腾而已。

二、 医古文对灵芝功效的诠释

《神农本草经》《本草纲目》记载:赤芝(现广泛应用于生产的灵芝)益心气、解胸中结、补中、增强智慧、不忘、久食轻身不老、延年神仙。古代本草医书对灵芝功效的叙述概括而深刻,需运用现代医学和生理学原理对这些文字进行全面解读。

（一）何谓益心气

中医学理论认为，气是构成人体的最基本物质，也是维持人体生命活动的基本要素。气的生成源于三个方面：一是先天之精气，来源于父母，脏腑定位在肾；二是后天水谷之精气，乃消化吸收食物中的营养物质，脏腑定位在脾胃；三是自然界之清气，由呼吸而入，脏腑定位在肺。气的运动谓之"气机"，有升、降、出、入四种运动形式。气流布全身各处，至脏腑为脏腑之气，至血脉内外称营卫之气，至经络则为经络之气，故人体之气可分为元气、宗气、营气、卫气。

气的生理功能有五个方面的作用：

1. 促进作用。能促进机体包括四肢、内脏的生理活动、大脑的思维；促进营养物质的吸收、消化和排泄；促进生长发育。

2. 温煦作用。就是使机体保持一定的体温。生理活动需要热量支持，机体有了适宜的温度才能进行生理活动。冷血动物冬天之所以要冬眠，就是因为缺乏热量，因此不能有效进行生理活动。

3. 防御作用。生命活动中随时会有外邪（体外的致病因子）侵入。病菌、风寒可通过毛孔、黏膜侵入体内，从而使机体致病。机体的气有抵御外邪侵入的作用，可以提高皮肤腠理的致密度，阻止外邪侵入；可以提高免疫功能，提高免疫细胞运动、变形能力，增强对病源物的吞噬、杀伤能力，从而使病邪不易侵入，即使侵入后也不易致病。

4. 固摄作用。固摄作用就是使血液在血管中流动，而不溢于血管外。微血管管壁坚固状况、抗扩张能力和微血管的能量状态（中医学叫作"气状态"）有直接关系。微血管平滑肌能量水平高，张力也高，抗扩张能力就大，血管在血压波动时不会损裂，血液可固摄在血管中流动而不会出现溢血（中医学叫作"衄血"）。

5. 气化作用。气化作用就是营养物质的转化和能量的代谢。将不可利用的大分子营养物质转化为机体可直接利用的小分子物质。将引致不良反应的成分分解或转化为无不良反应的成分，即起灭活作用，使有用的成分可被吸收利用；代谢废物、有不良反应的物质，如发生免疫作用后的各种免疫介质、细胞因子、热源物、病菌产生的有害物质，分解灭活为无害物质并排出体外。

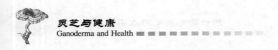

根据中医学对"气"功用的叙述,可以看出中医学所述"气"的5个特征都是自由能量物质,或者说"气"就是能量,自由能的能量。自由能可较方便转化为热能,所以气还有温煦作用。机体生命活动离不开能量,即不能没有气。即使有气,但"气"不盛,机体生命活力也会降低,中医学叫作气虚。气虚者机体因能量不足,所以神疲乏力、畏寒、纳差,使机体生命力降低,抗病力降低,致机体亚健康。心气虚则心脏能量不足,心脏跳动乏力,每博心血输出量下降,易产生心悸。胃肠气虚则胃肠蠕动乏力、消化功能下降、大便不畅。气的升降出入运动失常称为"气机不调",表现为气滞、气郁、气逆、气陷、气脱、气闭等形式。益心气就是提高心肌的能量,从而提高心脏的收缩力,提升心脏对机体各器官供血、供氧能力,从而增强机体的生命活力。

(二) 何谓解胸中结

结为何物? 中医学上的结一般是指气结。胸腔以内脏腑包括心肺,但胸中结是指心肌气结,而不包括肺。中医上肺气不顺大都叫作气逆。正常情况下,能量应该是不断运动的,为新陈代谢、生长发育、抗病免疫提供动力,所以能量是不断被利用,又不断产生的。气结就是能量聚集不动。气聚集不动或不能很好运动,载荷能量的物质也就不能运输通畅,这部分组织的生理活动就迟滞,机体整体生命活动就会受累。解胸中结就是解除心脏能量的聚集状态,使能量发挥出推动血液运行的作用,保证机体正常的生命活动。

(三) 何谓补中

中医学中的补中,就是提高机体的中气。中气就是脾胃之气。脾在这里指小肠和胃两个脏器。中气足,脾胃消化吸收营养物质的功能强。中气还有固着内脏的作用,固定脏器的网膜张力强,脏器方可保持正常位置。中气不足,网膜松弛,内脏不能很好地被固定,就会出现胃下垂、子宫下垂、肛门脱垂等现象。

(四) 何谓增智慧

智慧和聪明不同。聪明是对事物表面现象的认识能力,具有一定的天赋因素。智慧是人的认知、分析和总结能力,是对事物本质的认识能力。或者说智慧是悟性,是对生活中的困难和不确定情景给出明智判断和建议的能力,是关于生活的系统知识。

(五) 何谓不忘

不忘就是记忆力强。记忆力强要有天份,要靠濡养,也要靠训练。

(六) 何谓久食轻身不老

轻身就是不觉疲劳,劳动、运动能力强。不老就是到中老年时,形体还能保持挺立,状态是年轻人的样子,保持活力。

(七) 延年神仙

延年就是延长寿命。神仙不是成仙,也非长生不死。李时珍在《本草纲目》中写道:"灵芝乃朽木余气所生,而今皆称为瑞草"。又云:"服食可仙,诚为迂谬"。《神农本草经》把书中所列的 365 种中药分为上、中、下三品。上药功效:"主养命以应天,无毒,多服、久服不伤人,欲轻身不老延年者"。由此可见,所谓神仙并非成仙,而是指延年益寿。古代人的年龄有专门的称呼:二十岁为弱冠之年,三十岁是而立之年,四十岁乃不惑之年,五十岁为天命之年,六十岁为花甲之年,七十岁为古稀之年,八十至九十岁为耄耋之年。可能九十岁以上就叫仙年了。延年神仙就是使人活到耄耋之年乃至更老的年龄。

综上所述,灵芝是一种预防心脏疾病、增进心力、提高中气、抵抗疲劳、抗抑病变、提高中枢功能、提升思维能力和延长寿命的滋补佳品,此为古医籍和现代医学充分阐述和佐证的。

三、 我国现代对灵芝的应用研究

20 世纪 30 年代,我国学者邓叔群用现代科学方法研究灵芝,作出开拓性努力,积累了一定的成果。

中华人民共和国建立以后,灵芝的种植和培育渐为世人认知与实践。上海市农业科学院食用菌研究所陈梅朋与孙超等较早开展了灵芝的人工培养。1960年,陈梅朋在上海市农业科学院果园中发现了一株灵芝,并首次成功分离出灵芝菌种。同年,孙超等进行了灵芝生长条件的试验,灵芝人工培养也获得了成功。

其后,有关灵芝的药理功用和药学应用也屡有收获。上海市农业科学院食用菌研究所陈国良、王日英和上海中药三厂朱振岳等较早投入研究,成功研制灵芝的药品制剂——灵芝片。1963 年,上海市农业科学院食用菌研究所与第二军医大学、上海广慈医院(现瑞金医院)合作研究灵芝的药效,做了毒理试验和对冠心病的初步疗效观察,经对 12 例病例初步试验,发现灵芝无毒、无不良反应,服后容易睡眠,胸闷、头晕、头痛等症状有所好转。后因“四清”“文革”的影响,灵芝药效研究停止。

1969 年 7 月,解放军某部在青岛崂山的山林中发现一丛灵芝,随即连土壤、树根和杂草等一齐挖出,装入木箱专程快速运到北京,作为献给毛泽东主席的重要礼品。随后这箱灵芝交给了中国科学院微生物研究所真菌室予以养护、培育和系统研究。“灵芝研究”课题组刘锡琎、韩树金团队鉴定出该灵芝为赤芝,并成功分离,以木屑、麦麸等为主料进行人工瓶栽试验。是年 10 月底,研究团队在海南五指山霸王岭和尖峰岭采回各种灵芝的新鲜担子果标本,分离出的菌种约 20 株,栽培出紫芝等灵芝子实体。广东省微生物所亦提供了来自湖南的薄盖灵芝菌种。研究过程中,首次发现高空气相对湿度(85%～95%)是灵芝担子果正型结盖、形成和释放担孢子的关键因子。其后研究组选用了崂山赤芝、海南紫芝及一株赤芝变种和薄树芝等 4 种菌株,进行较大规模的人工栽培试验。团队搜集了两个大半瓶灵芝孢子粉送西苑中医院作临床试验,证实灵芝孢子粉对支气管炎咳嗽、哮喘等有一定疗效,灵芝乙醇浸液有降血压的作用。此后,起草“栽培灵芝注意事项”说明书,在国内较大范围进行了推广。

1971 年,国务院参事室老同志服用了灵芝后,哮喘、失眠状况有显著好转,体质也转好。上海市有关领导知悉后要求上海科研单位研究灵芝。是年,上海成立了灵芝研究协作组,以上海市农业科学院食用菌所、上海中药一厂、上海中药三厂为首,上海药物所和 27 家医院参加,从培养子实体、制剂、毒理入手,对灵芝在神经衰弱、冠心病、哮喘病、风湿病等多个方面的功效展开研究。到1972 年 7 月研究结束时试验病例 1 000 多例。结论表明：灵芝无毒、无不良反应，有安神、平喘、降血压、治疗冠心病等疗效；对神经衰弱有效率为 90%，对冠心病有效率为 58%；治疗慢性支气管炎、哮喘有效率为 95%；其中对阳虚型的疗效优于阴虚患者的疗效。

1972 年，灵芝被正式批准作为药品用于临床治疗，药品名称为"灵芝片"，是用灵芝子实体和固体培养的菌丝体水提物制成，每片含灵芝生药 1 克。当时进行了灵芝针剂药效研究，试验表明：灵芝针剂可用于治疗类风湿性关节炎、扭伤、再生障碍性贫血、哮喘、重症肌无力等疾病，而且见效快，疗效显著。但由于制剂工艺不严格，过敏物质清除难度较大，缺乏超滤等手段与设施，试验中产生了几例事故，因此停止试验。

20 世纪 70 年代初，我国正处"文革"动乱时期，当时医药研究水平还较低，缺乏先进的仪器与设备，也没有有价值的灵芝资料可借鉴，所以没有进行灵芝有效成分和动物药理的详细分析和试验。但因为疗效明确，灵芝片仍得到了上市批准。科研人员虽缺乏发表研究论文的意识，产品研究成功后也未报道，但在全国范围内进行了宣传介绍，众多药厂跟踪、模仿生产了灵芝药品和保健食品。20 世纪 70 年代末，北京医学院(现北京大学医学院前身)、四川抗菌素研究所、上海医科大学(复旦大学医学院前身)、中国医学科学院药物研究所和其他一些研究机构开始进行系统的灵芝有效成分、药理、药效的研究。这时，整个医学领域的研究手段、仪器设备、可供借鉴的资料比早年有显著进步。

进入 20 世纪 90 年代后，随着药物研究的设备、方法和手段的进步，对灵芝有效成分、药理的研究得以深入开展。现在，灵芝的各种有效成分已基本明确，逐步实现了分离与提纯。灵芝的药理、疗效也基本厘清，并发现了更多的灵芝疗效。比如：辅助治疗肿瘤、改善血液循环、提高机体耐缺氧能力、消除自由基、抗应激反应、调节免疫水平、抑制变态反应等功能已成定论。现在已明确，灵芝对 360 多种疾病有直接或辅助治疗的效果，许多疑难病也可用灵芝作为辅助治疗而得到缓解甚至康复。需要指出的是，尽管对灵芝有效成分、药理作用和疗效的研究有了初步的成果，但关于灵芝治疗疾病的有效成分、疗效发生的微观机制、相关协同作用方式等还需要进一步深入研究，对于灵芝有效成分作用于细胞的分子医学的研

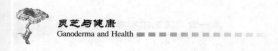
究更需要深化、细化。

改革开放以来,关于灵芝的理论研究不断深入。赵继鼎先生在 20 世纪 80 年代编有《中国灵芝》,卯晓岚先生编有《中国大型真菌》,林志彬先生编有《灵芝的现代研究》,黄年来、林志彬、陈国良等合著《中国食药用菌学》。灵芝(赤芝、紫芝)收载于 1955 年版至 2020 年版共 9 版《中华人民共和国药典》,奠定了灵芝所具有的药用价值的法定地位。其后,灵芝又被列入《可用于保健食品的物品名单》,灵芝及其制剂不仅用于临床防病治病,而且作为保健品广泛用于人群保健。

灵芝的培养技术现在有了较大的提高。除有袋料培养外,还有段木栽培、液体发酵和固体发酵,品种也有改良,单位产量得以提高。现在每 50 千克袋料可产灵芝约 4 千克,每 50 千克段木可产灵芝 3 千克左右。灵芝孢子采集有套袋采集、净化室采集和自然散落式采集。净化室采集灵芝孢子质量最好;套袋收集因子实体生长得不到正常生长条件,所以孢子空瘪率较高;自然散落的孢子中杂质、尘土较多。灵芝规模化、规范化种植发展迅速,技术日趋先进。

灵芝产品的精深加工产业化发展迅速。现在用灵芝提取物、灵芝孢子、灵芝和其他成分制成的药品和保健食品已有数百种之多,如灵芝孢子虫草菌丝体粉、破壁灵芝孢子粉、灵芝蜂皇浆、灵芪片、灵芝胶囊、灵芝酒、灵芝茶等。可以说,灵芝产业的发展,必将为人类的健康做出独特而卓越的贡献。

四、 灵芝对人类健康的重要意义

灵芝是一种适宜现代社会人类健康特点的药品和保健食品,从现实和长远看,有效应用灵芝及其制成品,利在当代,功在千秋。

(一)灵芝可以有效纾解人类社会的现代文明病患

农耕时代,社会生产技术相对落后,社会生产体力劳动强度大,经济条件总体落后,人们很少因营养过剩而产生相关疾病。与之相适应,落后的公共卫生条件,相对较差的生活条件,民众生活艰苦,人均期望寿命短,易患各种急慢性传染性疾病,可明确诊断的疾病比例较高;而患慢性疾病、各种老年病、功能退行性疾病、肿瘤、原因不明性疾病比例相对较低。

现代社会人群的疾病性质、健康状况和过去相比有较大的不同。由于营养、医疗供给、公共卫生状况的改善,急性病和传染病的发生率大为减少,病死率大为降低。但是,由于现代社会生活方式的改变,人类正常的生理需求也因应改变,人类平均年龄延长,各种慢性非传染性疾病大幅上升,所谓文明病和亚健康的发生率迅猛飙升。人类的生理发育一般以 25 岁为峰值,其后经过平台期,过 40 岁后生理功能和免疫功能开始下降,60 岁以后下降更为明显,于是老年性慢性疾病开始增加,如肿瘤、骨质疏松症、心血管疾病、糖尿病、前列腺增生症等频繁发生。

由于科技、经济的快速变化,生活节奏也随之加快,因而对人们产生了强大的思想压力。过度的精神压力带来了种种精神障碍性疾病,如精神分裂症、恐惧症、强迫症等,使人出现失眠、记忆力衰退、易疲劳、食欲减退、工作效率低下等现象。现代饮食特点是脂肪、糖类摄入量多,体力劳动少,热量消耗少,营养的摄入和消耗不平衡,营养往往过剩。运动器官衰老还带来颈椎、腰椎疾病和其他各种疾病。肥胖、脂肪肝、性功能障碍、高血压、高血脂、糖尿病、心血管疾病、疲劳综合征、失眠等疾病大多在现代文明社会中产生的,所以又叫作文明病。而这些问题的解决,在现代医学和健康管理理论的主导下,可以从灵芝中得到帮助。

(二)灵芝所特具的免疫稳态调节功效助力人类健康生活

现在由于生态失衡,自然环境恶化,农药、废气、废渣、废塑料、工业废金属、噪声、辐射等得不到有效处理和控制,使得生存环境受到严重污染。与环境污染有关的许多疾病应运而生,如肿瘤、高血压、免疫功能低下、过敏、哮喘、免疫失调、甲状腺功能亢进、性功能障碍、生育质量下降等。因环境毒素和生存条件变化导致的疾病,往往找不出相应的病源、器官和组织的病变所在。亚健康不是单一组织病变所致,往往是多器官或全身性的器官生理功能退化造成的,有些人疾病症状不明显,以为很健康尚能坚持工作而忽视治疗,逐渐出现记忆力衰退、反应迟缓、精神萎靡等亚健康状态,需要较长时间的调理才能恢复。

对付亚健康和慢性病很难找到明确对症性的治疗药物,而药物大多有不良反

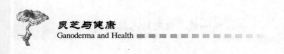

应,不宜长期服用,所以不宜仅依靠药物治疗。最好的方法是配合药物治疗同时,适当增加运动量、改善居住环境,多吃优质健康食物,服用有调节机体生理功能的保健食品。

灵芝等食药用菌保健食品就具有这方面功能,对于改变亚健康的保健功效真切而具体。根据现有试验和研究资料,灵芝具有调节生理和免疫稳态的功能,是最适于文明病、亚健康者应用的保健食品。实践证明,"免疫力是最好的医生"。而灵芝就是大自然奉献给人类调节免疫力的千年灵丹仙草。

（三）灵芝的产业化发展对经济社会进步有特殊的贡献

我国以灵芝为代表的食药用菌应用历史悠久,有深厚的经济学基础和文化学意义。作为继粮、油、菜、果之后的第五大农业产业,灵芝等食药用菌是在农业经济中占有重要地位,具有不与人争粮、不与粮争地、不与地争肥、不与农争时、不与其他行业争资源的五大特点,是可持续发展的大生态农业,也是我国实施精准扶贫和乡村振兴的重要手段之一。

作为真正意义上的朝阳产业,灵芝产业化发展正逢其时。当前,以灵芝为代表的食药菌产业的发展在布局区域化、品种多样化、园区规范化、生产专业化、加工增值化、经营产业化方面整体趋势向好,产区范围扩大,栽培品种持续增加,优势基地及园区建设快速发展,工厂化生产逐步实现专业化,保鲜与精深加工发展较快,食用菌流通模式呈现多元化。未来的灵芝等食药用菌产业将跨入 4.0 时代,即以互联网、物联网为方式,孕育新的食用菌品种,融合互联网的高度智能化栽培管理,降低生产成本,优化资源结构,提高产业效能。

（四）提升灵芝等食药用菌的应用是大健康产业发展的崭新领域

在新的历史纪元,人类由侧重发展经济到关心自己的健康。只有健康才是人生最宝贵的财富!大健康理念是根据时代发展、社会需求与疾病谱的改变而提出的一种全局的理念,围绕着人的衣食住行以及生老病死,关注各类影响健康的危险因素,提倡自我健康管理,提倡对生命全过程的全面呵护。

大健康产业是随着健康理念的延伸而形成的健康关联产业集合,可分为以产品为主导和以服务为主导的两大类。从健康消费需求和服务提供模式角度出发，健康产业可分为医疗性和非医疗性健康服务两大类，并形成若干个基本产业群体。未来我国医疗卫生健康产业发展的重点将从以治疗为主转为预防为主，以传染病预防为主转变为以慢性病预防为主，以保健食品、药妆、功能性日用品为主的保健品产业发展将显著加快。作为全球第一大产业，大健康产业将年支出总额约占世界国内生产总值（GWP）的1/10，将成为继 IT 产业之后第五波经济浪潮新支撑。我国已成为世界保健功能食品产业重要的原料供应国和出口国，但相对于欧美国家平均消费而言，中国在保健品消费方面还存在巨大的增长空间。

在大健康产业领域，灵芝等食药用菌产业的发展契合了大健康产业发展的脉络和走向，针对灵芝的营养、保健和药用价值，其精深加工空间广阔，未来可拓展的范围很大。灵芝的产业化发展具有循环、高效、生态的内在特点，投资少、见效快，经济价值突出，具有促进农民增收、农业增效和国民健康的重要作用。加快灵芝产业的发展，不仅是很多地方政府富民扶贫的首选产业，也是产业结构调整和振兴乡村的一个新的选择，是大健康产业发展的重要组成部分，列入新兴产业发展的重要事项，从政策上对产业进行扶植，在发展方向上予以引导。

当然，灵芝等食药用菌产业发展还存在一些矛盾和挑战，比如：行业产品的结构、菌种技术研发、新型栽培基质开发、精深加工和产品开发技术创新、品牌和市场建设等需要突破。随着供给侧结构性改革深入推进，加快新旧动能转换、加速转型升级、实现高质量发展正在成为现实，而且后疫情时代的经济社会国际国内"双循环"的运行，必将对以灵芝为代表的食药用菌产业发展提出更高要求。这些都将是新时期灵芝等食药用菌产业创新驱动的目标和方向，走规模化、集约化、产业化发展将是必由之路，灵芝的健康应用前景广阔。

第二章

灵芝的生物学特征

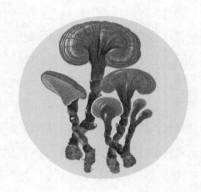

一、 灵芝的生物形态

灵芝是一类真菌的统称,属菌物界,担子菌门,层菌纲,多孔菌目,多孔菌科,灵芝亚科,属于药用菌。到目前为止,全世界已发现的灵芝有 184 种,中国已发现的灵芝有 108 种,分别属于灵芝属、假芝属、鸡冠芝属、网孢芝属 4 个属。灵芝属(*Ganoderma*)真菌全世界共有 108 种,在我国有 76 种,包括灵芝亚属(55 种)、树舌灵芝亚属(20 种)和粗皮灵芝亚属(1 种)三个亚属,其中灵芝亚属又可分为灵芝组(29 种)和紫芝组(26 种)。

到目前为止,国内外进行过药理和化学研究的灵芝属真菌有以下二十余种:赤芝(*Ganoderma lucidum*);紫芝(*G. sinense*);薄盖灵芝(*G. capense*);南方灵芝(*G. australe*);松杉灵芝(*G. tsugae*);树舌灵芝(*G. applanatum*);热带灵芝(*G. tropicum*);硬孔灵芝(*G. duropora*);无柄灵芝(*G. resinaceum*);茶病灵芝(*G. theaecolum*);背柄紫灵芝(*G. cochlear*);黑灵芝(*G. atrum*);台湾灵芝(*G. formosanum*);狭长孢灵芝(*G. boninense*);拟鹿角灵芝(*G. amboinense*)等。

灵芝(包括灵芝亚科全部 108 种灵芝)和其他真菌一样,细胞核有核膜,有完整的细胞核构造,和高等动植物一样都属于真核生物,这一点与细菌、放线菌等原核生物不同。细菌、放线菌的细胞核没有核膜,细胞核成分散在细胞质中,所以叫原核生物。

灵芝和植物有本质区别:灵芝等真菌没有叶绿素,不能进行光合作用,不能自己制造养分,需要从动、植物残体上或活体上吸取营养,属异养生物;灵芝等真菌细胞壁中有几丁质成分。灵芝等真菌与动物的区别是:灵芝用孢子来繁殖、有细胞壁、用吸收方式吸取营养、不能运动。由于灵芝等真菌和动物、植物、微生物有以上的区别,所以灵芝等真菌是一种不属于上述门类的生物,生物学家将灵芝等真菌生物归属为菌物界生物。

灵芝的生活史从孢子萌发开始,菌管壁上的担子将成熟的孢子弹射出去,单核担孢子萌发初级菌丝,两条异质初级菌丝质配形成次级菌丝,次级菌丝在基质内生长为三级菌丝,形成菌丝体,菌丝体分化形成实体原基,继而发育形成子实

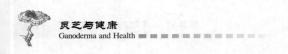

体。子实体的子实层产生新一代的担子和担孢子,完成并开启一个生命过程。

灵芝正常的子实体为近革质或木栓质至木质,由皮壳层、菌肉层、菌管层和菌柄等构造组成。子实体大小随其培养基质量而变化,培养基质量差子实体就小,小的灵芝直径只有3~4厘米,质量4~5克;培养基质量优子实体就大,子实体最大直径可达80~120厘米,质量达3 000~4 000克。

灵芝菌盖呈圆形、半圆形、肾形至不规则形,表面平滑有漆样光泽,菌盖表面红色、紫红色和红褐色,有环状棱纹和辐射状皱纹;皮壳下为木栓质菌肉;菌肉下部至腹面为菌管,管口褐色,菌管内着生孢子;孢子圆形或卵形,孢子呈黑褐色,孢子大小为(8.5~11.2)微米×(5.2~6.9)微米。大多数灵芝菌盖下有菌柄,也有些灵芝(如树舌灵芝)则没有菌柄,菌柄都为木栓质、中实、紫红色或褐色。

灵芝子实体多为一年生,从菌蕾形成开始到子实体喷射孢子结束,一般需50~60天,孢子喷射结束后子实体逐渐凋亡。灵芝亚科中的树舌灵芝(又叫树舌、平盖灵芝)可生长多年。灵芝腐生生长的基质主要是含木质素、纤维素和含少量氮素养分的木屑、枝叶、种子、果壳等。培养基质中的灵芝菌丝体可多年生长,段木粗、养分丰富,培养基质中的菌丝可存活3~4年,甚至更长时间。

灵芝是一种高温型腐生真菌,菌丝体和子实体的适宜生长温度为22~30℃,菌丝生长时不需要光线,子实体生长时需要有较好的光照强度和良好的空气条件。光照不足,低于300勒克斯(lx)或空气中二氧化碳浓度超过0.1%,子实体就不能很好开片,甚至完全不开片,子实体呈棍棒形或珊瑚形,不产孢子。

二、 灵芝的有效成分及其功用

灵芝(包括子实体和菌丝体)的化学成分与其他生物相类似,主要有蛋白质、核酸、糖类、水、无机盐等,含几十种化学元素,以有机和无机化合物形式存在。灵芝还含有独特的生物活性成分,已分离鉴定的生物活性成分有数百种,其中为人熟知的有:灵芝多糖、灵芝糖肽、灵芝酸(一系列三萜类化合物)、腺苷、甾醇类化合物、各种生物碱、多种嘌呤和嘧啶、牛磺酸、甘露醇、棕榈酸、十九烷酸、二十四烷酸、磷脂酰胆碱、磷脂酰乙醇胺等。最重要的有效成分是灵芝多糖、灵芝酸、腺苷、

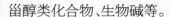
甾醇类化合物、生物碱等。

（一）灵芝多糖类

1. 多糖与生命体细胞活性

多糖是指 10 个分子以上的单糖缩合而成的化合物。细胞膜外侧有多糖构成的细胞膜受体，细胞间还有多糖构成的缓冲层，缓冲层有利于细胞运动，多糖构成的细胞膜受体和细胞间的多糖层，生物化学上称之为糖萼。受体有接受细胞信号的作用，神经信息、激素、生长素、药物需通过细胞膜受体发生作用，使细胞发生相应的生理活动。因营养失衡、毒素侵袭、自然衰老三大因素影响，细胞膜外侧的受体常会因氧化压力增高和应激反应，自由基损伤释放炎源导致炎性反应，受体受到伤害或钝化，从而生理功能随之降低或错乱，免疫细胞识别与杀伤病菌、病毒、肿瘤细胞能力下降。细胞膜外侧的受体脱落后，细胞膜外的多糖能重新将其修复，所以细胞膜上的受体是处于不断损伤、钝化和不断修复平衡状态中。细胞膜外储备的多糖越丰富，多糖的质量越高，多糖分枝密度越高，损伤的多糖受体修复更快。受体功能高，细胞活性也高。

2. 灵芝多糖的生物构型特征

灵芝多糖是一种混合物，含量一般为 1.8%～2.2%。灵芝多糖（*Ganoderma lucidum* polysacharides）是灵芝中最有效的活性成分之一，目前已分离到 200 多种，其中大部分为 β-型的葡聚糖，少数为 α-型的葡聚糖。灵芝多糖由三股单糖链构成，是一种有序形的螺旋状立体构形物，螺旋层之间主要以氢键固定定位，相对分子量从数百到数十万道尔顿，除一小部分小分子多糖外，大多不溶于高浓度的乙醇中，但可在热水中溶解。从一级结构来看，灵芝多糖大多为杂多糖，即除含有葡萄糖外，大多还含有少量阿拉伯糖、木糖、岩藻糖、半乳糖、鼠李糖、甘露糖等其他单糖。单糖间的糖苷键连接有(1→3)(1→4)(1→6)数种，多数有分枝，部分多糖含有肽链。多糖链分枝密度高或含有肽链，其药理活性一般也比较高。

已被测定的灵芝多糖构形及其单糖组成有近百种。多糖的药理活性与单糖间的糖苷键结合形式有关。灵芝多糖糖苷键的连接主要是 β(1→3)，β(1→6)方式连接，具有较强的药理活性。据梁忠岩等研究报道：灵芝多糖在水溶液中时，

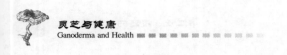

多糖链一般由三股单糖链组成,树舌多糖链在 0.1 摩尔/升 NaOH 溶液中会解离为单股链,不具螺旋状结构。多糖的药理活性与其立体结构(三级结构)有关,螺旋形的立体构形被破坏,多糖活性就大大下降。

李荣芷、何庆云等从赤芝中分离到数十种灵芝多糖,对其中部分多糖进行了组成及结构测定表明,功能比较显著的多糖分子量大多在 0.92 万～1.5 万道尔顿之间,其中部分含有多肽。李荣芷等研究认为:灵芝多糖结构中含有较多的糖苷键,可能是各种葡聚糖具有强烈药理活性的原因。在 GLB 和 GLC 多糖系列中,除 GLB7 外,其他单一均一多糖体的药理活性均低于 GLB 和 GLC 混合体,可以这样认为:GLB、GLC 所表现的药理活性是多种多糖协同作用的结果。

薄井等从树舌灵芝的热水提取物中分离到 4 种高纯 β-D- 葡聚糖,代号为 F-I-Ia1-β、F-I-Ia2-β、F-I-Ia1-α、F-I-Ia2-α。前两种多糖具有强烈的抗肿瘤活性,相对分子量分别为 1.01×10^5 道尔顿、3.02×10^5 道尔顿,蛋白质含量为 0.12%～0.15%,其中 F-I-Ia1-β 活性强于 F-I-Ia2-β。这两种多糖的葡萄糖残基都是由-0-3-连接的糖苷键,并在 0～6 位上有分枝,两者都具(1→6)分枝的(1→3)β-D 葡聚糖特征。

据黄青研究报道:采用傅里叶变换中红外光谱和近红外光谱技术,对灵芝发酵菌丝快速高效、无损伤和无污染地定性定量检测分析,判断出适合于灵芝发酵菌丝体多糖检测的中红外光谱特征区域,利用大量菌株的多糖含量数据及其红外光谱的对应关系,结合多种算法,优化了定量模型选定光谱区域和处理方式,构建了适合于灵芝液体发酵菌丝体的灵芝多糖含量定量分析模型,从而确保灵芝多糖等有效成分的大量高效检出。

3. 灵芝多糖的药理作用

已确认灵芝多糖能提高机体生命活力和免疫力,具有提高有机体耐缺氧能力,能消除自由基,抗有害药物对机体的损害,提高肝脏、骨髓、血液合成 DNA、RNA、蛋白质的能力,具抗辐射、解毒、抗肿瘤等作用。

灵芝多糖抑制肿瘤有三种手段:①通过提高免疫细胞识别和杀伤肿瘤细胞的能力,使免疫细胞能在肿瘤发生早期把其杀灭、吞噬。②提高血小板纤维蛋白的形成能力,大量的纤维蛋白能将早期的肿瘤肿块紧紧包裹,使它与外界隔绝,杜绝肿瘤的营养来源,从而使其长期处在休眠潜伏状态。③降低肿瘤细胞表面电荷。肿瘤细胞表面电荷要比正常细胞高好几倍,表面电荷的降低,肿瘤细胞分裂,繁殖能力随即降低;多糖还能抑制肿瘤细胞端粒酶活性,抑制其染色体末端的端粒形成。端粒能保护肿瘤细胞,防止肿瘤细胞分裂繁殖时染色体的损伤,所以多糖有抑制肿瘤细胞的无限、快速分裂能力。目前,灵芝多糖已被用作辅助治疗肿瘤的药物之一。

据《中国中西医结合杂志》报道:灵芝多糖能改善化疗造成的免疫功能低下。研究者认为:灵芝多糖很可能是通过影响肠道黏膜免疫功能,激发全身免疫系统,进而发挥抗肿瘤的作用。据许先业研究报道:灵芝多糖除了能抑制肿瘤,还能作免疫双向调节,改善患者免疫功能,与西药相配合使用效果会更好。据赵瑞朋研究报道:灵芝多糖对运动员红细胞活性有调节作用,能提升运动员红细胞的活性水平。据林琬琬研究报道:灵芝多糖能抑制嗜中性白血球的凋亡、增进其吞噬作用,并使其能更快速地往感染区域聚集,就能更快消灭病原。

灵芝多糖有提升机体生命活力、提高机体免疫功能,故具有间接抑制肿瘤生长的作用。据陈建济、吴志强等研究报道:两组小鼠分别接种 S180 小鼠皮肤肉瘤和小鼠宫颈癌细胞(U14),接种前一周给小鼠每日服灵芝多糖(GLPS)40 毫克/千克,接种后再连续给服灵芝多糖 10 日;阴性对照组每日口服蒸馏水;阳性对照组在接种肿瘤细胞后,隔日一次注射5-氟尿嘧啶(5-FU)或环磷酰胺(cy),不服灵芝多糖。最后一次给药 6 小时后处死小鼠,剥取瘤块称重。结果发现,多糖组小鼠瘤重比服生理盐水对照组鼠明显降低。(见表 2-1、表2-2)

表 2-1　灵芝多糖灌胃给药对小鼠 S180 皮肤肉瘤生长的影响

试验次第	药　物	剂量毫克/(千克·天)	瘤重(克)	抑瘤率(%)	p 值
第 1 次	NS(阳性对照)	—	1.4 ± 0.4	—	—
	GLPS	40	0.8 ± 0.2	42.8	<0.01
	5-FU	20	0.9 ± 0.4	35.7	>0.05
第 2 次	NS(阳性对照)	—	2.4 ± 0.9	—	—
	GLPS	40	1.2 ± 0.7	50	<0.01
	5-FU	20	1.8 ± 0.6	25	>0.05
第 3 次	NS(阳性对照)	—	2.8 ± 0.8	—	—
	GLPS	40	1.6 ± 0.4	42.8	<0.01
	cy	50	0.2 ± 0.2	92.8	<0.001

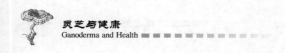

表 2-2　灵芝多糖灌胃对小鼠宫颈癌(U14)生长的影响

试验次第	药　物	剂量毫克/(千克·天)	瘤重(克)	抑瘤率(%)	p 值
第 1 次	NS	—	3.8±1.1	—	—
	GLPS	40	1.9±0.7	50	<0.01
	5-FU	20	2.4±1.8	36.8	<0.001
第 2 次	NS	—	3.8±1.0	—	—
	GLPS	40	2.4±0.9	36.8	<0.01
	cy	50	0.1±0.6	97	<0.01
第 3 次	NS	—	4.0±0.9	—	—
	GLPS	40	2.3±0.9	42.5	<0.01
	cy	50	0.5±0.5	87.5	<0.01
第 4 次	NS	—	3.6±1.0	—	—
	GLPS	40	1.8±0.5	50	<0.01
	GLPS	80	1.7±0.4	52.7	<0.01
	cy	50	1.2±0.4	66.6	<0.01

据林志彬、宁安红等研究发现：灵芝多糖无直接杀死肿瘤细胞的作用,灵芝多糖对肿瘤的抑制作用是通过机体免疫系统介导的。

薄井等研究报道：从灵芝、紫芝、树舌灵芝、松杉灵芝及其他灵芝属真菌中分离到 100 多种灵芝多糖,并测定了其结构与活性,其中有 4 种多糖具有强烈的抗肿瘤活性。这 4 种多糖是均含有蛋白质,其中紫芝多糖是含有蛋白质的 β-D-葡聚糖,有 15%的葡萄糖其第 6 位碳位上为 D-呋喃糖苷,相对分子量为 $3.12×10^6$ 道尔顿(Da)和 $1.56×10^6$ 道尔顿,其中前一种葡聚糖抗肿瘤活性较强。

Usai 分离到了具有抗肿瘤活性的灵芝多糖,该多糖含有 β(1→3)糖苷键,是一种具有高度分枝的葡聚糖。

Miyasaki 分离到了 GL-I 灵芝多糖,具有抗肿瘤活性,相对分子量为 $4×10^6$ 道尔顿,是由阿拉伯糖、木糖、葡萄糖聚合成的杂多糖,含 β(1→3)(1→6)(1→4)糖苷键。Miyasaki 通过对多种担子菌多糖的分析研究比较,认为 β(1→3)吡喃葡聚糖的抑瘤活性与其 1-6 分枝的分歧度有密切关系。

Mizuno 等从紫芝中分离到 2 种葡聚糖和 1 种半乳聚糖,其相对分子量分别为 $1.05×10^6$ 道尔顿、$3.12×10^5$ 道尔顿、$2.43×10^3$ 道尔顿,前两种多糖对 S180 皮肤肉瘤有强烈抑制效应,而后者无抑瘤活性。其中有几种为 α(1→4)糖苷键连接的葡聚糖基本无活性,而有 β(1→3)糖苷键的葡聚糖对 S180 有较强抑制作用。

(二) 灵芝三萜类化合物

1. 灵芝三萜类化合物的分子结构

灵芝三萜类化合物是灵芝的主要活性成分之一,是一种由 6 个异戊二烯单位连接而成的三萜类物质,有四环三萜和五环三萜两类,大多为四环三萜。从灵芝中分离到四环三萜类 220 多种,很多三萜类化合物具有生理活性。从灵芝四环三萜化合物的结构来看,为高度氧化的羊毛甾烷衍生物。按分子所含碳原子数可分为 C_{30}、C_{27}、C_{24} 三大类。目前已从赤灵芝中确定结构的有 160 个,其中四环三萜 158 个、五环三萜 2 个,如:灵芝酸 A、B、C、D、F,还有灵芝醇、灵芝萜烯二醇、灵芝萜烯三醇等。从赤芝孢子粉中分离到 8 种三萜类化合物,分别为赤芝孢子内酯 A,赤芝孢子内酯 B,赤芝孢子酸 A,灵芝酸 B、C、E、M,灵芝酮三醇。从薄盖灵芝中分离得五环三萜 1 个,从树舌灵芝中分离得五环三萜 5 个。

2. 灵芝三萜类化合物的药理活性

近 40 年的研究表明,灵芝三萜类化合物的药理作用有较大的差异,有的灵芝酸功效很显著,如灵芝酸 A、灵芝酸 B、灵芝酸 C 等,但有些灵芝酸药理活性较低。一般认为,灵芝酸 A、B、C、D 能抑制小鼠肌肉细胞组胺的释放,灵芝酸 F 有很强的抑制血管紧张素酶的活性,赤芝孢子酸 A(Ganosporeric acid A)对四氯化碳 CCl_4 和半乳糖胺及丙酸杆菌造成的小鼠转氨酶升高均有降低作用,同时具有降胆固醇作用。灵芝提取的三萜类化合物能降低 CCl_4 肝损伤小鼠血清谷草转氨酶(AST)、谷丙转氨酶(ALT),具保肝作用。

据国外文献报道:三萜类化合物能镶嵌到肿瘤细胞的细胞膜中,从而引起肿瘤细胞裂解而坏死。据 Nishitobn 等研究报道:存在于灵芝菌丝体和子实体中的三萜类化合物有 200 多种,大部分为 C_{30} 的灵芝酸和 C_{27} 的赤芝酸。不同的菌种、不同生长阶段的灵芝,其所含的灵芝酸种类是不同的;分离得到赤芝酸 A、赤芝酸 B,灵芝酸 B、灵芝酸 C、灵芝酸 J,发现不同的灵芝酸有不同的苦味。据 Toth 等研究报道:已确定了灵芝酸 T 和灵芝酸 Z 的代谢途径,并证明灵芝酸有毒杀肿瘤细胞作用。据《细胞科学》杂志报道,美国科学家丹米尔研究发现灵芝提取物

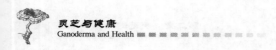

"灵芝总三萜类"具有抗肿瘤、抗炎症特性,为灵芝的药效提供了科学依据。丹米尔研究指出:含有灵芝酸 F 的灵芝三萜分子,在实验中发现可限制肿瘤血管的形成,并可抑制肺癌细胞转移。灵芝酸 X 可以激活细胞外信号,调节激酶和异性激酶,从而诱导肿瘤细胞凋亡,促使人类肿瘤细胞的死亡。而灵芝酸 A 和灵芝酸 F 是通过抑制转录因子 AP-1 和 NF-κB(一个原致癌蛋白质)来抑制乳腺肿瘤细胞的生长和侵袭性行为。灵芝酸 D、灵芝酸 A 和灵芝酸 B、灵芝二醇可抑制 5-α 还原酶;灵芝醇 B 具有抑制雄激素作用,从而减少前列腺肿瘤细胞。

国内的研究也同样证实灵芝酸对抑制并导致肿瘤细胞凋亡有较直接的作用,灵芝孢子富含的灵芝三萜能抑制肿瘤细胞生长,提高免疫力,在放化疗中可起增效减毒和降低不良反应的效果。据周昌艳、唐庆九等研究报道:灵芝酸能直接抑制 SW620、LS180、S180 肿瘤细胞生长;体内试验:灵芝酸对 Lewis 肺癌有一定的抑制作用,还能提高 IL-2 的生成和 NK 细胞活性。余素萍等试验发现,灵芝菌丝体发酵产生的灵芝酸有抑制肿瘤生长的作用,并发现灵芝酸是在发酵后期产生;灵芝发酵菌丝体所含的灵芝酸量比子实体中灵芝酸的含量要少得多。据中国科学院上海中药现代化研究中心研究报道:灵芝三萜能够抑制肿瘤细胞的生长,且没有不良反应;还能通过抑制法尼基转移酶阻断细胞的癌变过程,起到防止肿瘤复发的作用。赵旭东等试验证实灵芝的醇提取物有良好的直接抑制肿瘤生长的作用。据杜国华研究报道,灵芝酸 Y 对肺癌细胞 H460 显示出一定的抑制活性,具有抗肿瘤(尤其抗肺癌)作用,具有作为新药开发的潜在可能性。

国内研究还表明,灵芝酸能有效调节免疫能力和改善机体功能。陈若芸等从 20 世纪 80 年代开始研究灵芝酸的化学结构和分离提取方法,通过各种药理试验,发现灵芝酸有良好的保肝、解毒、安神、解痉等作用。据刘宏伟研究团队报道:从西藏灵芝中分离提取得到新三萜类化合物 GL22,能显著抑制脂肪酸结合蛋白的表达和细胞内自由脂肪酸的转运,从而引起细胞线粒体特性脂质心磷脂稳态水平的下降,导致线粒体形态和功能异常,并最终引发肝癌细胞的死亡,却不对裸鼠产生明显的不良反应。

（三）灵芝核苷类化合物

核苷是一类核糖和碱基连接而成的化合物总称,是具有广泛生理活性的水溶性成分。余竞光从薄盖灵芝菌丝体中分离到 5 种核苷类化合物,分别为尿嘧啶(Uracil)、尿嘧啶核苷(Uridine)、腺嘌呤(Adenine)、腺嘌呤核苷(Adenosine)和灵芝嘌呤(Ganoderpurine)。有研究表明,灵芝腺嘌呤核糖核苷是一种药理活性很强的腺苷,是灵芝的主要成分之一。灵芝含有多种腺苷衍生物,具抑制血小板的过度聚集能力,对老年淤血者具有良好的抗血凝作用,从而能改善人体血液循环,防止脑血栓、心肌梗死等疾病。

黄才、梁念兹等研究认为,腺苷解血凝能力是通过下列途径实现的:腺苷抑制血小板磷酸肌醇(IP)的磷酸化,导致磷脂酰肌醇 4-磷酸(PIP)和磷脂酰肌醇 4,5-二磷酸(PIP2)生成的减少,抑制血小板机动蛋白的聚合,从而降低了血黏度。腺苷及腺苷衍生物还能提高血红蛋白 2,3-二磷酸甘油的含量,使血红蛋白较容易向机体组织释放其所结合的氧,从而提高血液供氧能力,诱导生成干扰素,增强机体免疫力和镇痛等作用,这对于改善肿瘤患者症状、提高生存质量有重要作用。另外,腺嘌呤具有镇静、降血清胆固醇、抗缺氧等作用。尿嘧啶和尿嘧啶核苷能降低实验性肌强直症小鼠血清醛缩酶活性,具有抗肿瘤的作用。

(四)甾醇类化合物

灵芝中的甾醇含量较高,是其重要有效成分之一。已知从灵芝的子实体和孢子粉中分离到的甾醇就有近 20 种,其构型分为麦角甾醇类和胆甾醇类两种类型,含有麦角甾醇、麦角甾醇棕榈酸酯、胆甾醇、β-谷甾醇和各种甾醇类的异构物。甾醇类化合物大都是激素的前体物,具有恢复衰老机体、增强激素分泌能力、调节内分泌作用、恢复机体生命活力、增强心肌收缩能力、抗疲劳、提高机体抗病能力、抗缺氧能力,对神经具有保护的作用。

(五)生物碱类化合物

灵芝中的生物碱含量较低,从发酵的薄盖灵芝菌丝体和赤芝孢子粉中分离得到的生物碱,有胆碱、甜菜碱及其盐酸盐、灵芝碱甲、灵芝碱乙、烟酸等 5 种新的生物碱。灵芝中的生物碱含量虽然较低,但有些具一定的生物活性。如:灵芝总碱明显增加麻醉犬冠状动脉血流量,降低冠脉阻力及心肌耗氧量,提高心

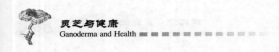

肌对氧的利用率;增加猫冠状动脉流量和脑血流量,还能明显减轻结扎麻醉豚鼠的冠状动脉左旋支诱发的急性实验性心肌梗死。γ-三甲胺基丁酸在窒息性缺氧模型中有延长存活期的作用,能使离体豚鼠的心脏冠状动脉血流增加。灵芝碱甲、灵芝碱乙具有抗炎作用;甜菜碱在临床上可和 N-脒基甘氨酸协同治疗肌无力。

（六）脑苷及多肽、氨基酸类化合物

脑苷类化合物对 DNA 聚合酶复制有抑制活性作用,日本学者 Yoshiyuki Mizushina 等从赤芝子实体中得到对 DNA 聚合酶复制有抑制活性的脑苷类化合物。从灵芝中分离到多肽类化合物,包括中性多肽、酸性多肽、碱性多肽,其中一种中性多肽可以提高小鼠窒息性缺氧存活时间。灵芝不同种之间的氨基酸种类相似而含量各不相同,发现赤芝孢子粉中含硫氨基酸及硫组氨酸甲基内铵盐。多肽类化合物水解为多种氨基酸,试验证明:天冬氨酸、谷氨酸、精氨酸、酪氨酸、亮氨酸、丙氨酸、赖氨酸等,可以提高小鼠窒息性缺氧存活时间。

（七）灵芝的其他有效成分

1. 呋喃类衍生物:灵芝中的呋喃类衍生物是从发酵的薄盖灵芝菌丝体乙醇提取物中分离得到的,分别为 5-羟甲基呋喃甲醛、5-乙酰氧甲基呋喃甲醛等。

2. 氢醌类化合物:德国学者 Ramzi A. A.Mothana 从灵芝属真菌得到两个法尼基氢醌类化合物,对革兰阳性菌和革兰阴性菌均有抑制作用。

3. 有机酸、长链烷烃类化合物:从灵芝中还得到大量的脂肪酸类等其他化合物,包括油酸、硬脂酸、棕榈酸、花生酸、二十二烷酸、二十三烷酸、二十四烷酸,以及甘露糖和海藻糖等。油酸具有抑制肥大细胞释放组胺作用,此外还有膜稳定作用,对软化血管有一定效用。据苏庆华研究报道:油酸还有抗过敏作用。

4. 灵芝、紫芝、薄树芝中的薄醇醚,灵芝孢子中的孢醚:可使部分切除肝脏小鼠的肝脏再生能力增强。

三、灵 芝 孢 子

（一）灵芝孢子的生物特性

灵芝孢子是灵芝的配子。灵芝孢子中只有一个细胞核，是一种单核体，相当于植物种子单倍体的花粉和配珠。孢子有雌、雄之分。孢子和种子的繁殖方式不同。种子是雌雄配子结合（受精）后发育形成的产物，是一种双倍体（有两份相同的遗传物质），如稻谷、麦粒、瓜子、菜籽等都是双倍体。种子萌芽，成长的植株能进行有性繁殖。种子植物的配子，雄的配子叫花粉，雌的配子叫配珠，花粉在花丝顶上，配珠在花基部的子房中，高等植物的配子不能生长成植株。灵芝的孢子要萌发成菌丝，由两个不同极性的菌丝结合形成双核菌丝（真菌学上叫作二级菌丝）后才能进一步生长发育，而后才能形成子实体。

灵芝子实体腹面有菌管，菌管很小，每毫米长度有 4～5 个菌管，菌管中长有无数孢子。孢子在子实体近成熟时形成。孢子适宜形成、成熟的温度为 25～28℃。子实体成熟后（子实体边缘嫩黄色的边圈消失）就大量释放孢子，连续释放时间大约为 20 天。孢子成熟时，温度、湿度、空气、光照条件若适宜，孢子就饱满；温度高、湿度低、空气差、光照过强或不足，灵芝孢子就不饱满，甚至会空瘪。子实体本身生长不良，孢子空瘪率也会增加。空瘪的孢子有效成分含量很低，功效也较差。饱满的孢子比重大，空瘪率高的孢子比重小。孢子棕色、壁双层、坚硬、壁上有气孔，孢子内有 1～2 个油滴，孢子含油量很高，不亚于高等植物的种子，灵芝孢子油大部分为不饱和脂肪酸。

（二）灵芝孢子的有效成分

灵芝孢子所含的有效成分和灵芝子实体所含的成分基本相同，但灵芝酸的种类没有灵芝子实体那样丰富。侯翠英等研究发现，灵芝孢子中所含的成分有：不饱和脂肪酸，糖肽、多糖、三萜类物质、蛋白质、氨基酸、胆碱、甜菜碱、腺苷、内酯、

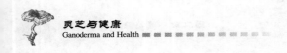

十九烷酸、二十二烷酸、二十四烷酸、硬脂酸、棕榈酸、麦角甾醇、二烯-3B 醇、B-谷甾醇、寡糖等。灵芝孢子中所含的灵芝酸主要是灵芝酸 A、灵芝酸 B、灵芝酸 C、灵芝酸 E 等几种。

赵东旭等研究发现：灵芝孢子中蛋白质含量高达 18%，必需氨基酸高达 1%，维生素类中维生素 E 最为丰富，含量达到 60 毫克/100 克；寡糖类中主要是二糖、三糖、四糖，其含量分别达 194 毫克/100 克、167 毫克/100 克和 250 毫克/100 克；固醇类有：麦角甾醇-7,22-二烯-3B 醇、β-谷甾醇等；内酯类有赤芝孢子内酯 A 和赤芝孢子内酯 B；灵芝孢子中无机元素有钙、磷、铁、镁、钠、锌、锗、硒等。

（三）灵芝孢子的药理作用

1. 抑制肿瘤细胞生长。促进白细胞介素-2(IL-2)的释放，提高晚期肿瘤患者免疫力，缓解放射治疗、化学治疗对机体的损伤，提高肿瘤患者的生存质量，延长生存期。

2. 提高机体细胞免疫功能，减少免疫低下引起的疾病，如感冒、肝炎等。

3. 安神、镇痛作用，对神经衰弱等疾病有功效。

4. 保肝、解毒作用。

5. 降血糖，对中、老年人的糖尿病有良好防治效果。

6. 降血黏度、降血脂，可防治老年人的瘀血症和高脂血症。

灵芝孢子应用时有破壁和不破壁两种。由于其孢子外有双层较厚的细胞壁，直接服用时其有效成分不易被充分吸收，疗效受限，故需适当增加服用量方可增强其治疗效果。灵芝孢子外壁经过物理破解后，其有效成分能直接被人体吸收，服用方便。但破壁孢子由于起保护作用的孢子壁已被打破，所以在有氧和未灭菌状态中保存时，容易受到氧化和杂菌感染而变质。

四、 灵芝孢子油

灵芝孢子油是采用超临界二氧化碳流体萃取技术（SFE-CO_2）从破壁灵芝孢

子中提取的脂质活性物质,是灵芝孢子有效成分的集合体,主要成分包括以下几大类:三萜类化合物、甾醇类化合物和不饱和脂肪酸。

三萜类化合物是灵芝孢子油的重要组成物质,据报道其在孢子油中的含量远远高于灵芝子实体中的含量。灵芝三萜微苦,具有明显的脂溶性特性。灵芝三萜主要是四环三萜和五环三萜,结构复杂,相对分子量为 $400\sim600$ 道尔顿。羊毛甾烷经过生物合成等途径高度氧化形成四环三萜化合物,这也是灵芝酸的基本结构。根据三萜化合物结构中所含碳原子个数可将三萜化合物分为 C_{24}、C_{27}、C_{30} 三大类;根据碳骨架上所含官能团种类及支链的不同,三萜化合物又分为六种基本结构。三萜化合物的化学结构复杂多样,因此孢子油的生理活性也更加广泛。

据文献报道,灵芝总三萜类物质具有抗癌、抗病毒(如 HIV)作用,可以杀伤肿瘤细胞,还可有效地增强人体免疫系统功能,在根本上建设一个"不利于肿瘤成长再生的身体环境"。不同种灵芝的孢子油中三萜类成分的含量有差异,其抑制肿瘤作用也有差别。

不饱和脂肪酸是灵芝孢子油的另一类非常重要的化合物。有学者采用气相色谱-质谱联用法对灵芝孢子油脂肪酸组成进行分析,检测到了 18 种不同的脂肪酸,其中不饱和脂肪酸占脂肪酸总量的 68.42%,亚油酸占 18.82%,油酸占43.63%。除了这些偶数脂肪酸外,从灵芝孢子油中还检测到少量奇数碳脂肪酸,如十三酸、十五酸、十七及二十三酸等。奇数碳脂肪酸在体内可以氧化生糖,不像偶数碳脂肪酸那样氧化合成脂肪、酮体、胆固醇等,因而可为生物体提供内源性的葡萄糖前体,具有一定的生理意义。

甾醇是一类具有生理活性的脂溶性物质的总称,在医药、食品及化妆品行业有广泛的应用。甾醇在防止动脉硬化、降低胆固醇等方面具有特殊功效。自然界中甾醇以结合态和游离态两种形式存在。麦角甾醇、豆角甾醇和羊毛甾醇是灵芝孢子油中常见的甾醇。灵芝孢子油的麦角甾醇含量稳定在 3 毫克/克左右。

第三章

灵芝的药理功用研究

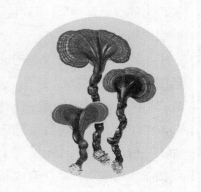

成书于两千多年前东汉时期的《神农本草经》中，已将灵芝列为上品，认为灵芝主养命以应天，无毒，多服久服不伤身。从中医理论和中药性味归经出发，灵芝有"益心气"、主治"胸中结"的论述，具有强心、缓解心肌缺血、调节血脂、改善微循环和血流变之效；关于灵芝有"安神、安魄"和"增智慧、不忘"的论述，与现代研究证实灵芝所具镇静安神助眠益智等功效一致；《神农本草经》称灵芝"久食轻身不老，延年神仙"，与其祛自由基、延缓衰老、防治慢性非传染性疾病的实用相契；"补中，益精气"之效，广泛应用于免疫调节和提升机体重要器官系统功能。古为今用，屡为实证。

现代药理实验研究表明，灵芝的药理作用广泛而确切，主要包括：通过免疫增强，提升机体抗肿瘤能力，抑制肿瘤细胞转移和分化；增强体液和细胞免疫功能，实现免疫双向调节；清除自由基，实现抗氧化和延缓衰老；对神经系统的镇静镇痛催眠作用，保护脑和促进神经再生，有助于克服学习与记忆障碍；抗缺氧与心肌保护，强心降血压，抗血小板凝聚和调节血脂作用；镇咳平喘祛痰，抗溃疡和保护肝脏，调节内分泌和血糖作用；保护射线与化疗损伤，保护免疫性肌损伤，抑制HIV病毒等。在临床上，灵芝及其制剂主要应用于肿瘤、慢性支气管炎与哮喘、神经衰弱、失眠、高脂血症、高血压、糖尿病、肝炎等疾病的辅助治疗，还可用于中老年与亚健康人群的保健。

一、 灵芝抗肿瘤功用的研究

灵芝的抗肿瘤作用机制比较复杂，国内外对此研究持续而深入，文献报道也较多。研究成果从提取物到分子结构，从体外培养观察到体内给药机制，从细胞毒作用到免疫调节，不一而足。总体上讲，灵芝的抗肿瘤作用已成定论；具体地看，可从若干机制或原理来认识，或者说可以归纳为以下几方面。

（一）灵芝多糖是抗肿瘤作用的主要化学基础

1. 多糖抑制肿瘤的活性与其分子结构有关。多糖的相对分子质量大于 1 万

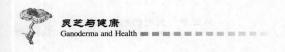

道尔顿时才显示出强抑制肿瘤活性,且活性强弱与多糖链分枝的程度及支链上羟基取代的数量有关。用不同方式提取出的活性多糖,其中有些不单纯是多糖,而是糖与蛋白质的组合物,如糖蛋白或多糖肽。由于化学组成、结构与物理性质各不相同,不同多糖的抗肿瘤活性有较大差异。大部分具有抗肿瘤活性的灵芝多糖,结构上都以(β-1,3)为主链,(β-1,6)为侧链;以(β-1,6)为主链的灵芝多糖,抗肿瘤活性不明显。

2. 灵芝多糖抗肿瘤的作用途径。主要从以下几方面进行:增强人体免疫功能,促进免疫球蛋白的形成,提高机体免疫调控抗肿瘤作用;活化巨噬细胞,灵芝多糖能升高白细胞数量,诱导或促进巨噬细胞的吞噬作用;活化淋巴细胞,增强 T细胞及自然杀伤细胞的活性,提高淋巴细胞的转化率;影响肿瘤细胞的信号传导;抑制肿瘤细胞的核酸和蛋白质合成;增强机体对放疗化疗的耐受性,促进细胞因子分泌,活化补体等。另有研究表明,多糖还可抑制变态反应介质的释放,从而阻断非特异性反应的发生,因此可抑制手术后癌细胞的转移。

3. 不同溶剂提取的多糖成分有差别。同一提取溶剂提取灵芝不同部位,获得的多糖结构不一样;不同种的灵芝其多糖结构也不同。有文献报道,用热水提取树舌灵芝(*G. applanatum*)子实体,可得到两种葡聚糖,一种是 β-(1→3)和 β-(1→4)链接的 D-葡萄糖残基混合物;一种是不溶于水的 β-(1→3)链接的连有单一 D-葡萄糖基的 D-葡萄糖残基。前一种葡聚糖可分离出有抗肿瘤活性的 β-D-葡聚糖,相对分子量为 $10^5 \sim 10^6$ 道尔顿。用热水提取树舌灵芝(*G.applanatum*)菌丝细胞得到的葡聚糖中,α-葡聚糖是每隔 9～12 个葡萄糖链以 α-(1→6)键合葡萄糖链的直链 α-(1→4)葡萄糖骨架,β-葡聚糖是每隔 12 个主链葡萄糖残基以 β-(1→6)键合单一葡萄糖支链的直链 β-(1→3)葡萄糖骨架。用热水、二甲氧硫或热碱提纯灵芝(*G.lucidum*)的子实体及液体培养的滤液,均可分离到 β-(1→3)-葡聚糖,其结构为 C-6 支链化的 β-(1→3)-D-吡喃葡萄糖残基,连有支链的 β-(1→6)或 β-(1→4)链的 β-D-葡聚糖,相对分子量为 $10^5 \sim 10^6$ 道尔顿。而二甲氧硫提取的 β-葡聚糖含有较长的(1→6)-链接 D-葡萄糖基侧链。水也等从树舌灵芝(*G. applanatum*)的子实体或液体培养的菌丝体中,分离出的抗癌的 β-D-葡聚糖有较大的相对分子量($10^4 \sim 10^6$),为热水可溶性,化学结构为以 β-(1→3)-D-葡聚糖为主链、β-(1→6)单葡萄糖为支链。β-D-葡聚糖支链的多少随来源而异。在 β-$(1\rightarrow3)$-D-葡聚糖主链上,平均每 2~12 个葡萄糖残基就有一个 β-$(1\rightarrow6)$ 单葡萄糖支链。除多糖外,灵芝子实体中还分离到多糖肽,为活性功能肽,也同样具有抗癌特性。多糖的分子结构直接影响到灵芝的抗癌效果,甚至决定其有无抗癌活性。

(二) 灵芝多糖通过参与内源性免疫学机制实现抗肿瘤作用

研究证明,灵芝水提取物(有效成分为灵芝多糖)在体内具有抗肿瘤作用,但并非通过细胞毒作用致肿瘤细胞凋亡的,而是通过其免疫增强作用来提高机体抗肿瘤免疫力而实现的。灵芝提取物可刺激宿主的非特异性抗体的产生,是抑制肿瘤生理活性的重要来源;诱导或促进巨噬细胞的吞噬作用、T 细胞及 NK 细胞的活性,提高机体本身的抗病能力。同时灵芝还可增强机体对放疗、化疗的耐受性,以达到抵抗癌细胞的目的。

有试验证明:培养肿瘤细胞,加入灵芝提取物,检测肿瘤细胞端粒酶的活性,并与对照组进行比较,结果发现灵芝组肿瘤细胞端粒酶活性与对照组相比明显下降,说明灵芝可通过抑制肿瘤细胞端粒酶活性而抑制肿瘤细胞的生长。有研究证实:灵芝对小鼠肿瘤有抑制效果,对小鼠的免疫功能具有调节作用,有抗癌作用,重复试验亦验证了上述疗效。在以小鼠为试验材料的研究中发现,动物的胸腺/体重比显著增加,血清凝集素水平增加,T 细胞转化能力显著增加;腹腔巨噬细胞吞噬能力显著提高,动物移植性肿瘤的生长受到抑制,血液中谷胱甘肽氧化物酶活力提高。高活性免疫能力可能与灵芝中丰富的多糖肽有关。

据张群豪等研究报道:灵芝多糖 GL-B 能显著抑制小鼠移植性肉瘤 S180 的生长;而将 GL-B 直接加入人早幼粒急性白血病细胞 HL60 体外培养不能抑制其生长,也无诱导其凋亡的作用;而将 GL-B 与小鼠腹腔巨噬细胞和脾细胞共同培养的上清液,能显著抑制 HL60 细胞生长,并诱导其凋亡,培养的上清液中 TNF-α、INF-γ 水平显著升高,并显著促进其 mRNA 表达。由此证明,GL-B 无直接抗肿瘤作用,其抗肿瘤作用是通过促进 TNF-α、INF-γ、mRNA 表达,增加 TNF-α、INF-γ 的分泌而实现的。

据闵三弟等研究报道:以灵芝子实体热水提取分离的灵芝多糖(GLP),对

Lewis 肺癌和结肠癌具有相当的抑制活性,并能增强正常小鼠腹腔巨噬细胞吞噬作用和荷瘤小鼠 NK 细胞活性,从而提高机体免疫功能。据侯家玉研究报道:灵芝多糖可显著抑制黄曲霉素 B(AFB)诱发的大鼠肝癌发生率,且可明显抑制小鼠移植性肉瘤 S180 的生长;与环磷酰胺合用,可显著抑制黑色素瘤的转移,其抗癌作用机制以拮抗肿瘤免疫抑制作用,多方面有效地促进荷瘤小鼠非特异性抗肿瘤免疫反应为主。灵芝多糖还可促进树突细胞(DC)成熟、分化,增强 DC 诱导的细胞毒 T 细胞的直接或间接细胞毒性而发挥抗肿瘤作用。

据徐晋等研究报道:灵芝多糖与 5-氟尿嘧啶联合使用,能显著增强 5-氟尿嘧啶的细胞毒作用,引起细胞色素 C 的释放,活化 Caspase 诱导人肝癌细胞 HepG2 凋亡。据 Fang-Hua 等研究报道:灵芝多糖(GLP)具有良好的抑制肉瘤 S180、肝癌 Heps、腹水癌 EAC、黑色素瘤 $B_{16}BL_6$ 生长的活性,且这种抑制活性可能是通过促进免疫细胞因子的分泌而发挥作用。

林志彬研究指出:灵芝多糖有促进小鼠树突细胞成熟的功能。把小鼠骨髓的树突细胞、肿瘤细胞与灵芝多糖加在一起培养,结果发现:不仅树突细胞能迅速诱导细胞毒性 T 细胞的分泌,灵芝多糖还能增加"毒杀性细胞"的细胞毒性,促其分泌更多的干扰素 α 和颗粒酶 B。据张胜、何慧等研究报道,灵芝肽体外可诱导人肝癌 HepG2 细胞凋亡,其作用机制可能与 bcl-2 和 survivin 表达下调、P53 表达上调及 Caspase-3 被激活有关。

(三)灵芝多糖肽抑制肿瘤细胞和组织增殖分化

1. 抑制细胞黏附。据 Wu 等研究报道:不同灵芝孢子制剂抑制体外培养的人恶性乳腺癌(MT-1)细胞黏附的程度不同,活性强弱是:酶解法破壁灵芝孢子>物理法破壁灵芝孢子>未破壁灵芝孢子>对照。同样,不同来源的灵芝提取物(含粗多糖)也可抑制 MT-1 细胞黏附。段木栽培的灵芝子实体提取物,对癌细胞黏附具有最强的抑制作用,进一步纯化的多糖也具有此作用。灵芝通过抑制黏附分子 β_1-整合蛋白的表达,抑制癌细胞的黏附作用。曹其珍等研究发现,灵芝多糖肽(Gl-PP)对体外培养的人肺癌细胞(PG)增殖无直接抑制作用,但 Gl-PP 作用后的 PG 细胞,其运动性明显受抑,并呈一定的量效关系,其黏附性受不同程度的抑制。金属蛋白酶 MMP-9 活性呈剂量依赖性下降,100 微克/毫升 Gl-PP 对 MMP-9 活性抑制率可达 41.53%,MMP-9 mRNA 的表达也受到不同程度的抑制。表明 Gl-PP 可作用于肿瘤细胞侵袭过程中运动、黏附以及金属蛋白酶等多个环节,对肿瘤细胞的侵袭有一定的抑制效应。

2. 抑制增殖移动。Sliva、Thyagarajan 等研究分别发现,灵芝子实体和孢子粉能抑制高侵袭性乳癌细胞和前列腺癌细胞的增殖移动,并抑制两种细胞中的转录因子 AP-1 和 NF-κB 的活性,下调丝裂活化蛋白激酶活性,从而抑制氧化应激及细胞中的信号转导。灵芝还能抑制癌细胞分泌尿激酶型血浆素原激活因子,干扰 uPA 与 uPA 受体的结合,从而影响转化生长因子(TGF-β)和成纤维细胞生长因子(FGF)的活化,阻止癌细胞转移。大量药理研究证明,灵芝水提取物或灵芝多糖对小鼠 S180 肉瘤、Lewis 肺癌、肌纤维瘤,以及由致癌物偶氮甲烷(azoxymethane)所诱发的结肠癌等均有抑制作用。

3. 抑制血管新生。肿瘤在 2~3 毫米内可依靠渗透获取养分,一旦超过会长出新的血管并入侵体内血管吸取养分。研究发现,灵芝多糖肽可显著抑制癌细胞血管内皮细胞增殖并诱导凋亡,从而抑制肿瘤血管新生。Cao 和 Lin 研究发现,灵芝多糖肽(Gl-PP)可抑制裸鼠的移植型肿瘤——人肺癌细胞(PG)的生长,但无直接细胞毒作用。Gl-PP 直接加到培养的鸡胚绒毛尿囊膜上,可显著抑制鸡胚绒毛尿囊膜的血管增生。10 和 100 毫克/升浓度的 Gl-PP 无细胞毒性,可直接抑制人脐静脉内皮细胞(HUVEC)增生,还能诱导 HUVEC 凋亡。同时,Gl-PP 抑制抗凋亡基因 Bcl-2 表达,促进凋亡基因 Bax 表达。人肺癌细胞(PG)在缺氧条件下,可分泌血管内皮细胞生长因子(VEGF),Gl-PP 抑制缺氧 PG 细胞培养上清液中 VEGF 表达,抑制血管内皮细胞增殖,调节凋亡基因表达。诱导血管内皮细胞凋亡,可能是 Gl-PP 抑制肿瘤血管新生的重要机制。

4. 促进癌细胞向正常细胞再分化。张红等研究灵芝水煎剂对肝癌腹水瘤细胞的影响,提示灵芝降低肿瘤对抗癌药耐药性,降低瘤变标志酶活性,有可能促进了正常分化。据林志彬等研究报道:用 S180 肉瘤、劳卫氏癌、恶性肌纤维瘤、小鼠艾氏腹水癌等多种癌细胞分别接种在小鼠体上,在接肿瘤细胞前后,连续给小鼠口服和腹腔注射灵芝菌丝提取液。结果:小鼠体内的瘤细胞得到了明显的抑制,抑制率达 85%~95%。进一步研究发现,给小鼠灌胃(或注射)灵芝水提取物

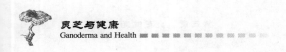

或灵芝多糖,可促进巨噬细胞产生肿瘤坏死因子 α(TNF-α)以及 T 细胞产生干扰素 γ(IFN-γ),因而抑制肿瘤细胞生长或促进其凋亡。把灵芝多糖分别加入到体外培养的巨噬细胞和 T 细胞中,发现灵芝多糖浓度越高,TNF-α 和 TNF-γ 的 mRNA 及蛋白表达越多。据日本有地滋研究报道:灵芝能促进血液纤维蛋白对肿瘤的包围,抑制肿瘤生长。

(四) 灵芝三萜类化合物的细胞毒作用可明显抑制肿瘤细胞生长

灵芝中抗肿瘤另一主要化合物是灵芝三萜。灵芝三萜具有细胞毒作用,能通过诱导肿瘤细胞凋亡、抑制肿瘤细胞增殖而达到抗肿瘤的目的,即灵芝三萜可能通过直接抑制或杀灭肿瘤细胞而发挥抗肿瘤作用。据 Zhu 报道,灵芝孢子的乙醇提取物通过影响细胞周期和细胞内钙信号转导,而显著抑制肿瘤细胞生长。Hu 证实,灵芝孢子的乙醇提取物抑制肿瘤细胞增殖是通过上调前凋亡蛋白 Bax 诱导肿瘤细胞凋亡,而不是通过免疫系统实现的。Chang 发现,从鹿角灵芝中提取的一种四环三萜(GolF)可诱导高度增殖的肿瘤细胞株老化。有文献报道,松杉灵芝的三萜类成分能诱导体外培养的人肝癌细胞(Hep3B)凋亡,并且干扰其细胞周期,使其无法顺利生长分裂。从灵芝菌丝体提取的三萜类 WEES-G6,能有效抑制体外人肝肉瘤细胞(Huh-7)的生长。它能降低蛋白激酶 C(PKC)活性,活化应急活化蛋白激酶(JNK)和丝裂原活化蛋白激酶(p38 MAPK),抑制癌细胞生长。灵芝乙醇提取物能提高抑癌基因 $p21/Waf1$ 的表达,并抑制过度活化的癌变基因 $cyclin$ D1。此外,乙醇提取物能活化促凋亡基因 Bax,诱导 MCF-7 乳腺癌细胞凋亡。

据 Yang XL 研究报道:灵芝孢子粉醇提取物对人宫颈癌 Hela 细胞、人肝癌 HepG2 细胞、人胃癌 SGC-7901 细胞、人白血病 HL60 细胞和小鼠白血病 L1210 细胞等均有较强的杀伤能力。据 Min BS 研究报道,灵芝孢子粉提取的多种四环三萜类物质对小鼠纤维肉瘤 Meth-A 细胞和小鼠肺癌 LLC 细胞都有细胞毒作用,可抑制其瘤细胞的生长。据陈雪华、杨星昊等研究报道:灵芝孢子粉给 HAC 肝癌小鼠腹腔注射,总抑制率为 42.2%;给 S180 小鼠灌胃,最高抑瘤率为 54.8%,且量效关系非常显著。据冯翠萍等研究报道:灵芝孢子粉对小鼠网织细胞肉瘤

(L-Ⅱ)有很强的抑制瘤体生长作用,并在一定范围有量效关系,且发现荷瘤鼠自由基减少,这可能是其发挥抗肿瘤作用的机制之一。据陈陵际等研究报道:灵芝精粉与灵芝孢子粉混合物对小鼠白血病 P388 细胞、人白血病 U-937 细胞、HL60 细胞及 2 株胃癌、2 株肺癌细胞均有明显抑制生长的作用。据张馨等研究报道:灵芝孢子粉对环磷酰胺诱导的小鼠骨髓细胞微核发生率有明显抑制作用,对丝裂霉素诱导的小鼠睾丸染色体畸变也能抑制,对小鼠 S180 和 H22 瘤细胞移植性肿瘤均有显著抑制效果。

从灵芝子实体分离出的三萜类化合物也能抑制 Matrigel(一种肿瘤细胞的胶质组织,能促使血管内皮细胞增生)所诱发的血管新生。Toth 等从灵芝菌丝体中提取的 6 个具有细胞毒活性的三萜化合物:灵芝酸 U、V、W、X、Y 和 Z,体外实验表明,各种化合物能明显抑制小鼠肝癌细胞(HTC)的增殖。据 Lin CN 等研究报道:从灵芝中分离得到的灵芝醛 A 和双氢灵芝酸 A 有较强的体外抑瘤活性,对人肝癌细胞和 KB 细胞 IC_{50} 值均在 1~11 微克/毫升。据 Chyi-Hann Li 等研究报道:灵芝酸 x(GAX)可抑制拓扑异构酶 Ⅱα,迅速地抑制 Huh-7 人肝癌细胞 DNA 的合成,同时激活细胞外信号调节激酶(ERK)和 c-Jun 氨基端激酶。

据郑琳等研究报道:灵芝菌丝体三萜对各种癌细胞的生长有抑制作用,并能诱导肿瘤细胞发生凋亡,对皮肤癌和肝癌抑制效果尤其显著。据 Wen Tang 等研究报道:灵芝酸 T(GA-T)通过诱导细胞凋亡和使细胞周期停滞在 G1 期,可显著抑制高转移性肺癌细胞株(95-D)的增殖。据 Jiang J 等研究报道:含羟基的灵芝三萜物质灵芝酸 A、H、F(GA-A、H、F),可能是治疗侵袭性乳腺癌有前景的天然药物,GA-A 和 GA-F 可同时抑制乳腺癌 MDA-MB-231 细胞的增殖和集落的形成,并抑制其黏附、迁移、侵袭行为。据蔡妍、魏晓霞等研究报道:灵芝三萜组分 GLA 体外对人肝癌细胞株 SMMC-7721、人早幼粒白血病细胞株 HL60 和人 Burkitt 淋巴瘤细胞 CA46 有较强的抑制作用;体内对小鼠 H22 肝癌、小鼠 S180 肉瘤癌与裸小鼠 Colon 26 结肠癌有明显的抑制作用。

（五）其他关于灵芝抗肿瘤机制的研究

药理研究还发现,灵芝具有增强化疗药物抗肿瘤作用,如环磷酰胺、5-氟尿

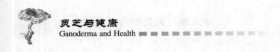

嘧啶、多柔比星、顺铂、阿糖胞苷等,拮抗它们的免疫抑制或骨髓抑制作用,这与临床观察对肿瘤放疗、化疗增效减毒作用是一致的。

据徐朝晖等研究报道:灵芝提取物能抑制癌细胞合成 DNA,灵芝浓度 300 微克/毫升时,癌细胞的 DNA 合成抑制率 70%,说明灵芝对肿瘤细胞生长具有直接抑制作用。

据高歌、包海鹰等研究报道:纳米级灵芝子实体粉末水提取物具有抑制宫颈癌 Hela 和晶体上皮细胞 SRA01/04 增殖的作用。据汪雯翰、贾薇等研究报道:灵芝有抑制前列腺癌细胞血管生成和癌细胞转移的作用。

据斯洛文尼亚 Hajdrihova 化学研究所研究报道:肿瘤坏死因子 α 能直接杀死肿瘤细胞,因此刺激其分泌,对癌症患者具有相当的意义。灵芝菌丝的多糖萃取物能促进肿瘤坏死因子 α(TNF-α)的合成与分泌,其效果与能刺激白细胞增生的注射药物罗莫肽相当。

灵芝及孢子粉多糖抗肿瘤作用已在临床上得以应用,未来的研究可将灵芝的抗肿瘤活性与调节免疫作用相结合,在抗肿瘤的同时提高自身免疫力,辅助用于放化疗后的免疫力恢复,使抗肿瘤功效显著提高。

二、 灵芝免疫调节功用的研究

灵芝对人和动物的免疫功能具有广泛的作用。大量的体内外实验都已表明,灵芝多糖能增强小鼠的体液免疫,促进脾淋巴细胞增殖、脾淋巴细胞 DNA 的合成,在免疫抑制剂氟尿嘧啶、丝裂霉素和阿糖胞苷等存在下,能拮抗其对淋巴细胞的抑制作用,增强细胞毒 T 细胞的功能等。灵芝多糖与灵芝三萜等都具有显著免疫增强和免疫恢复作用,同时对异常免疫损伤也有一定的防护作用。

(一)灵芝增强非特异性免疫功能

1. 关于非特异性免疫功能。机体里免疫细胞分为固有免疫细胞和适应性免疫细胞两大类。固有免疫细胞主要包括中性粒细胞、单核吞噬细胞、树突状细胞、

NK T 细胞、NK 细胞、肥大细胞、嗜碱性和嗜酸性粒细胞、B-1 细胞、$\gamma\sigma$T 细胞等,主要是发挥非特异性抗感染效应,是机体在长期进化中形成的防御细胞,能对侵入的病原体迅速产生免疫应答,亦能清除体内损伤、衰老或畸变的细胞。淋巴细胞属于适应性免疫细胞,成熟后就离开中枢免疫器官,经血液循环趋向性迁移并定居于外周免疫器官或组织的特定区域,分为 T 细胞和 B 细胞,传递免疫信息到全身,使机体所有免疫器官和组织联系成为一个有机整体。巨噬细胞在免疫系统中有重要作用,不仅与特异性免疫有关,也与机体非特异性防御机制有关。巨噬细胞的吞噬作用是机体对抗外来细菌、病毒、真菌及寄生虫的首要防御机制,同时也是抗肿瘤作用的重要机制之一。此外,巨噬细胞可以直接作用或间接通过所分泌的各种可溶性因子对免疫系统的启动及调节起关键性作用。形象地理解,单核吞噬细胞系统是人体第一道天然防线,NK 细胞是肿瘤和病源微生物的自然杀伤者,树突状细胞(DC)、巨噬细胞、T 和 B 细胞在免疫应答诱导和免疫反应活化中具有独特地位。

2. 灵芝促进树突状细胞(DC)成熟并增强其激发的免疫反应,促进非特异性免疫功能。林志彬等利用小鼠骨髓来源的树突状细胞(DC)体外培养,探讨了灵芝多糖(Gl-PS)对 DC 细胞成熟及功能是否有调节作用。研究结果首次发现,灵芝多糖促进了树突状细胞的成熟、分化和功能,并促进树突状细胞诱导 T 淋巴细胞、细胞因子、颗粒酶 B 的 mRNA 和蛋白表达,从而杀伤肿瘤细胞。据 Lin YL 等研究报道:$(1\rightarrow6)$-β-D-葡聚糖分枝结构的灵芝多糖(PS-G)通过 NF-κB 和 P38 MAPK 信号通路,能快速而有效地诱导人 DC 细胞的活化和成熟。据王斌等研究报道:灵芝三萜组分(GT)可显著直接促进小鼠脾脏树突状细胞增殖,不同浓度的 GT$^+$细胞因子对刺激小鼠脾脏 DC 增殖有明显的协同作用。协同作用的机制可能是通过直接刺激 DC 增殖,或通过产生各种有利于促进 DC 增殖的细胞因子。DC 是目前发现功能最强的专职抗原呈递细胞,它对诱导初次免疫应答与肿瘤抗原呈递具有独特的功能。

3. 灵芝提取物可刺激巨噬细胞吞噬功能。灵芝增强单核巨噬细胞系和 NK 细胞功能,不仅与其抗肿瘤和抗感染有关,而且还可间接影响免疫系统如 T 和 B 淋巴细胞的其他成分,进而参与免疫调节。陈述明等观察到灵芝含氮多糖能极显著地提高小鼠腹腔吞噬细胞吞噬中性红的能力,揭示灵芝含氮多糖能提高机体的

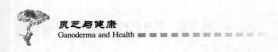

非特异性免疫功能。据有关文献研究报道：灵芝子实体与菌丝体、灵芝孢子粉提取物和灵芝多糖类均能增强小鼠腹腔巨噬细胞吞噬功能。灵芝多糖还能促进小鼠腹腔巨噬细胞白介素 1(IL-1)、肿瘤坏死因子-α (TNF-α)生成及其 mRNA 表达。灵芝多糖(GLB$_7$)通过细胞外钙内流和细胞内钙释放,可使小鼠腹腔巨噬细胞内钙([Ca^{2+}]i)增加;促进小鼠腹腔巨噬细胞中蛋白激酶 C(PKC)活力升高;GLB$_7$还能减少巨噬细胞内活性氧自由基的生成,具有清除活性氧的作用。灵芝多糖肽(Gl-PP)对氧化剂引起的巨噬细胞氧化损伤有明显的保护作用。据刘菊妍等研究报道：灵芝孢子油能够提高小鼠腹腔巨噬细胞的吞噬能力以及自然杀伤(NK)细胞的杀伤作用,提高刀豆蛋白 A(ConA)诱发的 T 细胞增殖反应。据 Hsu MJ 等研究报道：灵芝多糖体外作用促进人原代中性粒细胞吞噬和迁移活性。通过激活磷脂酰肌醇 3-激酶/Akt 信号通路,抑制自发性 Fas 介导的中性粒细胞凋亡;呈时间依赖性地增强人中性粒细胞蛋白激酶 C、P38 丝裂原激活蛋白激酶以及酪氨酸激酶 Lyn 活性,这可能与其促进非特异性免疫功能相关。

4. 灵芝提取物对淋巴细胞有促进增殖作用。据叶波平等研究报道：从灵芝子实体和破壁孢子粉中分离出 3 种灵芝蛋白(LZP-1、LZP-2 和 LZP-3),经外体实验,LZP-2 和 LZP-3 促进淋巴细胞增殖率较高,且呈现出一定的剂量依赖效应,而 LZP-1 促进淋巴细胞增殖率较低,灵芝蛋白有可能是灵芝具有免疫调节活性的成分之一,具有潜在的临床应用价值。据谭允育等研究报道：灵芝水煎剂可明显提高绵羊红细胞(SRBC)引起的血凝抗体(HA-Ab)效价,表明其能促进特异性抗体产生;对刀豆蛋白 A(ConA)诱导的脾脏 T 细胞增殖和脂多糖(LPS)诱导的脾脏 B 细胞增殖均有促进作用,表明其既能提高细胞免疫,又能增强体液免疫;能增加巨噬细胞(Mφ)的吞噬活力,表明其可促进非特异性免疫。

5. 灵芝水提取物对非特异免疫的促进作用屡见报道。据 Chien 等研究报道：从灵芝水提取物中分离得到含岩藻糖的多糖肽组分(F3)(10～100 微克/毫升),体外作用于人脐血单个核细胞。培养 7 天后,CD14$^+$,CD26$^+$单核/巨噬细胞、CD83 + CD1a 树突细胞和 CD16$^+$、CD56$^+$、NK 细胞,较对照分别增加了 2.9 倍、2.3 倍和 1.5 倍,并且 NK 细胞的细胞毒活性提高了 31.7%,而 B 细胞没有明显变化。据周昌艳等研究报道：灵芝酸能促进使带 Lewie 肺癌的小鼠体内 IL-2 的含量上升,并提高 NK 细胞的免疫活性,具有免疫促进功能。据 Zhu and Lin 等研究报道：给小鼠一次性腹腔注射免疫抑制药环磷酰胺 300 毫克/千克，制作免疫抑制动物模型，腹腔注射灵芝多糖(Gl-PS)2.5 毫克/千克，每天一次，连续 7 天。与生理盐水对照组比较，Gl-PS 组免疫抑制模型小鼠，其骨髓细胞、红细胞、白细胞、脾自然杀伤细胞以及自然杀伤 T 细胞数的恢复时间明显缩短。造模后第 5天，Gl-PS 组细胞毒性 T 淋巴细胞(CTL)活性、第 7 至第 9 天 NK 细胞及淋巴因子激活的杀伤细胞活性、第 12 天巨噬细胞吞噬和细胞毒活性均显著升高。

（二）灵芝增强机体体液免疫功能

1. 关于体液免疫。体液免疫又称抗体介质免疫，是人类在进化过程中逐渐形成的天然防御功能，特点是人人生来就有，不针对某一种特定的病原体，对多种病原体都有防御作用。原理和过程是这样的：B 细胞分化出浆细胞，浆细胞产生抗体，抗体进入血液和组织液，与相应抗原结合，产生多种生物效应。这些生物效应包括：中和作用、调理作用、溶解作用、变态反应、抗原抗体复合物反应等，其中，中和作用、调理作用等参与机体的抗感染机制，是对机体起积极的作用；变态反应、抗原抗体复合物反应等可引起免疫病理反应，导致过敏和免疫性炎症损伤，是对机体有损害的作用。

2. 关于灵芝对体液免疫影响的已有研究，多从其有利作用方面考虑的。林志彬等研究报道，灵芝多糖在体外能够非特异性刺激 B 细胞发生母细胞转化和进一步分裂增殖，诱导产生出应答增殖和(或)免疫球蛋白分泌。对小鼠腹腔注射灵芝多糖 GL-B(25～100 毫克/千克)共 4 日，可明显增强小鼠脾细胞对脂多糖(LPS)刺激的增殖反应，当灵芝多糖 GL-B 为 100 毫克/千克时，脾细胞增殖反应较对照组增加 84.8%，表明灵芝多糖 GL-B 可增强 B 细胞对 LPS 刺激的敏感性。Bao 等从灵芝子实体中提取的灵芝多糖(PL-1)腹腔注射 25 毫克/千克，连续 4天，明显促进小鼠脾细胞经 LPS(20 微克/毫升)诱导的 B 细胞增殖，并产生抗体。

徐月清等报道了灵芝对小鼠产生抗绵羊红细胞抗体的能力、对迟发性变态反应等免疫功能的影响。实验小鼠分为高、中、低剂量组，经胃灌注不同剂量的灵芝浸液，每天灌注 1 次，连续灌 15 天，对照组则自由摄水。实验结果表明，灵芝能提高小鼠 T 细胞和 B 细胞的功能。有报道认为，灵芝菌丝体醇提取物在体内能抑

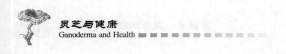

制小鼠的迟发型变态反应、对绵羊红细胞的初次抗体应答以及鸡红细胞诱导的循环抗体水平,在体内可抑制有丝分裂源,刺激小鼠脾淋巴细胞和人扁桃体淋巴细胞的增殖反应。另外,还可降低小鼠脾细胞白细胞介素 2 产生的水平,可抑制同种异性小鼠脾细胞的混合培养反应。

据 Cao 和 Lin 研究报道:比较了段木灵芝多糖和菌草袋栽灵芝多糖的生物活性。结果显示,两种多糖离体给药,在一定剂量范围内(0.8～12.8 微克/毫升),均可显著促进 LPS 诱导小鼠脾淋巴细胞增殖,两者的最高效应之间无显著差别。

据彭亮等研究报道:破壁灵芝孢子粉能增强小鼠的脾淋巴细胞增殖、转化作用,提高小鼠的迟发型变态反应程度,促进小鼠的抗体生成细胞增殖,提高小鼠的血清溶血素水平,增强小鼠的单核—巨噬细胞碳廓清能力和腹腔巨噬细胞吞噬能力,表明破壁灵芝孢子粉具有增强小鼠免疫力的作用。

3. 关于灵芝提取物对 B 细胞增殖和抗体分泌的研究。灵芝中的活性物质可以调节免疫蛋白,进而良性调节免疫功能。据张劲松等研究报道:从灵芝子实体中分离得到具有生物活性的糖肽(GLIS),能够使 B 细胞活化、增殖。B 细胞膜表面表达 CD71 和 CD25 增加,免疫球蛋白 IgM、IgG 分泌增加,并且 GLIS 活化 B 细胞不依赖于 T 细胞的活化,GLIS 可直接促进 B 细胞表达蛋白激酶 C(PKCα)和 PKCβ。研究表明,GLIS 可作为 B 细胞的刺激剂。

据有关文献研究报道:灵芝(赤芝)多糖、松杉灵芝子实体多糖,均能使羊红细胞 SRBC 免疫的正常小鼠空斑形成细胞(PFC)反应显著增加,表明灵芝多糖能促进正常小鼠 IgM 抗体产生。灵芝多糖还能使应激或免疫抑制剂诱发的免疫功能抑制,恢复至正常或接近正常水平。

据黄邵新、刘士勇等研究报道:灵芝孢子粉对小鼠免疫功能影响的实验结果证实,给药小鼠的半数溶血值、血碳清除率、足跖厚差与正常小鼠比较差异显著,表明灵芝孢子粉能促进体液免疫。

(三)灵芝增强机体细胞免疫功能

1. 关于细胞免疫。机体细胞免疫是一种防御反应,在抗感染、抗肿瘤、排除异体物质方面有着重要的意义。细胞免疫的过程是这样的:T 细胞因刺激而分化增殖,产生致敏小淋巴细胞,由效应细胞介导发生免疫反应。细胞免疫的效应细胞至少包括 T 辅助细胞(Th)和 T 杀伤细胞(Tc),T 辅助细胞可通过释放细胞因子间接杀死靶细胞;T 杀伤细胞也称为细胞毒 T 细胞,分泌各种因子可直接杀死靶细胞。免疫效应细胞是机体抗肿瘤机制的重要环节。

2. 灵芝影响 T 细胞的增殖作用。这种作用决定于两个主要的因素,一是细胞的状态,二是灵芝提取物的浓度。无论体内或体外研究证明,适量的灵芝热水提取物可以直接刺激淋巴细胞繁殖,高浓则产生抑制。静止的 T 细胞,或为亚适剂量刀豆蛋白 A(ConA)轻度激活的细胞,灵芝可以增强 ConA 刺激而高度激活抑制淋巴细胞增殖。对于由环磷酰胺引起的免疫低下小鼠,灵芝则能对抗环磷酰胺的免疫抑制作用,进而促进淋巴细胞增殖。但是灵芝在体外对于脂多糖诱导的淋巴细胞增殖并无刺激作用。

灵芝多糖可显著促进刀豆蛋白 A 诱导小鼠的 T 淋巴细胞增殖反应,还可部分拮抗氢化可的松对淋巴细胞增殖反应的抑制作用。据 Xia D 等研究报道:灵芝多糖 BN3A、BN3B 与 BN3C 均能显著促进 ConA 诱导的小鼠脾淋巴细胞增殖反应,可见灵芝多糖对 T 细胞增殖有促进作用,从而加速免疫应答过程。

据 Cao 和 Lin 研究证实:在段木灵芝多糖(GL-PS-WC)中、高剂量组(80 或 160 毫克/千克)及菌草袋栽灵芝多糖(GL-PS-BC)高剂量组(160 毫克/千克)均可显著增强 DTH 反应,两者效应之间并无显著差别。两种多糖离体给药(浓度 0.2 微克/毫升、0.8 微克/毫升、3.2 微克/毫升或 12.8 微克/毫升)可显著增强小鼠混合淋巴细胞培养反应(MLC);对"刀豆蛋白 A"诱导的小鼠脾淋巴细胞增殖也有显著促进作用;一定剂量范围内(0.8~12.8 微克/毫升)还可显著促进脂多糖(LPS)诱导小鼠脾淋巴细胞增殖;两种多糖均可功能性拮抗并扭转环孢素 A(CsA)、丝裂霉素(Mit)或依托泊苷(VP-16)对小鼠 MLC 的抑制;一定剂量范围内的 GL-PS-WC(0.8~12.8 微克/毫升)或 GI-PS-BC(0.2~12.8 微克/毫升)也可显著促进小鼠腹腔渗出细胞吞噬活性。表明用同样方法提取的段木灵芝子实体多糖和菌草袋栽灵芝子实体多糖的免疫调节作用基本相同。

3. 灵芝多糖可显著促进 T 细胞增殖分泌。据耿卫朴等研究报道:灵芝多糖明显促进外周血 T 细胞增殖和分泌IFN-γ,灵芝多糖还能下调Caspase-3 蛋白表达,并抑制 T 细胞凋亡,表明灵芝多糖具有促进人外周血 T 细胞免疫的作用。据

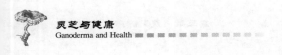

刘景田研究报道：灵芝多糖除了对 T 细胞增殖有促进作用以外，还可以提高 B 细胞活性，增强免疫力。

据冯鹏等研究报道：灵芝孢子多糖明显提高艾氏腹水癌荷瘤小鼠的血清半数溶血值，并显著提高荷瘤小鼠的廓清指数与吞噬系数。此外，灵芝孢子多糖对 S180 肉瘤荷瘤小鼠外周血杀伤性 T 细胞亚群和辅助性 T 细胞亚群有一定的增强作用，但对调节性 T 细胞亚群并无明显作用；灵芝孢子多糖还可增强 S180 肉瘤荷瘤小鼠 NK 细胞的杀伤活性，说明灵芝孢子多糖可以提高艾氏腹水癌和 S180 肉瘤荷瘤小鼠的免疫系统功能。

据李明春等研究报道：用激光扫描共聚焦显微镜(LSCM)技术研究发现，灵芝多糖引起小鼠 T 细胞中 $[Ca^{2+}]i$ 升高，通过 Na^+/H^+ 交换系统及其他调节途径，引起小鼠 T 细胞[pH]i 升高，从而激活 T 细胞。进一步研究发现，GLB7 还能引起小鼠 T 细胞中三磷酸肌醇(IP_3)和二酰基甘油(DAG)浓度升高。提示 IP_3/Ca^{2+} 和 DAG/磷酸肌醇 PKC 两条信息途径，均参与了灵芝多糖对 T 细胞的免疫调节。

据 Bao 等研究报道：腹腔注射的灵芝多糖(PL-1)(25 毫克/千克)，连续 4 天，明显促进小鼠脾细胞经 ConA(5.0 微克/毫升)诱导 T 细胞增殖。Lai 等研究发现：灵芝多糖体内给药能够升高马的外周血淋巴细胞中 $CD5^+$、$CD4^+$ 和 $CD8^+$ 等 T 细胞百分率。

4. 灵芝多糖增强细胞免疫的效应细胞的功能。有关文献研究报道：腹腔注射小剂量灵芝多糖(0.05 毫克、0.1 毫克)共 5 天，可明显增强 ConA 诱导脾细胞增殖及 IL-2 生成，脾淋巴细胞 Thy-1、L_3T_4 抗原表达显著增加；而大剂量 GLP(2.4 毫克/只)反而明显抑制刀豆素 ConA 诱导脾细胞增殖和 IL-2 生成，脾淋巴细胞 Thy-1、L_3T_4 抗原表达也明显降低，各剂量组 Lyt2 的表达均无明显变化。结果显示，适当剂量的灵芝多糖可明显促进淋巴细胞增殖，使总 T 淋巴细胞(Thy-1)和 Th 细胞(L_3T_4)增加，而 Ts 细胞(Lyt2)无明显变化。灵芝多糖还可显著增强细胞毒 T 细胞(CTL)的功能，在浓度为 200 微克/毫升时，其杀伤活性增加 100%。

据 Zhu、Lin 研究报道：在淋巴因子激活杀伤细胞增殖培养过程中，灵芝多糖 400 微克/毫升或 100 微克/毫升与 IL-2 75U/毫升有协同作用，能降低 IL-2 用量 75%，不影响 LAK 细胞增殖力、细胞毒活性和细胞表型。上述浓度的灵芝多糖和细胞因子具有协同作用,能够促进细胞因子诱导杀伤细胞的增殖以及杀伤靶细胞活性,其作用机制可能与灵芝多糖刺激 CIK 细胞合成分泌 IL-2、TNF,增强 CIK 细胞颗粒酶、穿孔素蛋白及 mRNA 表达有关,似乎和 NO 无关。抗补体 III 型受体抗体部分(60%～70%)阻断灵芝多糖的作用。提示灵芝多糖的作用可能部分经由 CR3 介导。

5. 研究揭示灵芝多糖和灵芝糖蛋白对脾细胞具正向影响。据 Wang YY 等研究发现:灵芝水提取物中分离得到含岩藻糖的多糖肽组分(F3)(0.01～0.1 微克/毫升),能够浓度依赖性地促进 ConA 诱导小鼠脾淋巴细胞增殖。有研究报道:以灵芝多糖(50～200 微克/毫升)与脾细胞共同培养 24 小时,可明显增加脾细胞的线粒体、ATP 酶、DNA 和 RNA 的含量。在灵芝多糖作用下,脾细胞核变大,胞质更为丰富,且胞质增多的程度大于胞核变大的程度。研究指出,灵芝多糖可能通过促进能量代谢,从而促进 RNA 和蛋白质合成,继而促进 DNA 合成,促进细胞分裂增殖。据 Kino K 等研究报道:LZ-8 是从灵芝菌丝体中提取出来的一种具有免疫调节的糖蛋白质,在体外有促进有丝分裂的活性,在体内有免疫调节的活性。灵芝糖蛋白 LZ-8 在体外对小鼠脾细胞有明显促有丝分裂作用,最适刺激浓度为 3.3 微克/毫升。LZ-8 还可增强 ConA 的促有丝分裂作用。

(四) 灵芝可促进免疫细胞因子的产生

1. 关于免疫细胞因子。这是由机体免疫细胞合成和分泌的一类小分子多肽,是一群低分子量的可溶性蛋白质。主要有白细胞介素(IL)、趋化因子、肿瘤坏死因子(TNF)、干扰素(IFN)、集落刺激因子(CSF)等。细胞因子作用广泛,除影响免疫系统外,还影响造血系统、神经系统、内分泌系统和心血管系统等。其功用有传递生物信息,调节固有免疫和适应性免疫应答,促进造血,刺激细胞活化、增殖和分化等功能。既影响机体生理功能,也可引起病理反应,是一把双刃剑。

2. 灵芝通过影响免疫细胞因子的合成和分泌而影响机体免疫功能。据有关文献研究报道:用 3 种不同相对分子量的灵芝多糖 BN₃A、BN₃B 和 BN₃C(0.05～1 微克/毫升),均可显著增加 ConA 诱导小鼠脾细胞 IL-2,并可部分拮抗环孢素 A 和氢化可的松对小鼠脾细胞产生 IL-2 的抑制作用。在混合淋巴细

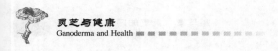

培养中,T 辅助细胞(Th)受到同种异型抗原刺激后,在巨噬细胞分泌 IL-1 协同下,发生增殖反应并合成分泌 IL-2。在反应体系中加入浓度为 200 微克/毫升的灵芝多糖,其作用呈双向反应,即在培养前 24 小时,灵芝多糖可促进脾细胞合成分泌 IL-2,24 小时以后逐渐减少合成分泌 IL-2。固定培养 12 小时,可见灵芝多糖呈浓度依赖性地促进脾细胞合成分泌 IL-2。

据 Chen 等研究报道:灵芝多糖(F3)能刺激小鼠脾细胞 IL-1、IL-6、IL-12、IFN-γ、TNF-α、GM-CSF、G-CSF 及 M-CSF mRNA 的表达;灵芝粗提物、F3 及其亚组分(100 微克/毫升)均能明显升高小鼠脾细胞培养上清中 CM-CSF、IFN-γ、TNF-α 的水平,但 F3 刺激作用更强,说明 F3 是灵芝的主要活性成分。F3 与巨噬细胞的 TLR4 受体结合,能激活细胞外信号调节激酶、c-Jun N-末端激酶和 p38,从而诱导 IL-1 表达。Chen 等还报道:巨噬细胞上的 TLR4 分子参与灵芝多糖对巨噬细胞的活化过程。灵芝多糖(F3)结合到巨噬细胞膜上 TLR 受体后,信号转导途径如下:蛋白酪氨酸激酶 PTK(Sac)/PLCγ 1/蛋白激酶 C/丝裂原激活的蛋白激酶 1/胞外信号调节激酶/Rac1/PAK/p38 和 PIK/Rac1/PAK/JNK,从而诱导细胞因子 IL-1 产生,而 F3 刺激活化巨噬细胞产生 IL-1 的作用,不能被内毒素拮抗剂,如多黏菌素 B 所抑制,提示该过程并非因 LPS 的污染所造成。

3. 灵芝多糖能引起脾细胞分泌免疫因子。据 Kohguchi 等研究报道:给 BALC/c 小鼠灌胃鹿角灵芝 500 毫克/千克,3 天后显著增加脂多糖(LPS)诱导的脾细胞产生 IFN-γ 水平,刺激 LPS 诱导脾黏附细胞分泌 IL-12。灌胃给药 500 毫克/千克鹿角灵芝,14 天后明显升高 LPS 或 ConA 诱导的脾细胞分泌 IFN-γ 水平。据肖军军等研究报道:灵芝多糖能引起脾细胞核 DNA、RNA 含量增加,细胞内超微结构变化,细胞质和细胞核的平均截面明显增加,核质比下降,诱导脾细胞 DNA 和蛋白质的合成,促进免疫细胞增殖,加速免疫应答过程。

4. 灵芝多糖对肿瘤坏死因子、干扰素及白细胞介素等有着积极的影响。有研究报道:给小鼠灌胃灵芝多糖(100 毫克/千克)7 天,可明显促进脾细胞中细胞因子 IL-2、IL-6 和肿瘤坏死因子(TNF)的 mRNA 表达。树舌多糖(20 毫克/千克)皮下注射,可提高荷瘤小鼠脾细胞产生 IL-2 和干扰素(IFN)的能力;薄芝提取液对 ConA 诱导小鼠脾细胞 IL-2 的产生呈现双向作用,小剂量(1.5 微克/毫升)促进,大剂量(25 微克/毫升)抑制。据张群等研究发现:前列腺素 E_2(PGE$_2$)

浓度＞10 微摩尔/升，连续作用 4 小时后，脾细胞 IFN-γ mRNA 的表达比对照组明显受到抑制。灵芝多糖（＞100 毫克/升）可部分拮抗 PGE_2（20 微摩尔/升）对小鼠脾细胞 IFN-γ 和 TNF-γ mRNA 的表达。用灵芝粗提物（GLE）5 克/千克、10 克/千克、20 克/千克灌胃给药，共 10 天，能明显促进小鼠腹腔巨噬细胞 TNF-γ mRNA 和脾细胞 IFN-γ mRNA 的表达。灵芝多糖（25～400 微克/毫升）体外作用，浓度依赖性地促进 ConA 诱导小鼠脾细胞 IFN-γ 蛋白和 mRNA 表达，以及小鼠腹腔巨噬细胞 TNF-γ 蛋白和 mRNA 的表达。据 Min BS 等研究报道：灵芝醇 F、灵芝酮二醇、灵芝酮三醇能有效地抑制补体激活的经典途径。

（五）灵芝可改善免疫功能的衰退

1. 免疫功能衰退是人体衰老最明显的特征之一。这种衰退从青春期胸腺的萎缩就开始了，慢慢地呈进行性退化。首先，受胸腺控制的 T 细胞功能及其产生的细胞因子能力随年长而降低，成为老年人免疫功能低下的主因；其次，受骨髓控制的 B 细胞功能及其分泌的免疫球蛋白的能力下降，导致老年人对外来抗原的免疫功能减弱而易患感染性疾病，对突变抗原的监视功能降低而易致肿瘤；其三，老年人免疫识别异己的功能降低，对一些自体成分的反应异常增高，以致产生多种自身抗体而出现自身免疫性疾病。

2. 灵芝延缓衰老的传统医学理论得到现代研究证明。衰老虽然是生命规律和客观现实，但因其所导致的免疫功能衰退是可以延缓的，也是可以修复或部分恢复的。灵芝对衰老所致免疫功能减退的传统医学依据来自扶正固本原理，在《神农本草经》中即载有灵芝"久食轻身不老、延年神仙"。据林志彬等研究发现：用灵芝多糖 BN_3A、BN_3B 和 BN_3C（5 毫克/千克），连续腹腔注射 5 天，可使 14 月龄小鼠降低的溶血空斑形成细胞数明显恢复。与 3 月龄小鼠相比，14 月龄小鼠 ConA 诱导的淋巴细胞增殖反应降低 26.5%，灵芝多糖 BN_3A、BN_3B 和 BN_3C 在浓度为 1～10 微克/毫升时，均可使之明显恢复。与 3 月龄小鼠比较，19 月龄小鼠 ConA 诱导的脾细胞 IL-2 产生减少 17.6%～20.3%，3 种多糖均可使 19 月龄小鼠恢复至 3 月龄小鼠的正常水平。24 月龄小鼠的混合淋巴细胞反应较 3 月龄小鼠降低 57.3%，灵芝多糖可使之得以明显恢复。此外，每天给老年小鼠腹腔注

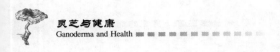

射灵芝多糖 GL-B 25 毫克/千克,50 毫克/千克,连续给药 4 天,可显著增强老年小鼠自身混合淋巴细胞培养反应和 IL-2 分泌,以及脾细胞的 DNA 多聚酶 α 活性,并使之趋于正常。

3. 灵芝对免疫功能抑制具有确切的恢复作用。据张罗修等研究报道:灵芝水煎剂能提高体内自然杀伤(NK)细胞活性,对环磷酰胺引起 NK 细胞活性的抑制有恢复趋势。据任伟等研究报道:灵芝孢子粉对正常老年小鼠的免疫功能恢复具有调节作用,能明显提高小鼠的胸腺指数和脾指数、溶血素效价,增加腹腔巨噬细胞和中性粒细胞吞噬功能,对外周血中 T、B、NK 细胞的数量、血清总补体活性和主要细胞因子的含量均有一定影响。据雷林生等研究报道:灵芝多糖可拮抗环孢素 A、丝裂素 C、5-氟尿嘧啶和阿糖胞苷对小鼠混合淋巴细胞的轻度抑制作用,部分拮抗氢化可的松对混合淋巴细胞的严重抑制作用。据林志彬研究报道:环磷酰胺可显著抑制红细胞致敏小鼠的空斑型细胞反应,松杉灵芝多糖与松杉灵芝发酵多糖灌胃,可分别使空斑型细胞反应恢复正常;环磷酰胺可显著抑制二硝基氯苯所致小鼠迟发型变态反应,松杉灵芝多糖与松杉灵芝发酵多糖灌胃,均可使受抑制的迟发型变态反应恢复正常。

4. 灵芝多糖肽(GPP)在体外对高浓度吗啡所致免疫抑制有拮抗作用。陆正武和林志彬报道,GPP 可使直接遭受吗啡抑制的免疫细胞功能恢复,这种对抑制的拮抗作用可能是通过对神经、内分泌和免疫网络的调节作用而实现的。

(六) 灵芝的抗过敏作用

变态反应是指已产生免疫的机体在再次接受相同抗原刺激时所发生的组织损伤或功能紊乱的反应。变态反应具有发作迅速、反应强烈、消退较快等特点,一般不会破坏组织细胞或引起组织损伤,有明显的遗传倾向和个体差异。北京医学院药理教研组在 1977 年所做实验结果证明,赤芝发酵浓缩液能显著抑制组胺及过敏慢反应物质释放,作用强度与药物浓度成正比。据 Kohda 等报道,赤芝提取物对肥大细胞释放组胺有抑制作用。Tasaka 等从灵芝发酵液中提取的油酸等成分具有膜稳定作用,分离出的环八硫可与膜蛋白相互作用,可抑制组胺释放。

三、 灵芝抗氧化和清除自由基功用的研究

1. 自由基与人体的氧化变性。自由基是一种非常活跃的化学物质,由细胞代谢过程产生。学术界认为,生物体内很多物质经自动氧化提供电子给分子氧,是产生氧自由基的来源之一。自由基在感染时发挥积极作用,当细菌和病毒入侵机体,免疫细胞(中性粒细胞、巨噬细胞和淋巴细胞等)被动员,就会释放出大量的免疫活性物质和自由基加以清除。存在于细胞中的氧多数是通过细胞色素氧化酶生成水而消耗的,然而部分分子氧在代谢中能接受单个电子生成超氧阴离子自由基,并可进一步还原成 HO·以及活性很强的·OH,造成氧自由基对细胞的损害,可使酶失去活性。自由基诱导氧化反应,特别容易使生物膜上的多种不饱和脂类发生超氧化变性,形成脂质过氧化物,使蛋白质变性,让 DNA 受到损伤,引起细胞结构和功能的改变,导致细胞凋亡或器官组织的损伤,加速衰老的过程。

就像人体的免疫是一把双刃剑一样,非特异性免疫下的自由基效应有时也是不分敌我的。在生物的进化过程中,适应环境的变化,机体也形成了防御自由基的酶系统,如超氧化物歧化酶(SOD)、谷胱甘肽过氧化物酶(GSH-Px)等。正常生理情况下,人体内自由基的产生和清除是动态平衡的,所产生的自由基机体可利用,维持有利无害、生理性低水平、稳定平衡的自由基浓度。如果自由基过多而清除跟不上,体内多余的自由基就会失衡失调引来麻烦。当自由基超过一定量且失去控制时,就会攻击人体,比如:破坏细胞脂类和细胞膜、使血清抗蛋白酶失去活性和损害蛋白质、破坏核酸和染色体、加速细胞凋亡、导致细胞变异,等等,成为衰老、肿瘤、炎症、心血管病变、自身免疫病等的"万病之源"。

2. 灵芝热水提取物能清除自由基活性。寻找到有效的抗氧化剂,对疾病的预防和治疗有着重要的价值。大量研究表明,灵芝具有抗氧化与清除自由基作用,这一作用与灵芝防治衰老、肿瘤、心血管疾病、炎症及自身免疫病等有关,也是灵芝不同药理作用的共同靶点。据邵红霞等研究报道:灵芝水煎剂(1 克/千克)连续灌胃 3 周,能显著降低大鼠心肌、脑、血浆丙二醛(MDA)的含量,并显著增加脑和血的超氧化物歧化酶(SOD)活性。灵芝还可显著降低大鼠脑组织脂褐素含

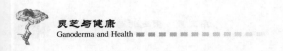

量。给小鼠静脉注射四氧嘧啶(75 毫克/千克)引发氧自由基损伤后,腹腔注射灵芝多糖肽(GLPP)50 毫克/千克、100 毫克/千克、200 毫克/千克和 400 毫克/千克,共 20 天,可使血清和心肌匀浆的脂质过氧化产物 MDA 水平下降,GSHpx 升高。GLPP 会使低密度脂蛋白氧化修饰减少,氧化产物的相对电脉迁移率降低。表明 GLPP 具有体内外抗氧化作用,抗氧化作用与清除氧自由基或提高 GSHpx 水平有关。据李明春等研究报道:采用激光扫描共聚焦显微镜动态监测灵芝多糖 GLB7 对小鼠腹腔巨噬细胞活性氧自由基含量的影响,发现以 20 微克/毫升 GLB7 刺激体外培养巨噬细胞,抑制体外培养的巨噬细胞内的活性氧自由基生成,具有清除活性氧自由基作用。

灵芝多糖肽对细胞保护作用的研究深入而充分。据游育红、林志彬研究发现:灵芝多糖肽在体内外对叔丁基氢过氧化物(tBOOH)和四氧嘧啶所致小鼠腹腔巨噬细胞氧化损伤有保护作用。光学显微镜和电子显微镜结果可见,注射灵芝多糖肽可提高细胞存活率,抑制巨噬细胞膜样变性和坏死,保护细胞膜微绒毛和细胞器(如线粒体)免遭 tBOOH 损伤,并使因自由基损伤而降低的巨噬细胞线粒体膜电位恢复。另外,静脉注射四氧嘧啶(75 毫克/千克)或体外加入 tBOOH $(7.76 \times 10^{-5}$ 摩尔/升),均可造成小鼠腹腔巨噬细胞的氧化损伤,使巨噬细胞的荧光密度增加。给小鼠灌胃灵芝多糖肽或将其加入体外培养巨噬细胞中,均可使巨噬细胞荧光密度减少,损伤减轻。共聚焦显微镜时间系列扫描显示,随时间改变,灵芝多糖肽可减少静息状态下小鼠腹腔巨噬细胞荧光密度,也可减少由 PMA(50 纳摩尔/升)诱导呼吸爆发状态下小鼠腹腔巨噬细胞荧光密度。据张骐等研究发现:灵芝多糖肽和神经生长因子相似,均可显著提高过氧化氢(H_2O_2)应激损伤大鼠嗜铬细胞瘤细胞系 PC12 细胞的细胞存活率。H_2O_2 氧化应激使半胱氨酸、天冬氨酸蛋白酶 3 P20(Caspase-3 P20)活性片段表达增加,而灵芝多糖肽和神经生长因子均可使 Caspase-3 片段明显减少。因此,适量灵芝多糖肽对 H_2O_2 氧化损伤的 PC12 细胞具有保护作用,可抑制 H_2O_2 诱导的 PC12 细胞凋亡。据谢韶琼等研究报道:经 400 微克/毫升灵芝多糖作用细胞 30 分钟后,再用过氧化氢处理细胞,共作用 3 次后,与 H_2O_2 对照组相比,细胞碎片、胞质内空泡形成明显减少。与正常组相比,H_2O_2 组的超氧化物歧化酶(SOD)和谷胱甘肽过氧化物酶活性明显降低,MDA 含量显著增高,灵芝多糖 + H_2O_2 组与 H_2O_2 组相比,SOD 和 GSH-

PX 活性显著升高,MDA 含量明显减少,可见灵芝多糖对 H_2O_2 诱导的人角质形成细胞氧化应激损伤有明显保护作用。

3. 灵芝丙酮提取物在体外有抗氧化脂质生成的作用。灵芝浸提液能有效清除和降低自由基对有机体生物大分子的损伤反应,灵芝菌肽粉可以加快自由基的清除。实验表明,灵芝不是直接抑制组织中自由基生成,而是通过增强对过氧化酶的活性,加快自由基的清除,从而达到延缓衰老的作用。据梁磊、黄清铧研究报道:经抗氧化活性研究表明,灵芝三萜粗提物对 DPPH 自由基清除效果优于茶多酚。刘因进等研究报道:进一步研究发现,灵芝中的三萜类化合物也具有延缓衰老作用,能显著提高老年大鼠血清中总抗氧化能力(T-Aoc)活性、降低单胺氧化酶活力,并能提高脑组织中氧化亚氮含量与氧化亚氮合成酶活性。

4. 不同品类灵芝提取物在清除自由基抗氧化活性能力上存在顺位。据 Mau 等研究报道:分别制备松杉灵芝成熟子实体(形成 1～2 月)和新生的子实体(形成 2～3 周)、菌丝体及发酵滤液热水提取物或甲醇提取物,并观察提取物的抗氧化活性。在水提取物浓度为 20 毫克/毫升时,清除羟自由基的能力顺序是成熟灵芝＞新生灵芝＞菌丝体＞发酵滤液。在热水提取物中,天然产生的抗氧化成分总酚类范围是40.86～42.34 毫克/克。根据 EC_{50} 值比较结果,除去对铁离子的螯合能力较弱外,松杉灵芝成熟子实体和新生子实体水提取物具有明显的抗氧化特性。在甲醇提取物浓度为 20 毫克/毫升时,松杉灵芝成熟子实体和新生子实体表现出强大的抗氧化活性(96.8%和 93.6%)。松杉灵芝的甲醇提取物均有明显的抗氧化作用。

5. 不同溶剂的灵芝提取物的清除自由基抗氧化活性存在强弱。据陈奕等研究报道:观察了从黑灵芝中提取有效活性成分清除 DPPH 自由基的作用,并与合成抗氧化剂 BHT 和抗坏血酸进行对照。黑灵芝提取物均具有清除 DPPH 自由基作用,95%乙醇提取物的抗氧化能力最强,其下依次为丙酮、去离子水、氯仿提取物。黑灵芝丙酮提取物浓度达到 1 毫克/毫升时,已超过 10 克/升 BHT 的抗氧化作用,相当于 0.5 克/升抗坏血酸的抗氧化作用。在石油醚、乙酸乙酯和正丁醇3 个萃取部分中,清除 DPPH 自由基能力最大是乙酸乙酯萃取物。

6. 灵芝延缓衰老的作用屡被实验和实践所确证。自古以来,灵芝就被认为是延缓衰老的珍品,其延缓衰老的效应可能与灵芝清除自由基、抗氧化、提高免疫

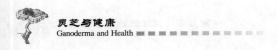

力等有关。据邵华强等研究报道：灵芝超微粉灌胃后，能增强老年小鼠血中SOD活力，降低血中 MDA 的含量；还能延长果蝇的寿命，具有延缓衰老作用。据巩菊芳等研究报道：血虚动物实验结果表明，灵芝也能显著提高血虚小鼠所测器官中 SOD 活性。据王英研究报道：老年大鼠以灵芝水煎剂 2 克/千克灌胃，能提高老年大鼠胸腺组织氧化亚氮（NO）的含量至接近青年大鼠胸腺组织的氧化亚氮水平，还能显著提高 GSH-PX 活性，抑制脂质过氧化，降低胸腺组织中脂褐素的含量，通过抗氧化实现对胸腺的保护作用。

据 Jia 等研究报道：灵芝多糖可使脲霉素诱导糖尿病大鼠体内抗氧化酶量、胰岛素有明显升高，脂质过氧化作用和血糖明显下降，结论为灵芝多糖可作为一个有效的抗氧化剂。据 Chen XP 等研究报道：在研究灵芝多糖对荷宫颈癌大鼠血清中抗氧化酶和免疫反应的影响中，发现灵芝多糖能有效地提高清除 DPPH 自由基、氧自由基、羟基自由基的能力。据 Xie SQ 等研究报道：通过测定灵芝多糖对皮肤衰老基因表达水平的影响来揭示其延缓衰老作用机制，研究发现，角化细胞在培养过程中用灵芝多糖处理后，在观察的18 346 个基因中，有 103 个基因表达上调，其中许多上调的基因与细胞增殖和延缓衰老有关。

史新伯用两种灵芝制剂和一种灵芝生药的浸出液培养棘尾虫衰老的无性系细胞，直至它们死亡为止；发现实验组细胞比对照组细胞存活时间更久，分裂次数更多；根据纤毛原生动物无性系的寿命的定义，灵芝的内含物延长了棘尾虫无性系细胞的寿命。

陈冠敏等采用果蝇生产及老年鼠抗氧化作用的实验方法，证明了灵芝提取液能明显延长果蝇的平均寿命和平均最高寿命；能明显降低血中过氧化脂质降解产物丙二醛含量，增高血中超氧化物歧化酶（SOD）活力。说明灵芝提取液具有延缓衰老的作用。黄兆胜等观察段木灵芝对果蝇寿命、老龄小鼠血清和肝细胞中的过氧化脂质含量、小鼠血红细胞超氧化物歧化酶的活性影响。结果表明，段木灵芝能显著延长果蝇的平均寿命和最高寿命，降低老龄小鼠血清和肝组织过氧化脂质的含量，提高小鼠红细胞内超氧化物歧化酶的活性，提示段木灵芝具有延缓衰老作用。

四、 灵芝对放射线和化疗药损伤防治功用的研究

据 Kubo 等研究报道：在 X 线照射前给 B6C3F1 小鼠饲喂含灵芝菌丝体水提取物(MAK)5%、2.5%和1.25%的基础饲料1周，在剂量率为2戈瑞/分钟 X 线7戈瑞照射后，与仅给基础饲料的对照组比较，5% MAK 可显著延长小鼠的存活时间。在剂量率为4戈瑞/分钟 X 线8戈瑞、10戈瑞、12戈瑞照射后，5% MAK 可显著增加小肠隐窝腺的活率。研究表明，MAK 对 B6C3F1 小鼠 X 线照射损伤具有保护作用。

据林志彬等研究发现：灵芝有抗放射线损伤作用。在 ^{60}Co γ 射线照射前给小鼠灌胃灵芝液(生药10克/千克)20天，照射后继续给药2周，能显著降低动物病死率，延长动物的平均存活时间。每天给小鼠腹腔注射灵芝多糖 D$_6$(74毫克/千克)，7天后可使 ^{3}H-亮氨酸、^{3}H-胸腺嘧啶核苷和 ^{3}H-尿嘧啶核苷渗入骨髓细胞蛋白质、DNA 和 RNA 的渗入量分别较对照组增加了28.5%、43.3%和48.7%。说明灵芝多糖能促进骨髓细胞蛋白质、核酸的合成，加速骨髓细胞的分裂增殖，从而发挥抗放射线损伤作用。

据 Chen 等研究报道：灵芝提取物(400毫克/千克)连续给药35天，对4戈瑞 γ 射线照射小鼠所致损伤有明显的保护作用。在照射后7天或28天，灵芝提取物能明显拮抗因照射引起的白细胞减少，PHA、ConA 和 LPS 诱导脾淋巴细胞增殖反应降低，恢复照射引起的 CD4 和 CD8 细胞的减少。

据季修庆等研究报道：提前24小时给体外培养的 NIH$_3$T$_3$ 成纤维细胞加剂量为50~150毫克/升的灵芝多糖后，用 15 Gy^{60}Coγ 射线照射12小时，再收集细胞。结果发现，15 Gy^{60}Coγ 射线照射，能促进 NIH$_3$T$_3$ 细胞增殖，灵芝多糖对辐射所致 NIH$_3$T$_3$ 成纤维细胞增殖有明显抑制作用，阻止其组织纤维化，从而实现抗辐射作用。

给异食癖大鼠腹腔注射顺铂，24、48、72和96小时后，异食癖大鼠摄食高岭土明显增加，反映出顺铂会引起恶心、呕吐作用。给异食癖大鼠注射1毫克/千克、3毫克/千克和10毫克/千克灵芝提取物，可剂量依赖性地减少顺铂引起的摄食高岭土增加。此外，灵芝提取物还可剂量依赖性改善顺铂引起的大鼠摄食减

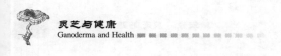

少,改善机体状态。

五、 灵芝对各生理系统的药理功用研究

(一) 灵芝对心血管系统作用的研究

1. 灵芝提取物有明显的强心作用。灵芝能加强心肌收缩力,使心肌收缩振幅和心脏泵血排出量增加。据有关文献报道:灵芝酊、灵芝菌丝体乙醇提取液、灵芝发酵浓缩液和灵芝发酵液对正常离体蟾蜍心脏和戊巴比妥钠中毒的离体蟾蜍心脏均有明显的强心作用,对后者作用尤为显著。腹腔注射灵芝酊或菌丝体乙醇提取液可增强在位兔心的收缩力,但对心率无明显影响。麻醉猫静脉滴注灵芝热醇提取液,也有见强心作用,能使心脏收缩幅度增强,同时也能使心率减慢。

2. 灵芝能提高心肌细胞耐缺氧能力。灵芝能改善冠状动脉血循环,增加冠状动脉供血流量;冠状动脉扩张,又能增加心肌营养性血量和改善心肌微循环,预防心肌梗死。据李云等研究报道:灵芝对病毒性心肌炎具有防治作用,能抑制病毒所致的心肌细胞凋亡,其机制与下调 Fas/FasL 蛋白表达有关。据杨红梅等研究报道:灵芝多糖还可通过抑制氧化亚氮活性与降低氧化亚氮浓度而保护失血性休克所致的心肌再灌注损伤。据许平等研究报道:灵芝孢子粉也能抗大鼠心肌缺血损伤,其抑制可能与其上调心肌组织 apelin mRNA 的表达、提高 apelin 水平有关。据有关文献报道,预先静脉注射灵芝液(3 克/千克),对给正常清醒家兔静脉注射脑垂体后叶素引起的急性心肌缺血有一定保护作用,使心电图(V_5导联)高耸的 T 波显著降低。在用大白鼠进行的类似研究中,灵芝子实体注射液也有相似的作用。据陈奇等研究报道:静脉注射发酵灵芝总碱,能使麻醉犬冠状动脉流量增加 62%,作用持续 15 分钟以上。同时明显降低冠脉阻力、动脉静脉氧差、心肌耗氧量和心肌氧利用率,改善缺血心肌的心电图变化。结扎豚鼠冠状动脉左旋支,可诱发实验性急性心肌梗死,心电图呈现S-T 段明显抬高,T 波倒置等异常变化。静脉注射发酵灵芝总碱后,抬高的 ST 段明显下降而接近正常,T

波倒置的深度减少,心率明显减慢。用同位素[86]Rb 示踪法测定小鼠心肌营养性血流量(毛细血流量)证明,腹腔注射灵芝液、菌丝体乙醇提取液和灵芝发酵液均能剂量依赖性地增加小鼠心肌摄取[86]Rb 的能力,表明它们均能增加小鼠心肌营养性血流量。野生紫芝的酒剂、酒水制剂及人工培养紫芝酒剂也有类似增加心肌营养性血流量作用。

3. 灵芝有降血脂和抑制胆固醇合成作用。灵芝降血脂活性成分主要是:灵芝多糖、三萜化合物、麦角甾醇、灵芝酸和灵芝醇等。据 Shiao 等研究报道:在大鼠的高胆固醇饲料中加入灵芝菌丝体,可显著降低血清和肝脏中胆固醇和三酰甘油的含量,并指出其有效成分是三萜类,主要是赤灵酸,可抑制食物中的胆固醇吸收。据 Komoda 等研究指出,从灵芝中分离出具有 7-氧代和 5-α-羟基的类固醇,在浓度为 18 微摩/升时,可抑制 24,25-双氢羊毛甾醇合成胆固醇。据张卫明、罗少洪等研究报道,灵芝及其提取物在体外被证实,具有降低胆固醇和三酰甘油的药理作用,在大鼠、兔子、仓鼠和小型猪等动物模型的体内实验中,同样的药理作用已被证实。据有关文献研究报道:灵芝中所含氧化三萜类化学结构与哺乳动物胆固醇生物合成途径中羊毛甾醇的中间体类似,可抑制胃肠道吸收食物中的胆固醇。在体内给药时,一些灵芝所含的氧化三萜类与 3-羟基-3-甲基戊二酸单酰辅酶 A(HMG-CoA)还原酶抑制剂相似,可抑制 HMG-CoA 还原酶,从而抑制胆固醇的合成。体外试验表明,在考来烯胺预处理的大鼠肝切片培养中,加入灵芝所含的氧化三萜类,可使[2-3 H]醋酸盐和[2-14 C]羟基戊酸参入胆固醇合成减少。可见这些氧化三萜类还影响胆固醇生物合成过程中羟基戊酸后的环节。

灵芝三萜类抑制胆固醇合成也通过抑制酶的活性作用实现。现已证实,一些 15α-羟基取代的氧化三萜类可抑制羊毛甾醇 14α-甲基脱甲基酶,因而可抑制胆固醇的合成;一些氧化三萜类还可抑制胆固醇合成过程中的限速酶 HMG-CoA 还原酶。而据陈伟强等研究报道:给高脂血症大鼠每天灌胃灵芝多糖(200 毫克/千克、400 毫克/千克、800 毫克/千克),共 30 天,能明显降低大鼠血清总胆固醇(TC)、三酰甘油(TG)和低密度脂蛋白胆固醇(LDL-C)的浓度,使高密度脂蛋白胆固醇(HDL-C)浓度升高,并明显提高血清谷胱甘肽过氧化物酶(GSH-Px)和超氧化物歧化酶的活性,降低血清脂质过氧化物(LPO)的浓度。证明灵芝多糖能调节大鼠高脂血症的脂代谢和增强抗脂质过氧化作用。灵芝醇可抑制胆固醇的

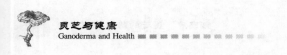

生物合成。据 Hajjaj 等研究发现,在体外培养的人肝细胞 T9A4 中,加入从灵芝中提取的 26-氧化固醇类灵芝醇 A、灵芝醇 B、灵芝醛 A 和灵芝酸 Y,可抑制醋酸盐或 3-甲(基)-3,5-二羟(基)戊酸盐转化为胆固醇,因此可抑制胆固醇的生物合成。同时还发现,灵芝醇 A 可抑制放射性同位素标记的胆固醇合成前体 24,25-双氢-[24,25-³H₂]羊毛甾醇掺入 T9A4 细胞,但不抑制[3-³H]7-烯胆(甾)烷醇参与胆固醇合成。认为灵芝醇 A 抑制胆固醇合成的作用点是在羊毛甾醇和 7-烯胆(甾)烷醇之间。已知羊毛甾醇 14a-脱甲基酶转化 24,25-双氢羊毛甾醇为胆固醇,从灵芝中得到的 26-氧化固醇类通过抑制该酶而抑制胆固醇的合成。

4. 预防冠状动脉粥样硬化形成。多项实验已充分证实,灵芝三萜具有降血脂和抑制胆固醇合成作用,并因此改变和延缓动脉粥样硬化斑块出现。同时,灵芝提取物还能改善肾上腺皮质功能,进而影响冠状动脉粥样硬化的形成。据杜先华等研究报道:用体外培养的大鼠胸主动脉血管平滑肌细胞(VSMC),观察灵芝注射液(生药 0.2 克/毫升)的抗脂质过氧化作用。结果显示,灵芝注射液能显著降低 LPO 含量,增强 SOD 活性。表明灵芝对 VSMC 有抗脂质过氧化作用,提示其抗动脉粥样硬化作用的机制可能与其拮抗脂质过氧化反应、增强抗氧化酶的活性有关。灵芝提取物可抑制单核细胞对内皮细胞的黏附作用。据张红梅等研究报道:用血清药理学的方法研究发现,灵芝胶囊(含灵芝提取物 70% + 灵芝孢子 20%)含药血清可降低糖化白蛋白和氧化型低密度脂蛋白(ox LDL)诱导的内皮细胞表面黏附分子的表达。每天灌胃灵芝胶囊 0.12 克/千克、0.24 克/千克、0.72 克/千克,10 天后,取血分离得到的含药血清均可降低 LDL 的氧化作用。每天灌胃灵芝胶囊 0.24 克/千克、0.72 克/千克,1 天后,取血分离得到的含药血清可抑制由 ox LDL 和晚期糖基化产物(AGE)诱导的单核细胞对内皮细胞的黏附作用。表明灵芝胶囊含药血清能显著降低 LDL 的氧化作用,减轻由 ox-LDL 和 AGE 诱导的单核细胞对内皮细胞的黏附作用。

5. 抑制血小板聚集。灵芝三萜类物质能阻止血小板活性增强,起到抗凝聚作用。Wang 等研究观察到,从灵芝中提取纯化的氧化三萜类化合物低剂量可抑制血栓素诱发的血小板聚集,呈现浓度和时间依赖性的抑制作用,对 ADP 纤维蛋白原诱导的血小板聚集抑制作用>对胶原诱导的血小板聚集抑制作用>对血栓素诱导的血小板聚集抑制作用。灵芝氧化三萜类化合物对血小板磷酸肌苷代谢

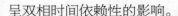

呈双相时间依赖性的影响。

6. 灵芝对血压具有双向调节作用。据外媒报道,俄罗斯科学院西伯利亚分院迈克尔博士研究结论:灵芝提取物可以调节高血压患者的血压值,并改善身体状况,会使大脑血液供应充足。据 Morigiwa A 等研究报道:从赤芝70%乙醇提取物中分离出来的8种灵芝三萜,具有体外抑制猪肾血管紧张素转化酶(ACE)活性的作用,ACE 的高活性是高血压发病的重要因素,因此推断灵芝三萜可能具有体内降血压的作用。据刘冬等研究报道:在体内实验中,灵芝三萜(酸性组分)的降压作用也得到了证实,经口服给药对原发性高血压(SHR)大鼠具有显著降压效果,量效关系明显,且灵芝三萜类物质对正常血压大鼠无明显降压作用。据赵东生等研究报道:灵芝三萜(酸性组分)可促进超氧化物歧化酶(SOD)的基因表达,提高 SOD 活性,清除自由基;促进氧化亚氮合成酶(NOS)的基因表达,增加氧化亚氮(NO)的生成;抑制内皮细胞的凋亡,从而改善和恢复内皮细胞的功能,发挥有效的降压功能。据 Kabir 研究报道:用自发性高血压大鼠进行实验,在饲料中加入5%灵芝菌丝体粉,对照组不加。4周后,给药组血压较对照组明显降低,血浆及肝脏中的胆固醇含量也下降。据 Morigwa 等研究发现,从灵芝70%甲醇提取物中获得5个三萜类化合物,对血管紧张素转换酶均具有抑制作用,这也可能与灵芝的降压作用有关。

(二)灵芝对神经系统作用的研究

1. 镇静、催眠作用。灵芝水提取液、灵芝酊、灵芝发酵浓缩液、菌丝液、薄盖灵芝发酵液、树舌灵芝深层发酵菌丝体的乙醇提取物和赤芝孢子等均有镇静作用,表现为能使小鼠自发性活动明显减少、肌张力降低,增强催眠药戊巴比妥钠的麻醉作用。据魏怀玲等研究报道:灵芝孢子粉水提物皮下注射,可明显延长小鼠戊巴比妥钠和巴比妥钠睡眠时间,且有剂量效应关系;诱导注射阈下剂量戊巴比妥钠的小鼠快速入睡;可明显减少小鼠的自主活动,对小鼠中枢神经系统具有镇静催眠效果。

灵芝的镇静、催眠作用可被苯二氮䓬受体拮抗剂氟马西尼拮抗。据 Chu 等研究报道:灵芝提取物80毫克/千克能够明显缩短戊巴比妥钠诱导的小鼠睡眠

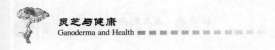

潜伏期,延长睡眠时间。氟马西尼(3.5毫克/千克)能明显拮抗灵芝提取物的上述作用,阳性对照药地西泮的这种作用也被氟马西尼所拮抗。氟马西尼还能对抗灵芝提取物的镇静作用,故灵芝镇静催眠作用可能与苯二氮䓬受体有关。进一步对大鼠戊巴比妥钠诱导的睡眠进行时相分析,发现灵芝提取物80毫克/千克能够明显缩短戊巴比妥钠(35毫克/千克)诱导大鼠睡眠的潜伏期,延长总睡眠时间和非快眼动睡眠(NREM),其中主要是延长浅睡眠(light)时间,而对快眼动睡眠(REMs)和深睡眠(deep)没有显著性的影响,这一作用可以被氟马西尼所拮抗。灵芝提取物80毫克/千克还能增加戊巴比妥钠诱导睡眠的NREM睡眠时期δ脑电波活动度,在10～20分钟、20～30分钟和30～40分钟时,与空白对照组有显著差异。氟马西尼3.5毫克/千克对灵芝提取物的上述作用没有表现出明显的拮抗效应,说明灵芝提取物可以增加睡眠深度,改善睡眠的质量,而且这种作用不能被氟马西尼所拮抗。

2. 对脑组织损伤的保护作用。夏一鲁等在大鼠脑梗死前后分别灌服灵芝水溶性提取物,观察梗死体积、病理及超微结构的改变,同时观察灵芝水溶性提取物对小鼠缺氧及疲劳耐受能力的影响。结果表明,预防性治疗组较梗死后治疗组梗死体积更小,组织病理学改变更轻;灵芝水溶性提取物可增强小鼠对缺氧及疲劳耐受能力。说明灵芝水溶性提取物对大鼠脑缺血性损坏具有预防性保护作用。实验还表明,预防性使用组较梗死后使用组的SOD、Na,K-ATP酶活性更高。提升保护SOD、Na,K-ATP酶可能是灵芝发挥预防性脑保护作用的机制之一。石玉娥等采用尼龙线栓塞大鼠脑动脉方法造成大鼠局部脑缺血模型,观察了富硒灵芝的作用,结果表明,富硒灵芝能减轻大鼠大脑局部缺血所致脑组织损伤,缩小梗死体积,改善神经损伤症状,并可抑制大鼠体内血小板聚集及体外血栓形成,说明富硒灵芝对实验性大鼠脑损伤有一定的防治作用。王鑫国等采用大鼠不全脑缺血再灌注模型观察了富硒灵芝的作用,发现富硒灵芝能减低鼠脑含水量、钙离子及戊二醛含量,提高乳酸脱氢酶活性,表明富硒灵芝对大鼠不全脑缺血再灌注损伤有一定保护作用。

研究证实:灵芝有效成分对缺血性脑损伤、老年痴呆和帕金森病的神经元变性、糖尿病引发的脑病变等都有一定的防治作用。赵洪波、林志彬等研究报道:从灵芝子实体中分离出灵芝总甾醇GS及其有效成分GS₁,给大鼠灌胃GS 50毫克/千克和 100 毫克/千克,发现能明显降低大鼠脑梗死体积、脑水肿和神经行为学评分,减轻受损大鼠皮质脑组织的病理改变,抑制脑组织中脂质过氧化产物丙二醛的生成,提高超氧化物歧化酶的活性,提示其作用机制可能与抗氧化损伤有关。据赵晓莲等研究发现:灵芝孢子粉通过减轻线粒体钙超载,对实验性糖尿病大鼠脑损伤有一定的防治作用。

进一步研究发现:灵芝多糖能显著增加损伤神经元的存活率。加入灵芝总甾醇 GS 和 GS_1,对大鼠大脑皮质神经元缺氧再复氧(H/R)损伤具有明显的保护作用。GS(0.1 微克/毫升、1 微克/毫升)和 GS_1(0.01 微克/毫升、0.1 微克/毫升、1 微克/毫升)能显著增加神经元的存活率;GS 显著降低 MDA,增加总 SOD 和 Mn-SOD 的水平。GS 还能阻断 H/R 时皮质神经元 NF-κB 转位进入细胞核,即抑制其活化。用 Western 检测皮质神经元细胞质中 IκB 蛋白水平,证明这一作用可能与 GS 抑制 IκB 降解有关。10 微克/毫升、100 微克/毫升灵芝多糖减少 MDA 的水平,增加超氧化物歧化酶和锰-超氧化物歧化酶(Mn-SOD)的水平。灵芝多糖可显著降低 H/R 引起的荧光密度增加,抑制 ROS 的产生。同时,灵芝多糖可阻断在 H/R 时大鼠皮质神经元 NF-κB 的活化。据杨海华等研究报道:脂多糖立体定向注射到大鼠脑黑质中,每天灌胃灵芝孢子粉 400 毫克/千克,共给药14 天,灵芝孢子粉能有效改善脂多糖(LPS)所致大鼠的旋转行为,增加中脑黑质酪氨酸羟化酶阳性细胞的数量和酪氨酸羟化酶 mRNA 的表达,减少黑质多巴胺能神经元的损伤。据谢安木等研究发现,灵芝孢子粉对 6-羟多巴诱发的实验性帕金森病大鼠的黑质病变有防治作用,减少黑质神经细胞的凋亡。

3. 改善学习与记忆的作用。据宋明杰、孙巍巍等研究报道:松杉灵芝与 1-羧基-3-甲基-9,10-蒽醌和水、甲醇粗提物均具有提高小鼠学习记忆活性的作用。据张跃平研究报道:灵芝多糖能明显改善阿尔茨海默病(AD)大鼠模型低下的空间学习记忆能力,对 AD 大鼠模型学习记忆能力有增强和提高作用。据张胡研究报道:灵芝三萜类化合物(GLT)可改善 D-半乳糖衰老模型小鼠的学习记忆能力,其机制可能与其能够减少脑内谷氨酸相关。据郭燕君等研究报道:给双侧大脑海马注射 β 淀粉样蛋白(Aβ 25-35)诱发老年型痴呆模型。给大鼠连续 7 天腹腔注射灵芝多糖(GLP)50 毫克/千克,结果表明,灵芝多糖可改善老年痴呆大鼠的学习记忆障碍,并对模型大鼠脑组织内海马退行性改变神经元有一定的保护作

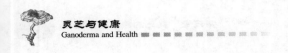

用,并能降低脑组织神经炎症反应。同时能显著提高模型大鼠海马组织超氧化物歧化酶(SOD)活性、降低丙二醛(MDA)含量。据邵邻相等研究报道:灵芝灌胃14天后,能明显增强小鼠学习记忆能力,显著提高小鼠大脑中5-羟色胺和多巴胺神经递质的含量,而且这两种作用有一定的相关性。据 Wang 研究报道:灵芝能改善6月龄衰老加速小鼠(SAMP8)的学习与记忆能力,并能提高抗氧化活性。

4. 促进神经再生的作用。据张伟等研究报道:灵芝孢子和云芝能提高大鼠脊髓受损伤运动神经元存活率,萌动激活灵芝孢子能够促进大鼠坐骨神经切断和再吻合后的脊髓受损伤运动神经元轴突再生。据马钦桃等研究发现,在脊髓半横断后,应用灵芝孢子对受损伤的脊髓背核神经元和脑干红核神经元存活及其轴突再生有促进作用。同时还发现,灵芝孢子和氧化亚氮合成酶(NOS)抑制剂 N-硝基左旋精氨酸甲酯(L-NNA)联合应用,对脊髓半横断损伤的修复有协同作用。

5. 耐缺氧作用。据赵东旭研究报道:灵芝孢子粉含有丰富的氨基酸、微量元素等,可为机体合成血红蛋白提供充足的原料。试验给小鼠每天口服600毫克/千克的灵芝孢子粉,14天后在无氧环境下存活时间显著延长。据赵春、邱玉芳等研究报道:灵芝孢子粉高剂量组(每天3克/千克)能显著提高小鼠亚硝酸钠中毒后的存活时间;也能够明显延长小鼠断头后张口喘气的时间和呼吸次数,以上实验说明,灵芝孢子粉具有一定的抗缺氧能力。据张胡等研究报道:灵芝三萜类物质灌胃后,实验组小鼠的常压耐缺氧时间明显延长,表明灵芝三萜也有耐缺氧作用。据兰艳等研究报道:通过常压耐缺氧实验与急性脑缺血缺氧实验发现,灵芝孢子油使小鼠常压耐缺氧时间与张口呼吸时间明显延长,呼吸次数明显增多,具有提高小鼠耐缺氧能力的作用。

(三)灵芝对呼吸系统作用的研究

1. 镇咳作用。据有关文献研究报道:腹腔注射灵芝水提液、乙醇提取液 A 和恒温渗滤液、灵芝菌丝醇提液、灵芝发酵浓缩液及灵芝发酵液均有明显镇咳作用,使氨水刺激小鼠引咳的潜伏期延长,或使咳嗽次数显著减少。据 Lin 等研究报道:松杉灵芝补充剂 YK01 和 YK07 对小鼠过敏性气管肺泡炎的影响。YK01(2.0克/千克、4.0克/千克)和YK07(3.3克/千克、6.6克/千克)均加在补充剂中供动物食用。在给予 YK01 和 YK07 1 周后，BALB/c 小鼠腹腔注射卵清蛋白(OVA)8 微克和氢氧化铝[Al(OH)$_3$] 2 毫克致敏，在第 7 天与第 14 天再加强一次，1 周后用 50 毫克 OVA 喷雾吸入攻击 2 次。在给予松杉灵芝补充剂 YK01 和 YK07 5 周后，可减轻炎症细胞渗出及减少炎症介质分泌，防止它们进入肺的局部组织和气道，从而减轻支气管肺泡炎症。

2. 平喘作用。灵芝酊、灵芝液、灵芝菌丝体乙醇提取液及浓缩发酵液，能抑制组胺引起的豚鼠离体气管平滑肌收缩。灵芝发酵液除拮抗组胺外，还能拮抗乙酰胆碱和氯化钡引起的豚鼠离体气管平滑肌收缩。预先给哮喘豚鼠模型腹腔注射灵芝酊或灵芝液(5～10 克/千克)、灵芝菌丝体乙醇提取液(3.75 克/千克)及灵芝发酵浓缩液(5 毫升/千克)，可使豚鼠喘息发作的潜伏期显著延长，并减轻或抑制组胺诱发的喘息。在赤芝发酵浓缩液能显著抑制卵蛋白抗血清及破伤风抗血清被动致过敏皮肤反应的基础上，进一步发现赤芝发酵浓缩液能显著抑制卵蛋白及破伤风类毒素，主动致敏豚鼠肺组织释放组胺及过敏的慢反应物质(SRS-A)。从灵芝发酵浓缩液中提取的灵芝酸性物Ⅰ和Ⅱ，可能是这一作用的有效组分。灵芝发酵液也能显著抑制卵蛋白主动致敏豚鼠肺组织释放组胺。因此认为，灵芝的平喘作用与其抑制组胺和过敏的慢反应物质释放有关。灵芝的其他成分，如灵芝蛋白(LZ-8)可预防但不能治疗小牛血清(BSA)加佐剂致敏小鼠的速发型变态反应。据 Kino 等研究报道：预防给予 LZ-8，可抑制由 BSA 致敏而引起的 Arthus 反应。据 Kohda 等研究报道：从赤芝中提取的三萜类化合物灵芝酸 C 和 D(0.4 微克/毫升)，对肥大细胞释放组胺有抑制作用。据 Tasaka 等研究发现，从灵芝发酵液中提取的油酸具有稳定肥大细胞膜作用，可抑制组胺释放和^{45}Ca 摄取。随后从赤芝培养物中分离出一种环八硫，可抑制大鼠腹腔肥大细胞释放组胺，并阻止肥大细胞摄^{45}Ca，这可能与其抑制组胺释放有关。

3. 抗炎脱敏作用。据有关文献研究报道：给大鼠每天用杂木锯末和烟丝燃烟熏一次，共 6 周，可诱发慢性气管炎，该模型大鼠均有典型的慢性气管炎病理改变。用复方灵芝(内含灵芝菌丝体和银耳孢子)治疗慢性气管炎大鼠，4 周后，可减轻大鼠气管炎病理改变。据 Liu 等研究报道：给 Balb/c 小鼠腹腔注射重组屋尘表皮螨免疫。随后，每天鼻内给予天然的 Dp2(Dp2 NT)1.8 微克/6 毫升或口服灵芝(LZ)1 毫克/100 微升；或两者并用。在免疫后 28 和 35 天，用 rDp2 气管

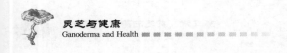

内攻击。在第二次攻击后 30 分钟和 24 小时,检测对氨甲胆碱诱发的气道高反应性。在免疫后 37 天检测末梢血中 CD4 细胞以及气管肺泡灌洗液中 IFN-γ 的浓度。结果显示,Dp2 NT 和 LZ 均可减少气道中的炎症细胞渗出,Dp2NT 使 IL-5$^+$/CD4$^+$ 细胞减少,IFN-γ/CD4$^+$ 细胞增加。LZ 可增加 IL-5$^+$/CD4$^+$ 细胞和 IFN-g/CD4$^+$ 细胞。Dp2NT 对血清 IgG1 和 IgG2a 产生均无明显影响,而 LZ 可使血清 IgG1 产生明显减少,而 IgG2a 产生明显增加。治疗后检测肺功能,可见 Dp2 NT 能明显抑制氨甲胆碱诱发早期气道高反应性,但对晚期气道高反应性无显著抑制。LZ 与 Dp2 NT 合用时,对晚期气道高反应性有显著抑制作用。

(四) 灵芝对消化系统作用的研究

1. 灵芝具有抗消化性溃疡的功用。消化道黏膜的侵蚀性因素包括:胃酸、胃蛋白酶、胆汁、乙醇、非甾体类消炎药、幽门螺杆菌、应急刺激等。黏膜完整性的保护因素包括:黏液分泌、黏膜血流量、受损上皮细胞的修复和再生。当侵蚀性因素作用超过了维持黏膜完整性保护因素时,可导致消化性溃疡的发生。灵芝提取物对消化道的保护是通过拮抗侵蚀性因素和强化保护因素的作用实现的。

灵芝保护胃黏膜损伤作用的研究:据郭家松等研究报道,小鼠无水乙醇(酒精)灌胃,可导致较严重的胃溃疡发生,而喂服灵芝孢子粉和灵芝孢子蜂胶的小鼠,能有效抑制胃溃疡的发生与胃黏膜的损伤,提示灵芝孢子粉与灵芝孢子蜂胶对乙醇(酒精)性急性胃溃疡形成的抑制方面均有显著的作用,且灵芝孢子蜂胶的效果好于灵芝孢子粉。据侯建明等研究报道:灵芝多糖也具有抗溃疡的作用,从赤芝中提取出来的氨基葡萄糖,对大鼠应激型、醋酸型、吲哚美辛型和结扎型 4 种胃溃疡模型,均有不同程度的治疗效果。据杨明等研究发现,经灌胃给予树舌灵芝多糖(250～1 000 毫克/千克)后,大鼠胃黏膜 PGE$_2$ 含量、胃黏膜血流量、胃内游离黏液和胃壁黏液的分泌均呈显著性增加,提示这也可能是其保护胃黏膜损伤作用机制之一。

灵芝多糖对黏膜受损上皮细胞修复的研究:据 Gao YH 等研究报道,发现灌胃给予灵芝多糖(250 毫克/千克,500 毫克/千克),可使吲哚美辛所致大鼠溃疡损伤修复,并能显著抑制 TNF-α 基因表达,从而使鸟氨酸脱羧酶(ODC)活性增加。

GLPS 在 0.05 毫克/毫升、0.25 毫克/毫升、1.0 毫克/毫升浓度范围内,剂量依赖性显著增加大鼠胃黏膜上皮细胞(RGM-1)[3H]TdR 掺入量和 ODC 活性。但上述效应可被 ODC 抑制剂 DL-a-二氟甲基-鸟氨酸(DFMO)所消除。GLPS 在 0.25～1.0 毫克/毫升剂量还通过增加 RGM-1 细胞 D-[6-³H]葡糖胺生成,从而增加黏液合成。GLPS 增加 RGM-1 细胞中 *c-Myc* mRNA 表达及升高其蛋白水平,也可延长 *c-Myc* 蛋白的半衰期。提示 GLPS 通过影响 RGM-1 细胞中 *c-Myc* 和 ODC 基因表达,引起细胞增殖。当实验动物灌胃给予 GLPS 后,可在胃内形成一层黏液膜,对胃黏膜局部损伤产生暂时性直接保护效应作用。

2. 灵芝对化学性肝损伤的保护作用。据有关文献研究证实,灵芝粗提物及其多糖类、糖蛋白或三萜类等多种活性有效成分,均有不同程度减轻四氯化碳(CCl₄)引起的肝功能损害,加强肝脏代谢药物(毒物)的功能,降低血清丙氨酸氨基转移酶(ALT),减轻肝小叶炎症细胞浸润,促进肝细胞再生。紫芝和松杉灵芝均有保肝作用。据张庆萍等研究报道:灵芝孢子粉能显著降低 D-氨基半乳糖所致小鼠急性病死率,对其导致的小鼠血清 ALT、AST 升高有明显的降低作用,还能有效地减轻甚至防止小鼠肝损伤。

灵芝三萜能明显保护和改善肝组织损伤。据张文晶等研究报道:与 α-萘异硫氰酸酯肝损伤模型组比较,灵芝三萜能明显提高胆汁淤积大鼠的胆汁流量,可不同程度地降低谷丙转氨酶、谷草转氨酶、总胆红素、碱性磷酸酶、γ-谷酰胺转肽酶活性和丙二醛含量,升高超氧化物歧化酶活性;肝脏病理组织学检查表明,灵芝三萜能明显减轻肝细胞变性、坏死和肝小胆管增生;以上结果表明,灵芝三萜具有降低实验性胆汁淤积大鼠血清胆红素、转氨酶和改善肝组织损伤的作用,其作用机制可能与抗氧化作用有关。据王明宁等研究报道:从赤芝子实体中提取的总三萜 GT 和三萜类组分 GT₂,对小鼠四氯化碳性肝损伤模型、小鼠氨基半乳糖苷性肝损伤模型和小鼠免疫性肝损伤模型等 3 种实验性小鼠肝损伤有明显的保护作用,可显著降低肝损伤所致的血清 ALT 和肝脏 TG 的升高;病理组织学检查还证明,该两种组分能明显减轻 CCl₄ 引起的肝脏病理损害,提示灵芝三萜类化合物有明显的保肝作用。

灵芝多糖也具有修复肝损伤的作用。据 X. J. Yang 等研究报道:灵芝菌丝体中水溶性蛋白多糖(GLPG)对 CCl₄ 肝损伤的影响。发现分别以每天 300 毫克/

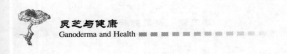
千克、600 毫克/千克或 900 毫克/千克的剂量,连续 20 天口服给予 GLPG 后,小鼠血清中 ALT 和 AST 水平可被 GLPG 呈剂量依赖性地降低,体外培养的 L-10 肝癌细胞株中也可见 ALT 和 AST 水平降低。进一步发现,连续 20 天口服给予上述 3 剂量 GLPG,最后一次给药后 48 小时,TNF-α 水平也呈剂量依赖性地降低。而大鼠血清中 SOD 水平则明显升高,在口服给予 1 000 毫克/千克和 3 000 毫克/千克 GLPG 后,SOD 活性分别增加了57.2%和 70.6%。口服给予 GLPG 24 和 72 小时后,600 毫克/千克和 900 毫克/千克剂量组可见肝组织损伤得到了一定的恢复,部分肝细胞内出现了双核结构,说明 GLPG 可促进肝细胞损伤后的再生。该研究提示,GLPG 拮抗 CCl_4 所致肝损伤的机制可能有两种途径:一是清除氧化自由基,减轻肝细胞膜脂质过氧化造成的损伤;二是抑制 CCl_4 所诱导肝细胞内炎性细胞因子 TNF-α 的生成,进而减轻炎性介质所致肝毒性。

3. 灵芝对免疫性肝损伤的保护作用。在 BCG 或 BCG + LPS 刺激的小鼠,分别给予灵芝菌丝体中提取的多糖成分(GLP)25 毫克/千克、50 毫克/千克、100 毫克/千克、200 毫克/千克,每天 1 次连续灌胃 1 周后,肝组织病理形态学变化得以改善,血清和肝细胞培养上清液中 ALT 或乳酸脱氢酶(LDH)水平也明显下降。还观察到 GLP 可显著减少 BCG 或 BCG + LPS 刺激所致诱导型氧化亚氮合成酶表达,并降低血清亚硝酸盐的含量。说明 GLP 还可通过抑制肝脏 iNOS 表达及 NO 的生成,产生肝保护作用。

4. 灵芝对动物实验性肝纤维化的拮抗作用。肝纤维化大多是慢性肝病晚期阶段的病理表现,常演变发展为肝硬化或肝癌。据 Lin WC 等研究报道:在 CCl_4 诱导的大鼠慢性肝毒性和肝纤维化模型基础上,口服灌胃给予灵芝提取物(GLE,每天 1 600 毫克/千克、600 毫克/千克),连续给予 8 周。结果显示 GLE 使 CCl_4 刺激的血浆中 AST 及 ALT 值明显下降,逆转 CCl_4 所致甲硫氨酸—腺苷转移酶(MAT)两种亚型表达,显著升高肝脏和血浆白蛋白/球蛋白比值(A/G),改善 CCl_4 所致肝纤维化时肝合成蛋白质的功能,减少羟脯氨酸含量,减轻 CCl_4 所致肝纤维化程度,并改善组织病理形态学变化。此外,GLE 还可减少 TGF-β_1 表达,提示它可能是通过减少 TGF-β_1 的分泌而改善肝纤维化。Park 等研究报道:在结扎并切断胆管诱发肝纤维化的大鼠,灵芝多糖可降低其血清 AST、ALT 和总胆红素(ALP),还能减少肝脏的胶原含量,使肝纤维化的形态学改变获得改善,表明灵芝多糖具有抗大鼠肝纤维化作用。

5. 灵芝体外抑制肝炎病毒的作用。据 Li YQ 等研究报道：灵芝培养液中提取的灵芝酸(GA)体外抗乙肝病毒(HBV)活性。研究所采用的 HepG2215 细胞株，来源于转染了 HBV DNA 的人肝癌 HepG2 细胞株。结果显示 GA 剂量依赖性(1~8 微克/毫升)和时间依赖性(4 天、8 天)抑制 HbsAg(20%)和 HBVe(44%)的表达和产生，提示 GA 抑制了肝细胞中 HBV 的复制。同时还发现，GA能降低 CCl_4 和 BCG + LPS 所致小鼠肝脏病理模型中血清 ALT 和 AST 水平，提示 GA 对肝损伤具有肝保护作用。张正等研究发现：灵芝类真菌在体外对乙肝病毒 DNA 聚合酶(HBV-DNA)的抑制率分别为：树舌灵芝 80%，黑灵芝 60%~70%，薄树芝灵芝 50%~60%。HBV-DNA 拷贝减少分别为：树舌灵芝 40.0%，黑灵芝 28.1%。树舌灵芝(10 毫克/毫升)抑制 PLC/PRE/5 细胞分泌乙肝表面抗原(HBsAg)的抑制率为 59.7%。每天口服树舌灵芝(50 毫克/千克)2 次，连续用药 10 天，能降低感染鸭乙肝病毒(DHBV)、幼鸭 DDNAP 和 DDNA 的作用，表明树舌灵芝对体内的 DHBV 有抑制作用。

6. 灵芝对肝脏药物代谢酶系的作用。

灵芝酸等醇提取物对多种肝损伤生物标志酶具有正向影响。据 Kim D. H.等研究发现：口服灵芝酸 A 后，其各组分均可显著抑制肝微粒体 β-葡萄糖苷酶活性，同时 CCl_4 所致的血清 ALT、AST 和 TG 水平升高也见显著降低，其中以灵芝酸 A-P4 对 β-葡萄糖苷酶活性的抑制作用最强。在口服给予 50~100 毫克/千克剂量范围内，灵芝酸 A-P4 还可剂量依赖性地降低血清中肝损伤生物标志酶ALT、AST 和 LDH 水平，减轻 CCl_4 所致肝损伤程度，提示灵芝酸 A 对 β-葡萄糖苷酶活性的抑制作用，可能是其抗 CCl_4 化学性肝损伤机制之一。据 Lakshmi 等研究报道：灵芝甲醇提取物在体外可剂量依赖性地抑制叠氮钠(NaN_3)、N-甲硝基-亚硝基胍(MNNG)、4-硝基苯二胺(NPD)和 B[a]P 等致癌物刺激的体外沙门氏菌 TA98、TA100 和 TA102 的基因突变活性。预先给予灵芝甲醇提取物具有抗B[a]P 所致基因突变作用。灵芝甲醇提取物还能降低 B[a]P 所致血清中肝损伤标志酶水平，升高还原型谷胱甘肽(GSH)水平；增强谷胱甘肽过氧化物酶(GPx)、谷胱甘肽-S-转移酶(GST)、SOD 以及过氧化物酶(CAT)活性；还可显著抑制 B[a]P所致脂质过氧化。该研究结果提示，灵芝甲醇提取物可恢复机体抗氧化

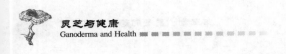

防御能力,预防 B[a]P 所致的肝损伤。

灵芝多糖能增加细胞色素和抑制药物氧化代谢酶系作用。据关洪昌、丛铮等研究报道:灵芝多糖 D6 对小鼠蛋白质核酸合成和肝匀浆细胞色素 P450 含量的影响。结果发现,灵芝多糖 D6(74 毫克/千克,每天腹腔注射一次,共 7 天)能促进 ^{3}H-亮氨酸(^{3}H-Leu)掺入小鼠血清蛋白质和肝脏蛋白质,还能促进 ^{3}H-尿嘧啶核苷(^{3}H-UR)掺入肝脏 RNA,但对 ^{3}H-胸腺嘧啶核苷(^{3}H-TdR)掺入肝脏 RNA 无明显影响。灵芝多糖还能增加小鼠肝匀浆细胞色素 P450 含量。据王昕等研究发现:给予小鼠口服 50 毫克/千克、200 毫克/千克剂量的灵芝多糖,可显著抑制 BCG 所致的血清 ALT 或 NO 水平升高。进一步将灵芝多糖与大鼠肝微粒体在体外共孵育后,灵芝多糖可呈剂量依赖性地抑制细胞色素 P4502E1(CYP2E1)、CYP1A2 以及 CYP3A 的代谢活性。由于 CYP2E1、CYP1A2 和 CYP3A 酶亚型均在肝脏固有表达,且已有证据表明前两者参与某些前致癌物或毒物的代谢活化,可导致肝毒性和肝肿瘤的发生。该研究提示,灵芝多糖对肝损伤的保护作用,可能是通过抑制 CYP450 上述亚型氧化代谢活性机制所产生的。但灵芝多糖对肝微粒体蛋白和 CYP450 总含量未见显著抑制性影响,甚至略有增高。灵芝对药物氧化代谢酶系的抑制作用提示,它可能是通过抑制肝脏 CYP450 活性,产生药物—药物间相互作用,从而使作为该酶相应代谢底物的同服药物的体内过程发生改变,使其血药浓度升高,药理学活性或毒性增强,在临床用药时应加以注意。

(五) 灵芝对内分泌系统作用的研究

1. 灵芝对糖尿病及其并发症作用的研究。

(1) 灵芝及其制剂通过调节肝脏糖酵解和血清胰岛素水平实现降血糖作用。据德国《植物药疗法与植物药理学国际期刊》报道:灵芝水萃取物能通过抑制肝脏葡萄糖水解酶的基因分泌,减缓肝脏葡萄糖的新生,使高血糖现象获得改善。据肖春、吴清平等研究报道:灵芝粗多糖能显著降低糖尿病小鼠的空腹血糖,并呈现一定的剂量依赖关系,但其降血糖机制不是刺激胰岛素的分泌。据 Zhang 和 Lin 研究报道:灵芝多糖对正常动物和实验性糖尿病动物的血糖、血清胰岛素水平的影响及其调节机制。在禁食的正常小鼠,灌胃灵芝多糖 50 毫克/千克、100毫克/千克 3 小时和 6 小时后,明显降低血清葡萄糖水平。灵芝多糖 100 毫克/千克在给药 1 小时后,可显著升高血清胰岛素水平。据 Kimura 等研究报道:给葡萄糖负荷大鼠灌胃灵芝子实体水提物(5 毫克/只),可降低大鼠血糖。Hikino 等发现,给正常小鼠腹腔注射灵芝水提物 10 克/千克,能使血糖明显降低,给药 7 小时和 24 小时,其血糖分别是对照组的 62% 和 69%。从灵芝中分离出灵芝多糖 ganoderan A、ganoderan B 和 ganoderan C,均具有降血糖作用,ganoderan A 的降血糖作用最强。据刘宏伟研究报道:在利用灵芝杂萜Ganomycin I的降糖降脂功效的基础上,成功研制出一个安全性高、药效显著的治疗代谢综合征的全新候选新药物分子 7 d,揭示肠道菌群在药效中的核心作用。

(2) 灵芝多糖可影响胰岛 β 细胞分泌胰岛素调节血糖作用。据张慧娜研究报道:*Gl*-PS 能直接促进体外培养胰岛 β 细胞分泌胰岛素。若预先加 L2 型 Ca^{2+} 通道阻断剂维拉帕米,由于抑制 Ca^{2+} 内流而导致胰岛素的分泌量明显抑制,*Gl*-PS能部分拮抗维拉帕米抑制胰岛素分泌的作用。联合应用 Ca^{2+} 螯合剂 EGTA 和维拉帕米,*Gl*-PS 促胰岛素分泌的作用会被完全抑制。这些研究结果表明,*Gl*-PS促进胰岛素释放可能是通过促进胰岛细胞外 Ca^{2+} 内流而实现的。据罗少洪等研究报道:在研究灵芝多糖调节血糖作用时发现,在灌胃剂量达 100毫克以上时,可明显降低高血糖小鼠血糖水平,无剂量效应关系;对链脲霉素诱发的高血糖小鼠,在 200 毫克/千克剂量时,可降低正常小鼠的血糖,有明显的刺激胰岛素分泌的作用,并可明显增强高血糖小鼠对葡萄糖的耐受力,显示灵芝多糖具有显著降血糖功效。据 Hikino 等研究报道:从灵芝子实体提取、分离出含 15 种蛋白质的异多糖 FA-16-FⅢ-3a。其中,除 FII-1 无降血糖作用、FIII-1b 降血糖作用较弱外,其余各种对正常小鼠均有明显降血糖作用。进一步试验还证明,多糖肽 ganoderan B 能提高正常小鼠和糖负荷小鼠血浆胰岛素水平,而对胰岛素与脂肪细胞的结合过程无影响。ganoderan B 可明显促进肝脏葡萄糖激酶、磷酸果糖激酶、葡萄糖-6-磷酸酶和糖原合成酶活性,降低肝脏葡萄糖-6-磷酸脱氢酶活性。在不影响血浆总胆固醇和三酰甘油水平的情况下,可降低肝糖原含量。ganoderan B 降血糖的作用可能是由于提高了血浆胰岛素水平,加快了葡萄糖的代谢,促进外周组织和肝脏对葡萄糖的利用。

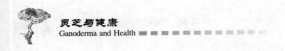

(3) 灵芝提取物通过刺激糖摄取通路中有关酶的活性而影响血糖。据 Jung 等研究报道：灵芝提取物对 L6 鼠骨骼肌细胞糖摄取的影响。灵芝提取物能增加糖摄取量 2 倍于对照组。灵芝提取物刺激糖摄取通路中主要调节分子磷脂酰肌醇(PI_3-激酶)的活性，较对照组增加 7 倍。蛋白激酶 B(PI_3激酶的下游介质)活性也可被灵芝提取物活化。实验进一步观察了灵芝提取物对 AMP 活化的蛋白激酶(AMPK，为糖摄取通路另一调节分子)的作用，发现灵芝提取物能增强 AMPKα1 和 α2 的磷酸化水平，还增加 AMPK 下游介质 p38 MAPK 的活性。表明灵芝提取物刺激骨骼肌细胞糖摄取既通过 PI_3 激酶系统，也通过 AMPK 通路，从而保持糖的稳态。Jung 还报道：平盖灵芝的甲醇和水提取物在体外可明显抑制糖尿病大鼠晶状体醛糖还原酶。除明显抑制血糖水平外，灵芝的甲醇和水提取物减少山梨醇在链脲霉素诱导的糖尿病大鼠晶状体、红细胞和坐骨神经中的堆积。醛糖还原酶(PLAR)是多元醇通路的关键酶系，在糖尿病并发症中起着重要作用。提示平盖灵芝的甲醇和水提取物可能具有抗糖尿病和抑制糖尿病并发症的作用。据 Seto SW 等研究报道：灵芝子实体的水提物还可以通过抑制肝脏中的磷酸烯醇丙酮酸羧激酶(PEPCK)的活性，起到降低 2 型糖尿病小鼠血糖的作用。据张光亚等研究报道：灵芝孢子粉灌胃可使实验大鼠糖耐量异常基本恢复正常，有一定降血糖作用，其机制可能是通过促进双歧杆菌等有益菌增殖，改善肠道菌群失调状况，从而改善糖尿病的症状。

(4) 灵芝多糖对由四氧嘧啶诱发高血糖的防治作用为多项实验所证实。这一类实验的基本模式是：给实验鼠注射四氧嘧啶，通过破坏胰岛 β 细胞可诱发类似人类 1 型糖尿病的实验性高血糖，给予一定剂量的灵芝多糖，对此有降血糖作用，并能将试验性功能损伤恢复至正常水平。

据黄智璇等研究报道：灵芝多糖对四氧嘧啶致高血糖小鼠与去甲肾上腺素致高血糖小鼠具有明显降血糖作用，而对正常小鼠血糖水平影响较小；灵芝多糖能降低四氧嘧啶所致的高血糖，提示灵芝多糖可能对四氧嘧啶糖尿病模型小鼠的胰岛 β 细胞有一定的修复作用，使胰岛素分泌增多，从而降低血糖水平；灵芝多糖能显著对抗肾上腺素的升血糖作用，推测其机制可能与其影响糖代谢酶的活性，促使外周组织对葡萄糖的利用，抑制肝糖原分解、肌糖原酵解，抑制糖异生作用有关。据孙颉等研究报道：采用四氧嘧啶诱导小鼠糖尿病模型，比较了连续口服灵芝肽对四氧嘧啶糖尿病小鼠及正常小鼠血糖的影响。四氧嘧啶糖尿病小鼠血糖明显升高,而给予灵芝肽及灵芝肽与茶多糖的混合物,可显著降低小鼠血糖,且发现灵芝肽对糖尿病小鼠的体重降低有一定的抑制作用。

何敏等同样探讨了灵芝多糖对小鼠糖耐量的影响。实验采用腹腔注射四氧嘧啶(200 毫克/千克)诱导小鼠实验性糖尿病,发现单次给予灵芝多糖 0.5 克/千克能显著降低糖尿病小鼠餐后 1 小时和 2 小时血糖,灵芝多糖 1.5 克/千克对正常和糖尿病小鼠餐后 1 小时和 2 小时血糖均能显著降低。据 Hikino H 等研究报道:灵芝多糖 ganoderans B 能降低四氧嘧啶引起的高血糖小鼠的血糖。据梁荣能等研究发现:灵芝孢子粉乙醇提取物的水溶部分(生药 6.25 克/千克)对链脲佐菌素(STZ)糖尿病大鼠有明显的降低血糖作用,可升高糖尿病大鼠降低的血清胰岛素(Ins)水平,使升高的生长激素(GH)水平和降低的皮质醇(Cor)水平恢复至正常。

据张玲芝等研究报道:每天灌胃灵芝多糖 0.1～0.4 克/千克,对四氧嘧啶糖尿病大鼠有明显降低血糖和升高胰岛素的作用。随着剂量的增加,血糖降低和胰岛素升高的幅度也显著增大。灵芝多糖还能使四氧嘧啶糖尿病大鼠降低的肝脏葡萄糖激酶活性明显升高。中剂量组每天 0.2 克/千克、高剂量组每天 0.4 克/千克灌胃灵芝多糖,对四氧嘧啶诱导的糖尿病大鼠胰岛形态学损伤具有一定的修复作用,胰岛内免疫反应糖尿病细胞的数目明显增多,且糖尿病反应颗粒着色深。提示灵芝多糖可能是通过不同程度修复胰岛细胞,从而促进胰岛素分泌,直接加强葡萄糖在体内的有氧氧化过程。

据 Zhang HN 等研究报道:给小鼠静脉注射四氧嘧啶 60 毫克/千克诱发实验性糖尿病,预先灌胃灵芝多糖 50 毫克/千克、100 毫克/千克、200 毫克/千克,可明显降低糖尿病小鼠的血糖,并升高血清胰岛素。与此同时,四氧嘧啶糖尿病小鼠胰脏的脂质过氧化产物 MDA 显著升高,灵芝多糖可使之明显降低。在四氧嘧啶损伤下胰岛 β 细胞坏死、数目显著减少,而灵芝多糖能显著予以保护,使之增加。结果指出,灵芝多糖对小鼠四氧嘧啶糖尿病的保护作用与其抗氧化清除自由基作用有关。研究证明,灵芝多糖(100 毫克/千克、200 毫克/千克)可明显抑制四氧嘧啶对核转录因子 NF-κB 的活化,这可能是灵芝多糖对四氧嘧啶糖尿病保护作用机制之一。

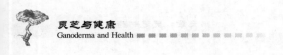

（5）灵芝提取物能有效改善糖尿病合并症。

关于减轻糖尿病伴胰腺炎的研究。为探索灵芝对实验性糖尿病的防治作用是否与其免疫调节作用有关，张慧娜等研究了灵芝多糖对多次小剂量注射链脲佐菌素（MLD-STZ）诱导的自身免疫性糖尿病小鼠的作用。研究发现 MLD-STZ 小鼠血糖在第 8 天时已达到（11.6±2.1）毫摩/升，以后逐渐升高，到第 19 天时为（18.7±5.1）毫摩/升，显著高于正常对照组。灵芝多糖 50 毫克/千克组及 100 毫克/千克组第 8 和 19 天血糖均较 MLD-STZ 模型组显著降低。连续 5 天注射 MLD-STZ 后，小鼠糖尿病形成率在第 8、12、15 和 19 天分别为 33.33%（3/9）、83.33%（10/12）、83.33%（10/12）和 91.67%（11/12）。灵芝多糖 50 毫克/千克和 100 毫克/千克组小鼠糖尿病形成率较同时间 MLD-STZ 小鼠均有不同程度的降低。研究结果显示，MLD-STZ 第 5 次注射后血糖明显升高。病理组织学显示胰腺及胰岛周围可见到大量的炎症细胞浸润。预先给予灵芝多糖可降低 MLD-STZ 小鼠的血糖水平和糖尿病的形成率。据 K. Kino 研究报道：灵芝-8（LZ-8）每周小鼠灌胃 2 次（10.3～12.6 毫克/千克），共 4 周，可预防胰腺炎。在未处理的 1 型非肥胖型糖尿病小鼠可见有严重胰腺炎发生。而 LZ-8 处理过的小鼠，未见糖尿病加重的倾向。

关于延迟糖尿病肾脏并发症的研究。灵芝提取物亦能拮抗正常小鼠腹腔注射葡萄糖或肾上腺素引起的血糖升高，改善糖尿病小鼠的葡萄糖耐量。据 He 等研究报道：给 C57BL/6J 小鼠每天注射链脲佐菌素后，给予灵芝多糖（Gl-PS）（125 毫克/千克、250 毫克/千克）8 周，发现 Gl-PS 剂量依赖性地明显减少血肌酐水平、血尿素氮水平及尿白蛋白排泄，显著降低糖尿病鼠增高的血糖和三酰甘油水平。GL-PS（125 毫克/千克）还可改变糖尿病小鼠肾组织形态学和氧化应激反应。给予 250 毫克/千克的 Gl-PS，使病变明显改善，仅存在轻度的肾小球、肾小管改变。Gl-PS 可以降低糖尿病模型肾小球内系膜基质指数，缩小肿胀增生的肾小球面积，同时系膜指数也降低，显著降低糖尿病小鼠肾脏内过高表达的 TGF-β₁。提示 Gl-PS 可改善糖尿病鼠的代谢异常，延迟糖尿病鼠肾脏并发症的发生。据王尧等研究报道：用链脲佐菌素诱导建立糖尿病大鼠模型，再给予灵芝每天 600 毫克/千克，灌胃 12 周。大鼠血糖、糖化血红蛋白、三酰甘油和低密度脂蛋白均明显下降，尿微量白蛋白排泄率明显降低。灵芝对糖尿病大鼠糖、脂代谢紊乱均有明显的调节作用,可明显降低早期糖尿病肾病大鼠的尿微量白蛋白排泄率。

关于改善糖尿病伴生殖功能障碍的研究。糖尿病伴性功能与生殖功能障碍,无论在人还是在实验动物都有报道,发病率高达 35%～75%。据仲丽丽等研究报道:采用经大鼠尾静脉一次性注射 2%链脲佐菌素(STZ)25 毫克/千克糖尿病造模。正常饮食喂养 2 周后进行糖耐量试验,糖耐量异常者,分为模型组和灵芝组,并改喂高脂高糖饮食,灵芝组另加灵芝孢子粉每天 250 毫克/千克持续 10 周。实验结束前 1 天检测结果显示,糖尿病组与正常对照组比较,睾酮(T)水平、SOD、GSH-Px 活性显著降低,MDA 含量明显升高。而灵芝孢子组与糖尿病组比较,睾酮(T)水平、SOD、GSH-Px 活性显著升高,MDA 含量明显降低。结果提示,灵芝孢子粉能增强抗氧化酶活性,降低 MDA 的含量,减轻活性氧自由基对糖尿病大鼠睾丸的损害,从而对睾丸细胞起保护作用。据王柏欣等研究报道:用链脲佐菌素(STZ)加高脂高糖饮食制备型糖尿病模型,给予灵芝孢子粉(每天 250 毫克/千克),持续 10 周,12 周后检测睾丸组织血清糖基化终产物(AGE)变化。结果发现,模型组睾丸组织 AGE 显著高于正常组,而给予灵芝孢子粉可使升高的 AGE 明显降低。提示灵芝孢子粉对 AGEs 所致糖尿病大鼠睾丸组织有保护作用。

2. 灵芝对皮质激素功能作用的研究。受脑垂体前叶分泌的促肾上腺皮质激素,刺激肾上腺皮质产生肾上腺皮质激素,对维持生命有重大意义。其中,盐皮质激素主要调节机体水、盐代谢和维持电解质平衡,糖皮质激素主要与糖、脂肪、蛋白质代谢和生长发育等有关。临床常用药物有氢化可的松、醋酸地塞米松、地塞米松磷酸钠、醋酸去氧皮质酮和曲安奈德等,均属于糖皮质激素。据顾欣等研究报道:灵芝孢子粉水提取物皮下注射小鼠 7 天,可能有拮抗糖皮质激素的作用。王建坤等报道:用不同浓度灵芝多糖处理 B16F10 黑素瘤细胞,并设立无灵芝多糖的对照组。采用 Westernblot、RT-PCR 和免疫组化的方法检测灵芝多糖作用 48 小时后 B16F10 黑素瘤细胞表达 TGF-β1 的水平。结果 Westernblot 法、RT-PCR 法和免疫组化法均显示 B16F10 黑素瘤细胞 TGF-β1 的表达量明显低于对照组(P<0.05),且随着灵芝多糖浓度的增加而降低更加明显。结论为灵芝多糖可拮抗 B16F10 黑素瘤细胞分泌 TGF-β1,起到抑制 B16F10 黑素瘤进展的作用。

3. 灵芝对性腺功能作用的研究。关于灵芝对性腺功能作用的研究有不同的

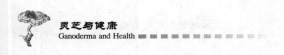

结果。有实验认为灵芝水提取液无雌(雄)激素样作用。据 Liu 等研究报道:灵芝三萜类对前列腺增生有治疗价值。李振林等报道:灵芝孢子粉对去势大鼠内分泌功能有影响。试验选用成年雌性 SD 大鼠进行双侧卵巢切除手术,术后采取灌胃法连续喂服灵芝孢子粉混悬液(实验组)或等量溶剂(实验对照组)。术后 1 周、2 周、3 周或 4 周取血清,用放射免疫法检测血清中睾酮、雌二醇和卵泡刺激素的含量。术后 4 周取股骨和子宫作常规 HE 染色组织切片。结果:与正常对照组相比,实验对照组表现为血清内睾酮和雌二醇含量显著下降,股骨的骨密度显著减低,子宫内膜萎缩明显。与实验对照组相比,实验组血清中睾酮和雌二醇的含量显著提高,骨密度增大,子宫内膜萎缩程度降低。

六、灵芝的其他功用研究

(一) 灵芝对异常免疫损伤的抑制作用

灵芝具有增强与恢复免疫功能的一面;但在机体受到抗原刺激,免疫功能异常亢进时,灵芝还具有抑制过高免疫反应的一面,这就减少了自身因素造成的免疫损伤。据贾永锋等研究报道:灵芝水煎剂能明显抑制 II 型变态反应模型豚鼠 Forssman 皮肤血管炎症反应和 Forssman 休克的体征变化,还可使大鼠反向皮肤变态反应的皮肤肿胀率显著减少,由此表明,灵芝水煎剂可抑制免疫功能异常亢进造成的 II 型变态反应,以减少疾病的发生。据张罗修等研究报道:灵芝水煎剂还可明显抑制接触性皮炎、Arthus 反应与迟发型变态反应(DTH),对反应素引起的大鼠被动皮肤变态反应也有轻度抑制作用。由此说明,灵芝水煎剂对 I、III、IV 型变态反应均有抑制作用。据章灵华等研究报道:对灵芝孢子粉醇提物水溶部分的研究证实,在体内能抑制小鼠迟发性变态反应和对绵羊红细胞的初次抗体应答及鸡红细胞诱导的循环抗体水平;在体外可抑制有丝分裂原刺激小鼠脾淋巴细胞和人扁桃体淋巴细胞的增殖反应,提示灵芝孢子粉的某些化学成分有免疫抑制作用。

（二）灵芝对化学性和免疫性肌损伤的保护作用

据刘耕陶、顾欣等研究报道：分析研究了灵芝及其有效成分对除草剂2,4-二氧苯氧乙酸(2,4-D)化学性和免疫性肌损伤的影响。灵芝及其有效成分可使2,4-D所致升高的小鼠血清醛缩酶、血清磷酸肌酸激酶(SCPK)降低,使降低的肌肉磷酸肌酸激酶(MCPK)明显升高；肌细胞变性和坏死等病理变化也减轻。在体外可明显抑制肌肉的自发性脂质过氧化反应,使MDA生成量呈剂量依赖性减少。实验也证明,灵芝孢子粉水提物有捕获氧自由基的作用,抑制活性氧自由基引起的肌胞膜脂质过氧化作用。可能与其抗实验性肌损伤作用有关。

（三）灵芝抗病毒和抑制细菌的作用

朱宇同等报道：云南某地的平盖灵芝菌提取物对流感病毒FM1株感染小鼠有较好的保护作用。尹进等报道：以灵芝孢子粉为主要成分的复方粉剂,民间用于治疗外伤,效果较好。通过对其抗炎、抗菌作用进行了实验观察,结果表明,该制剂对实验性无菌性炎症有明显的抗炎作用,并有一定的抑菌和杀菌作用。

据El-Mekkawy S等研究报道：从灵芝中提取出具有抗后天获得性免疫缺陷综合征(HIV)细胞免疫和抑制HIV-1蛋白酶的物质灵芝醇F与灵芝酮三醇等。据林志彬研究报道：灵芝子实体水提物的低相对分子质量部分对HIV增殖具有很强的抑制作用；甲醇提取物的中性和碱性部分能抑制HIV-1增殖。据鲍琳琳研究报道：灵芝制剂可能对猴获得性免疫缺陷综合征的免疫、神经和内分泌系统具有一定的保护作用。据Kim等研究报道：灵芝子实体水提物的低分子量部分、甲醇提取物的中性和碱性部分、三萜类化合物能抑制HIV增殖、抑制HIV反转录酶和蛋白酶的活性。

（四）灵芝美容护肤作用

钱睿哲等观察了用含有中药灵芝成分的护肤霜(油)及不含灵芝的对照霜(油),局部涂擦小鼠腹部皮肤1个月前后局部皮肤微循环流量和含水量的变化。结果表明,涂灵芝护肤霜(油)15天时,局部微循环血液灌流量有增加趋势,但统

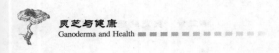

计学上无明显差异,涂灵芝护肤霜 30 天后,局部皮肤含水量明显升高,但涂灵芝护肤油变化不显,说明灵芝护肤霜具有较好的保留皮肤水分的作用。

七、灵芝孢子粉药理作用的专题研究

(一) 灵芝孢子有抑制正常细胞突变及抑制肿瘤生长作用

灵芝孢子液能抑制骨髓细胞突变。据杨灵报道:昆明种小鼠 50 只分成 5 组每组 10 只,试验组每天每鼠分别用不同浓度灵芝孢子液灌胃,再腹腔注射能致细胞突变的药物环磷酰胺,注射量为 100 毫克/千克(体重),阳性对照组每天单注射环磷酰胺,阴性对照组每天注射生理盐水,连续 8 天,然后取胸骨髓制成细胞悬液染色,观察。结果显示:服用大剂量灵芝孢子液的鼠骨髓细胞微核千分率比对照鼠明显降低。

灵芝孢子能抑制小鼠睾丸染色体畸变。试验用健康雄性小鼠 40 只,体重 26.0～30.8 克,分成高、中、低 3 个剂量组和对照组,共 4 组,分别口服灵芝孢子 0.33 克/千克、1.0 克/千克、3.0 克/千克,分别相当于人体正常服量的 3.3 倍、10 倍、30 倍,连服 30 天。对照鼠灌服同等体积的蒸馏水,至口服灵芝孢子第 17 天时,4 组鼠均口服致突变药物丝裂霉素,每千克体重服 0.2 毫克,处死动物前 6 小时,腹腔注射致突变药物秋水仙素 4 毫克/千克,分离观察睾丸初级精母细胞畸变率。结果显示:服用灵芝孢子组畸变率明显低于阳性对照鼠。小鼠在腋下接种 S180 皮肤肉瘤悬液,然后用灵芝孢子液灌胃,对照组灌蒸馏水,连续 14 天,然后取瘤称重,测定灵芝孢子对 S180 肉瘤的抑制作用。结果显示:灵芝孢子对肿瘤有显著的抑制作用。

潘马辉、谢意珍等试验用未破壁灵芝孢子、机械破壁灵芝孢子和酶剥壁灵芝孢子(浓度为 10 毫克/纳升)处理人恶性乳腺癌细胞(MT-1)、人恶性淋巴癌细胞(jurkat)、人恶性脑肿瘤细胞株(u343)和非肿瘤细胞小鼠成纤维细胞(NIH3T3),培养处理时间为 48 小时,结果显示:对 MT-1 细胞生长的抑制率分为 40%、58%

和75%;对u343肿瘤细胞生长的抑制率分别为15%、51%和78%;对淋巴癌细胞生长的抑制率分别为26%、40%和80%;对非肿瘤细胞成纤维细胞生长抑制率与对照相比无显著差异。聂运中、赵树立等试验发现,灵芝孢子油可以有效改善荷瘤小鼠免疫抑制状态,提高荷瘤小鼠的免疫功能,抑制肿瘤生长并提高小鼠存活率。

　　胡彦武等综述了灵芝孢子的作用机制后认为,灵芝孢子对肿瘤生长的抑制作用是通过以下几方面实现的:①增强机体免疫功能,提高DC(树突状细胞)的成熟,提高其抗原递呈能力,进而提高机体的免疫功能。通过增强机体免疫功能,提高T细胞、NK细胞杀伤肿瘤细胞能力,提高肿瘤坏死因子-α(TNF-α),白细胞介素-2(IL-2)的分泌量,从而抑制肿瘤。②抑制肿瘤细胞端粒酶活性、抑制肿瘤细胞的繁殖生长。破壁灵芝孢子在低剂量(每天2克/千克体重)、中剂量(每天4克/千克体重)、高剂量(每天8克/千克体重)时,抗肿瘤效果分别达到62.8%、73.5%和81.0%。③诱导肿瘤细胞凋亡。④抑制自由基产生。⑤抑制肿瘤新生血管形成。⑥抑制肿瘤细胞侵袭和迁移。

(二) 灵芝孢子粉提高机体免疫功能

　　何文英等试验表明:灵芝孢子能显著提高小鼠溶血素含量,消除有毒化学药物对免疫器官的损害,防止环磷酰胺化学药物引起的胸腺、脾脏萎缩和白细胞数的下降,能使抗炎、抗肿瘤药物引起的免疫功能抑制和衰老造成的免疫功能障碍得以恢复,并具有免疫功能双向调节作用。另有试验证实,灵芝孢子粉可以恢复小鼠因服氢化可的松所致的免疫功能下降。试验小鼠分成两组,开始全部服用氢化可的松,随后一组服用灵芝孢子;另一组服用生理盐水(作对照),以正常小鼠作对照。结果显示:正常小鼠血清廓清指数为0.089±0.027,氢化可的松(50毫克/千克)小鼠血清廓清指数为0.038±0.018,氢化可的松加灵芝孢子组(5.0克/千克)小鼠血清廓清指数为0.045±0.023。表明灵芝孢子粉能部分恢复氢化可的松所致的免疫功能下降。

(三) 灵芝孢子粉能降低血脂含量

　　试验大鼠分成两组,均以高脂饲料饲喂,然后一组服用生理盐水(作为对

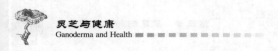

照），另一组服用灵芝孢子液，连续饲喂 20 天后，测定其血脂含量。结果显示：对照鼠的总胆固醇和三酰甘油的含量分别为 11.6 毫摩/升和（0.69±0.18）毫摩/升，而灵芝孢子组的总胆固醇和三酰甘油分别为（5.75±2.9）毫摩/升和（0.32±0.13）毫摩/升。下降率分别为 47.1% 和 52.2%，实验表明：灵芝孢子具有显著降血脂效果。

（四）灵芝孢子能延缓机体衰老和延长寿命

灵芝孢子能显著降低机体肝、肾脏中的羟脯氨酸（HYP）含量，抑制组织中胶原成分的增多，从而可防止肝、血管等组织器官硬化，维持组织器官的正常生理功能，延缓机体老化。试验大鼠分成 4 组，一组腹腔注射生理盐水（对照）；另三组分别腹腔注射不同剂量的灵芝孢子水提液，然后测定大鼠肝、肾、血中的羟脯氨酸的含量。结果灵芝组与对照组相比，其肝、肾、血中的羟脯氨酸含量比对照分别降低了 37.1%、25.1% 和 9.5%。单胺氧化酶-B（MAD-B）是一种致衰老的酶，灵芝孢子有抑制单胺氧化酶活性的作用。将大鼠分成两组：一组大鼠服生理盐水（对照组）；另一组大鼠连续服灵芝孢子提取液，然后处死，取脑测定单胺氧化酶-B 活性。结果显示：服灵芝孢子提取液大鼠的单胺氧化酶-B 含量比对照组明显下降。

灵芝孢子延长果蝇寿命。试验用果蝇雌雄兼有，用灵芝孢子提取液饲养，观察其寿命。结果显示：服灵芝孢子提取液组果蝇平均寿命比对照组明显延长。但灵芝孢子对果蝇最高寿命没有延长作用，这表明，灵芝孢子延长果蝇寿命是通过提高机体生命力实现的，对遗传因素决定的寿命则未见明显影响。

（五）灵芝孢子的镇痛作用

灵芝孢子具有较好的镇痛作用。试验小鼠先分别服用灵芝孢子粉和生理盐水（对照），然后再在腹腔中注射醋酸引起疼痛，观察小鼠因疼痛而引起的扭体反应次数。结果显示：对照组扭体反应次数为 41.0±7.6 次，灵芝孢子粉组为 26.0±10.5 次。扭体抑制率达 35.6%，表明灵芝孢子有显著镇痛作用。

（六）灵芝孢子可抑制诱导引起的高血糖

试验先让小鼠服用灵芝孢子粉液，再腹腔注射四氧嘧啶。四氧嘧啶能使胰岛素分泌量下降，引起血糖升高，产生糖尿病。灵芝孢子粉可防止和降低四氧嘧啶对胰岛细胞的破坏，从而降低血糖。

八、灵芝孢子油药理作用的专题研究

灵芝孢子油的化学成分、理化性质及生理功能较为特殊，初始应用于保健品，延展至药品和化妆品等领域，具有十分重要的应用价值和市场前景。

（一）抗肿瘤作用

有关灵芝孢子油抗肿瘤的临床试验、动物试验、抗肿瘤机制的研究近年来日益深入并取得进展。研究表明，灵芝孢子油抗肿瘤的机制可能有：一是通过抑制肿瘤细胞内的端粒酶活性来抑制肿瘤细胞的生理活性，促使肿瘤细胞凋亡；二是通过抑制癌细胞中血管内皮生长因子（VEGF）的生成，抑制癌细胞的转移和再生，最终达到治疗肿瘤的目的。

据聂运中、赵树立等报道：试验将 H_{22} 肝癌细胞接入小鼠腹腔内，先行活化，然后接入小鼠左腹沟皮下 1 厘米处。荷瘤小鼠随即分成 4 组，每组 20 只，即对照组、低剂量组、中剂量组、高剂量组，先让小鼠适应 3 天，然后 3 个试验组再灌服灵芝孢子油，剂量为 2.5 纳升/克、5 纳升/克、10 纳升/克。正常对照组以 10 毫升蒸馏水灌胃，都两天灌 1 次，共灌 10 次。第 21 天时处死，取血样，剥离肿瘤与脾脏，进行各项指标的检测。结果：灌胃至第 9 天时开始出现死亡，第 22 天时，低、中、高剂量组鼠病死率分别为 55.6%、60%、40%，对照组病死率为 67%。肿瘤检测，孢子油组肿瘤比对照组有所缩小，同时脾脏缩小，部分免疫细胞含量升高，活性提高。试验表明：灵芝孢子油对肿瘤有一定的抑制作用。

吕明明等研究报道了灵芝孢子油对肺腺癌的癌性胸腔积液中原代肿瘤细胞

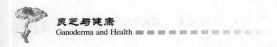

的抑制作用。体外培养肺腺癌细胞系 A549,用 CCK-8 法检测灵芝孢子油对 A549 细胞的体外抗肿瘤作用。收集 12 例经病理确诊的肺腺癌患者的癌性胸腔积液分离原代肿瘤细胞,用 CCK-8 法检测灵芝孢子油及临床常用化疗药物对原代肿瘤细胞的药物敏感性;流式细胞仪检测灵芝孢子油对原代肿瘤细胞的凋亡诱导作用,RT-PCR 检测灵芝孢子油对凋亡相关蛋白基因 bax 及 bcl-2 mRNA 表达的影响。结果:灵芝孢子油对 5 例癌性胸腔积液中原代肿瘤细胞的 IC_{50} 平均值为 (0.28 ± 0.04) 微升/毫升,与对 A549 细胞的 IC_{50} (0.46 ± 0.08) 微升/毫升无显著差异 $(P > 0.05)$。在各测试药物浓度(TDC)下,灵芝孢子油、多西紫杉醇、顺铂对原代肿瘤细胞的抑制率分别为 $48.7\% \pm 3.3\%$,$31.6\% \pm 14.1\%$,$30.2\% \pm 11.6\%$,灵芝孢子油与这些化疗药物的抗肿瘤作用无显著差异 $(P > 0.05)$。灵芝孢子油显著促进原代肿瘤细胞凋亡,对原代肿瘤细胞中凋亡相关蛋白bax mRNA 有明显上调作用,对 bcl-2 mRNA 有明显下调作用。结论:灵芝孢子油对肺腺癌的癌性胸腔积液原代肿瘤细胞有较好的抗抑作用。

据赵光锋等研究报道:用灵芝孢子油处理人肺腺癌细胞 SPC-A1 24 小时以及 48 小时后,采用 CCK-8 法检测其对细胞增殖的影响,倒置相差显微镜观察细胞形态学变化,流式细胞术检测细胞凋亡,Real-time PCR 检测 miR-21 及其靶基因 PTEN 和 PDCD4 的表达。结果:灵芝孢子油剂量、时间依赖性地抑制人肺腺癌 SPC-A1 细胞的增殖;当灵芝孢子油体积分数达到 0.2% 时,细胞形态发生明显变化;Annexin-V/PI 双染检测提示,灵芝孢子油在低浓度下就可促进细胞凋亡;灵芝孢子油显著下调 SPC-A1 细胞中 miR-21 的表达,并相应上调 PTEN 以及 PDCD4 基因的表达。

据王超等研究报道:应用人脐静脉内皮细胞(HUVEC)培养三维血管生成模型和鸡胚尿囊膜(CAM)模型,观察灵芝孢子油含药血清对人脐静脉血管内皮细胞(HUVEC)增殖和迁移的影响;及对鸡胚绒毛尿囊膜血管生成的影响。结果:灵芝孢子油含药血清,使 CAM 血管生成减少、变细,其中较大剂量组中、小血管生成数量明显减少。对血管内皮细胞的出芽和管腔形成有抑制作用,较大剂量组抑制作用明显。灵芝孢子油具有增强免疫功能作用,应用于预防慢性病具有较广阔的发展前景。体内抗肿瘤方面主要研究了灵芝孢子油对 H22 肝癌小鼠及S180 荷瘤小鼠的抗癌效果及免疫功能的影响。聂运中等研究报道,从免疫学角度研究灵芝孢子油对 H22 肿瘤小鼠的辅助抗癌作用,结果表明灵芝孢子油可有效提高小鼠的存活率和抑制体内肿瘤的生长。免疫指标结果显示孢子油可提高荷瘤鼠外周血中的淋巴细胞比例,提高 $CD4^+$ T 细胞比例以及 $CD4^+$/$CD8^+$ T 细胞比,并能增加骨髓来源 DC 细胞表面 CD80 和 CD86 分子的表达。

(二) 免疫调节作用

免疫调节是灵芝孢子油另一个非常重要的生理功效。灵芝孢子油可以通过多种途径实现对人体的免疫调节,包括提高 NK 细胞和吞噬细胞的生理活性,以及调节携带肿瘤细胞患者的 T 细胞亚群的比例来提高人体免疫力,抵抗疾病。

据陈铁晖等研究报道:将小鼠随机分为低、中、高剂量组以及对照组,分别给3 个剂量组的小鼠以 0.167 克/千克体重、0.333 克/千克体重、1.000 克/千克体重灵芝孢子油软胶囊内容物连续灌胃 30 天,对照组给予大豆油,测定小鼠免疫器官指数、细胞免疫功能、体液免疫功能以及非特异性免疫功能等指标。结果: 与对照组相比,试验组各剂量对小鼠体重、胸腺指数、脾指数和腹腔巨噬细胞吞噬鸡红细胞能力均无影响;0.33 克/千克体重、1.0 克/千克体重能促进小鼠脾淋巴细胞转化,增强小鼠自然杀伤细胞活性,1.0 克/千克体重能促进小鼠迟发型变态反应和小鼠抗体生成细胞增殖,提高小鼠血清溶血素水平,增强小鼠碳廓清能力。

卞嵩等较全面地研究了灵芝孢子油对小鼠 T 细胞功能影响,发现灵芝孢子油可显著升高正常小鼠外周血 $CD4^+$ T 细胞比例,降低 $CD8^+$ T 细胞比例,升高 $CD4^+$/$CD8^+$ 比值,可以促进正常小鼠诱生 IL-2,促进 ConA 诱导的脾 T 细胞增殖反应。

据易有金等研究报道:将昆明小鼠随机分成模型对照组、灵芝孢子油组、正常对照组,每组 10 只;模型对照组、灵芝孢子油组分别腹腔注射环磷酰胺建立免疫功能低下小鼠模型,正常对照组腹腔注射生理盐水 0.1 毫升/10 克体重;同时灵芝孢子油组灌胃量 150 毫克/千克,正常和模型对照组灌胃玉米油 10 毫升/千克,灌胃 1 次/天,连续 30 天;用 ELISA 试剂盒检测小鼠血清 TNF-α、IFN-γ 水平,半定量 PCR 检测小鼠脾脏、胸腺 IL-2、IL-10、IL-12、IL-4、IFN-γ、TNF-α 基因表达量,初步探讨灵芝孢子油的免疫调节机制。结果:灵芝孢子油明显提高环磷

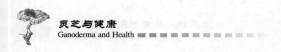

酰胺免疫低下模型小鼠血清中 TNF-α、IFN-γ 的含量,脾脏和胸腺中 IL-2、IL-10、IL-12、IL-4、TNF-α 和 IFN-γ mRNA 的表达量,与模型对照组间差异显著($P \leqslant 0.05$)。提示灵芝孢子油通过增强细胞因子的分泌、表达进行免疫调节。

(三) 神经调节作用

灵芝孢子油对保护神经系统、治疗帕金森病具有一定效果。通过抑制患MPTP 型帕金森综合征小鼠脑内的致炎性细胞因子生成,灵芝孢子油能有效减少神经毒素诱发的黑质神经炎症,使 DA 能神经元继续存活,从而治疗 MPTP 型帕金森综合征。

据朱文蔚等研究报道:将 100 只 SD 大鼠随机分为正常对照组 20 只,6-OHDA(6-羟多巴胺)组 40 只、灵芝孢子油加 6-OHDA 组 40 只。通过脑部立体定向法将 6-OHDA 注射到 SD 大鼠一侧黑质致密部建立 6-OHDA 大鼠 PD 模型,灵芝孢子油加 6-OHDA 组在造模前 3 天开始给灵芝孢子油每天 500 毫克/千克,连续 10 天,6-OHDA 组喂食生理盐水做对照。造模后每周给予阿朴吗啡观察大鼠旋转行为的变化,4 周后用高效液相色谱法检测大鼠纹状体多巴胺及其代谢物含量,免疫组织化学法检测黑质致密部酪氨酸羟化酶(TH)阳性细胞数量,western blot 法对 TH 蛋白进行半定量测定。结果表明:孢子油能明显改善 6-OHDA 大鼠模型行为学,增加纹状体多巴胺及其代谢物含量,提高黑质多巴胺能神经元的残存率,提示灵芝孢子油具有减缓 PD 病变进程的神经保护作用。

灵芝孢子油对提高记忆力和促进学习有显著作用。据沈志勇等研究报道:采用腹腔连续 30 天注射 AlCl₃ 的方法制备铝中毒痴呆小鼠动物模型。预防组在注射 AlCl₃ 的同时以灌胃法喂服灵芝孢子油,治疗组则在注射 AlCl₃ 30 天后喂服灵芝孢子油,预防组及治疗组均以生理盐水替代灵芝孢子油作为对照。用Morris 水迷宫方法检测学习记忆功能,并以透射电镜方法观察海马超微结构。结果:与对照组相比,使用了灵芝孢子油的预防实验组和治疗实验组小鼠的学习记忆水平均显著提高,而且海马内神经纤维、线粒体和突触等超微结构的病理性损伤得到了明显缓解。

（四）降血脂作用

据李森柱等研究报道：将 24 只新西兰兔随机分 3 组，8 只/组，分别是空白对照组、高脂模型组、灵芝孢子油组，连续喂养 30 天。空白对照组自由摄取基础饲料，每天用生理盐水灌胃，20 毫升/只；高脂模型组自由摄取高脂饲料，并用生理盐水灌胃，每天 20 毫升/只；灵芝孢子油组自由摄取高脂饲料，每天给每只兔灵芝孢子油(2 毫升)混以生理盐水(18 毫升)灌胃。进行实验前、后动物称重，测定血清总胆固醇(TC)、血清三酰甘油(TG)、血清高密度脂蛋白胆固醇(HDL-C)、血清低密度脂蛋白胆固醇(LDL-C)及做病理形态学检查。结果表明灵芝孢子油可以显著降低新西兰兔血清中的 TC 和 HDL-C 的浓度。病理切片结果显示：高脂模型组内膜下脂质沉积严重，灵芝孢子油组具有减轻血管内膜下脂质沉积现象。上述实验结果表明灵芝孢子油能显著降低高脂饲料对动物造成的影响。

第四章

灵芝辅助治疗肿瘤的应用

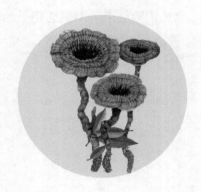

一、 肿瘤概述

肿瘤是一大类疾病的统称,通常分为良性肿瘤和恶性肿瘤两大类。恶性肿瘤的共同特征是体内某些细胞丧失了正常调节,出现了无节制的生长和分化,并发生局部组织浸润和远处转移。从组织形态学上讲,恶性肿瘤分为上皮性的癌、非上皮性的肉瘤和白血病。从细胞学上讲,癌细胞大致可分鳞癌、腺癌、小细胞型未分化癌三大类。从发生发展上讲,恶性肿瘤可发生于任何人种、任何组织、任何器官。从致病因素上讲,恶性肿瘤的发病一般与有害环境因素、不良生活方式、遗传易感性密切相关。我国恶性肿瘤的主要危险因素依次为:吸烟、病毒感染、膳食不合理、职业危害(化学物接触)、电离辐射等其他环境因素。

癌症代谢理论认为,癌症的真正发病机制是化学毒素、氧化自由基等致癌因素损伤了人体细胞里的产能器官,导致线粒体功能障碍,氧化压力应激信号致细胞核 DNA 发生基因突变、基因重组等,与糖酵解、谷氨酰胺酵解等无氧代谢相关的生物酶激活,打开替代能源通道,表现出诸如无控制的细胞繁殖、基因组不稳定(突变增加)、躲避细胞死亡等一系列癌细胞特征现象,最终演变成癌。基于这样的认识,学术界越来越倾向于把肿瘤看成是一种慢性代谢性疾病,更重视从肿瘤发生发展的全身性因素、全局性影响和全面性调整加以应对。

我国是恶性肿瘤高发地区。根据 2013 年统计,中国年新增肿瘤发病和死亡数分别占全球总量的 21.9% 和 26.8%。2019 年统计,我国恶性肿瘤死亡占居民全部死因的 23.91%,近 10 年恶性肿瘤发病率每年保持 3.9% 的增幅,病死率每年保持 2.5% 的增幅。恶性肿瘤发病率前 10 位为肺癌、胃癌、食管癌、肝癌、结肠癌、乳腺癌、宫颈癌、脑肿瘤、胰腺癌、甲状腺癌,占全部恶性肿瘤的 76.70%。男性最常见、最高发的恶性肿瘤是肺癌,其次是胃癌、肝癌、直肠癌、食管癌;女性发病首位为乳腺癌,其他主要高发恶性肿瘤依次为肺癌、结直肠癌、甲状腺癌、胃癌。

随着现代医学科学技术的发展,对肿瘤的治疗方法也在不断进步,传统的恶性肿瘤治疗手段包括手术治疗、放射治疗、化学治疗等,新型的治疗手段包括介入治疗、靶向治疗等,靶向治疗主要通过影响肿瘤发生发展关键过程的受体、酶、基

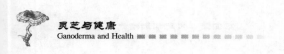

因、生长因子等,调控和稳定肿瘤的病理过程,抑制其新生、分化和转移。

需要强调的是,传统的恶性肿瘤治疗手段都是以根除肿瘤组织和杀灭肿瘤细胞为途径的,降低恶性肿瘤病死率和提高 5 年存活率的主要策略仍然是"三早",即:实施对恶性肿瘤的早期发现、早期诊断和早期治疗。目前,一些早期筛查的有效方法和路径基本成熟并不断丰富,如:早期胃癌筛查、早期肺癌 CT 筛查、乳腺癌筛查、宫颈癌筛查、甲胎蛋白筛查早期肝癌等。

二、 灵芝辅助治疗肿瘤的临床应用

本书第三章已充分阐述灵芝抗肿瘤的药理学作用机制。我们现在已经知道,灵芝抗肿瘤作用的主要化学基础是灵芝多糖和灵芝三萜类化合物。灵芝多糖能促进免疫球蛋白的形成,提高机体免疫调控抗肿瘤作用;活化巨噬细胞和淋巴细胞,抑制肿瘤细胞的核酸和蛋白质合成,强化正常细胞抵御致癌物的侵蚀;增强机体对放疗化疗的耐受性,促进细胞因子分泌,活化补体;抑制变态反应介质的释放,抑制肿瘤细胞黏附移动、肿瘤血管新生,促进肿瘤细胞分化。灵芝酸(三萜类化合物)的细胞毒作用可明显抑制肿瘤细胞生长,诱导肿瘤细胞凋亡。

在实施对恶性肿瘤的综合治疗过程中,包括传统的化学治疗或放射治疗,以及比较前卫的介入治疗、靶向治疗等,合用灵芝制剂,既有药理学的支持,也有临床学的疗效。实践证明灵芝对一些肿瘤如:胃癌、食管癌、肺癌、肝癌、膀胱癌、肾癌、大肠癌、前列腺癌、子宫癌等有较好的辅助治疗效果。灵芝还能改善肿瘤患者体质、缓解症状,大多肿瘤患者服用灵芝或灵芝孢子(破壁或不破壁孢子)后,疼痛显著减轻,食欲、睡眠得以改善,低热、咳嗽、胸闷、便溏等症状明显好转,肿瘤生长得到抑制,免疫功能恢复,精神、体力、生存质量提高,生命期得到延长。灵芝还能降低放疗、化疗的不良反应,使化疗、放疗进行到最后 1 个疗程,提高放疗化疗的效果。

（一）灵芝制剂在抗肿瘤治疗上的单独应用

已知灵芝提取物在抗肿瘤治疗上具有确切的药理功能,但临床上对灵芝制剂抗肿瘤使用大都选择在辅助治疗方面。鉴于肿瘤治疗的特殊性和风险程度,单独应用灵芝制剂治疗肿瘤较为少见,这其中涉及到一些知情选择和医学伦理学问题。

灵芝制剂抗肿瘤的功效屡为临床应用证实。单独应用灵芝制剂能抑制肿瘤细胞增殖生长,激发免疫功能,缓解肿瘤症状,减轻患者痛苦,延长生存期。有15%的患者肿瘤可基本消减,显效率可达20%～30%。据刘宇、苏海国等研究报道:松杉灵芝、黄边灵芝、赤芝、紫芝、无柄灵芝、皱盖假芝的子实体醇提取物均具有抑制 HepG2 细胞增殖的作用,皱盖假芝对肝癌细胞增殖的抑制作用效果最好。灵芝能提高机体免疫细胞对肿瘤细胞的杀伤力和免疫介质的分泌量,从而能抑制肿瘤生长。白细胞有很强的变形能力,变形拉长后能围裹在肿瘤周围,并能在肿瘤周围形成一层坚固丰厚的纤维层,紧紧裹住肿瘤,阻断其营养来源,所以能延缓或抑制肿瘤生长。尸体解剖发现许多非肿瘤死亡者存在着被免疫细胞围裹而僵化的肿瘤。

1. 单一灵芝水煎剂治疗恶性肿瘤 22 例。据王怀瑾、刘艳娥等研究报道:应用灵芝水煎剂治疗 22 例恶性肿瘤患者,其中:有病理学诊断的 16 例,包括肺鳞癌 8 例、浸润型乳腺癌 5 例、结肠腺癌 2 例和小细胞肺癌 1 例,符合临床诊断标准的原发性肝癌 6 例;男 14 例,女 8 例,年龄 41～70 岁,平均年龄 60 岁;患者 1 个月以内未进行过放疗或化疗以及生物反应修饰剂治疗,服灵芝期间不同时应用其他生物反应修饰剂与其他中药。

服用方法:每例患者每天用干燥灵芝药材 50 克,加水 500 毫升温火煎 30 分钟,去渣留药汁,早晚分服。4 周为一个疗程。

疗效标准:世界卫生组织(WHO)指定的标准,分 CR、PR、MR、PD、SD 5 个标准级别。CR 表示缓解,可见的病症及腹腔积液完全消失,并维持 4 周以上;PR 表示部分缓解,肿块缩小 50% 以上,腹腔积液降低 1 个量级,并维持 4 周以上;MR 表示好转,肿块缩小 25%～50%,无新的病灶出现,腹腔积液减少不到 1 个量级;SD 表示稳定,肿块缩小不到 25%,增大也不到 25%,无新的病灶出现;PD 表示病情恶化,肿瘤增大超过 25%,或出现新病灶,腹腔积液增加。

试验结果:服用一个疗程,CR(完全缓解,肿瘤完全消失,维持超过 4 周)1例,PR(部分缓解,肿瘤缩小 50% 以上,维持超过 4 周)2 例;MR(微效,肿瘤缩小

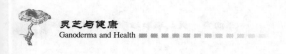

25%以上,但少于50%,无新病灶出现)4例,SD(稳定)14例,PD(进展)1例。有效率CR+PR为13.16%。MD+SD为81.8%。其中1例CR病例为结肠腺癌术后右侧胸膜转移伴少量胸腔积液,服用灵芝水煎剂1个月后胸腔积液消失,4周后复查胸腔积液仍无反复。结果显示灵芝水煎剂口服,可使大部分肿瘤患者病情获得相对稳定,未见不良反应。治疗后患者一般状况与症状改善。

Karnofsky评分:升高10分以上者8例,占36.4%;降低10分以上者2例,占9.1%;全身乏力症状减轻者7例,占31.8%。在大多数接受治疗的肿瘤患者中,免疫指标不同程度地得到改善,治疗后CD3、CD4、CD4/CD8比值、NK细胞活性、淋巴细胞转化率、IL-2活性均比治疗前升高。

免疫指标方面:肿瘤患者服用灵芝后,CD3、CD4、CD4/CD8比值、自然杀伤(NK)细胞活性、T细胞转化率、IL-2活性均比服灵芝前升高,巨噬细胞吞噬指数、吞噬百分率、肿瘤坏死因子也均较治疗前升高,表明肿瘤患者的免疫功能比治疗前活跃,这有利于对肿瘤的抑制。淋巴细胞转化率升高表明肿瘤病情正在改善,血清γ-谷氨酰转移酶(γ-GT)降低表明肿瘤细胞有向正常细胞转化的可能(表4-1)。

表4-1　肿瘤患者服灵芝后免疫指标的变化

测定项目	病例数	服灵芝前 ($\overline{X} \pm SD\%$)	服灵芝后 ($\overline{X} \pm SD\%$)	p 值
CD3	22	58.94 ± 5.47	61.50 ± 8.28	<0.05
CD4	22	35.34 ± 3.04	38.62 ± 5.22	<0.05
CD8	22	24.78 ± 2.28	22.70 ± 3.06	<0.05
NK 细胞	22	18.92 ± 2.38	20.63 ± 4.58	<0.05
T 细胞转化率	22	39.47 ± 4.49	44.80 ± 3.06	<0.01
巨噬细胞吞噬率(%)	22	54.93 ± 6.23	58.25 ± 8.65	>0.05
IL-2 活性	22	48.18 ± 6.01	55.50 ± 8.12	<0.05
TNF	22	29.92 ± 3.94	38.78 ± 5.09	<0.01
巨噬细胞吞噬指数	22	27.4 ± 0.40	3.45 ± 0.85	<0.01
CD4/CD8	22	1.43	1.70	<0.05
γ-GT(μ/升)	22	101.03 ± 17.79	70.65 ± 15.05	<0.01

2. 自愿接受灵芝治疗肺癌29例。据张新、贾友明等研究,选取肺癌患者29

例,均为自愿接受试验,年龄 32～76 岁,平均年龄 58±13 岁。实验入选疾病标准:明确诊断为肺癌,KPS 评分在 50 分以上,预计存活 6 个月以上。自愿接受本实验,无其他严重心肺疾病。随机分成两组:试验组口服灵芝片,对照组口服相同颜色相同形状但实际不含任何药物成分的安慰剂,一般治疗和正常肿瘤治疗相同,灵芝药物连服 3 个月。患者一般情况:根据症状、体征、疼痛程度作观察指标,KPS(生活质量)评分在 50 分以上,无其他严重心肺疾病。检测胸部 CT、腹部 B 超、血尿、肝肾功能。试验结果显示:服灵芝组患者 KPS 评分未见明显下降,不服灵芝的安慰剂组患者 KPS 评分下降明显,表明安慰剂组患者体质下降比灵芝组明显(表 4-2)。

表 4-2　服灵芝前后 KPS 评分

组　别	KPS 评分(分)	
	服灵芝前	服灵芝后
灵芝组	73.9±15.2	68.6±22.1
安慰剂组	65.0±14.3	47.0±28.0

试验结果显示:患者服灵芝后 TNF(肿瘤坏死因子)含量明显上升,对照组上升不明显,服灵芝后患者 SIR-2R(抗白细胞介素)值无变化,对照组 SIR-2R 的值上升,表明灵芝组患者抗肿瘤能力提高,免疫功能没有被抑制;安慰剂组患者抗肿瘤能力变化不明显,免疫功能受到明显抑制(表 4-3)。

表 4-3　服用灵芝前后患者的免疫指标变化

项　目	灵芝组			安慰剂组		
	服灵芝前	服灵芝后	P 值	服安慰剂前	服安慰剂后	P 值
TNF (皮克/毫升)	17.7±4.3	28.7±6.6	<0.01	14.0±4.9	19.1±13.2	>0.05
SIL-2R (皮克/毫升)	329±310.7	371.7±266.6	>0.05	259.2±274.8	500.8±291.0	<0.05

试验结果显示,肿瘤患者服灵芝后纤维蛋白含量下降,对照组变化不明显。肿瘤患者服灵芝后全血黏度高切变值、全血黏度低切变值变化不明显,而对照组略有上升。结果表明:肿瘤患者服灵芝后,肿瘤扩散能力没有变化,不服灵芝的对照组(服安慰剂)肿瘤扩散能力有所提高(表 4-4)。

表 4-4　服灵芝前后血液流变性变化

测定项目	灵芝组			安慰剂组		
	服灵芝前	服灵芝后	P 值	服安慰剂前	服安慰剂后	P 值
全血黏度高切变值 Pa.s	5.2±1.2	5.3±0.6	＞0.05	4.9±2.3	5.9±1.5	＜0.05
全血黏度低切变值 Pa.s	7.5±2.3	7.6±1.4	＞0.05	8.1±3.2	10.5±3.5	＜0.05
纤维蛋白原(克/升)	3.4±1.4	2.5±0.5	＜0.05	3.6±1.5	3.3.±1.4	＞0.05

（二）灵芝提取物提高肿瘤患者对放化疗的耐受性和疗效

1. 灵芝孢子粉胶囊改善化疗患者脾虚证五大症状 100 例。据倪家源、何文英、王晓明等研究报道，灵芝孢子粉胶囊对脾虚证肿瘤配合放化疗有满意疗效。实验肿瘤患者 160 例，为食管癌、腺癌、乳腺癌等 12 种肿瘤，分成两组，实验组 100 例、对照组 60 例。实验组 100 例中放疗 50 例、化疗 50 例，其中男 65 例，女 35 例，平均年龄 65 岁；对照 60 例中放疗 30 例，化疗 30 例，其中男 38 例，女 22 例，平均 62 岁。服灵芝组放化疗前 3 天开始服灵芝孢子粉胶囊，每天 3 次，每次服 0.4 克，连服一个月；对照组 60 例，单用放疗化疗。疗效标准：显效者症状和体征明显改善，征候积分下降 66%，Kamofs ky 评分提高 30 分；有效者症状和体征有所改善，征候积分下降 33%，Kamofs ky 评分提高 10 分。疗效判别：治疗组与对照组患者的中医症候积分法有效率分别为 86% 与 26.7%（表 4-5）；Kamofs ky 评分法有效率分别为 93.6% 与 30%（表 4-6）；按脾虚证五大症状改善的平均有效率分别为 73.9% 与 15.8%，说明灵芝对肿瘤患者具有一定的辅助治疗作用。

表 4-5　肿瘤患者服灵芝后征候积分比较

组别	病例数(n)	显效	有效	无效	有效率(%)	R±26R
实验组	100	23	63	14	86.0	0.50±0.058
对照组	60	0	16	44	26.7	0.17± 0.025

表 4-6　肿瘤患者服灵芝后生活质量(Kamofs ky 积分)疗效比较

组别	病例数(n)	显效	有效	无效	有效率(%)	R±26R
实验组	140	33	58	9	93.6	0.50±0.058
对照组	60	0	18	42	30.0	0.15±0.075

另有一组试验,证实灵芝对改善放化疗患者脾虚证候群有显著效果(表4-7)。

表4-7　灵芝对肿瘤患者放化疗者脾虚征候和症状改善情况

症状	灵芝组			对照组		
	病例数 (n)	有效例 (n)	有效率 (%)	病例数 (n)	有效例 (n)	有效率 (%)
食欲减退	69	61	88.4	46	14	30.4
神疲懒言	87	79	90.8	48	11	22.9
肢体倦怠	83	69	83.1	47	12	25.5
食后腹胀	12	6	50.0	6	0	0
大便稀溏	14	8	57.1	7	0	0

2. 灵芝口服液辅助化疗治疗白血病20例。据詹晶明等实验,66例恶性血液病患者,包括白血病20例、慢性粒细胞白血病25例、恶性淋巴瘤17例、慢性骨髓瘤4例。在化疗开始前服用,直至放疗结束。结果:完全缓解(CR)76.0%、部分缓解(PR)12.0%,总有效率88%,而单用化疗的CR56.2%。灵芝口服液对60例小叶肝癌手术后患者治疗,结果5年生存率75.0%,而对照组(共48例)不服灵芝口服液的有效率为62.5%。

3. 灵芝口服液配合化疗治疗癌症60例。据周瑞球等报道,选取肿瘤患者共104例,平均年龄49.6岁,60例口服灵芝口服液,60例中胃癌8例,食管癌10例,肺癌8例,肝癌11例,宫颈癌12例,结肠癌8例,膀胱癌3例,分期为Ⅲ期33例,Ⅳ期27例。44例为对照,平均年龄48.3岁,其中胃癌9例,食管癌6例,肺癌8例,肝癌7例,宫颈癌5例,结肠癌5例,膀胱癌4例,分期:Ⅱ期34例、Ⅲ期10例。

治疗方法:对照组,5-FU(氟尿嘧啶)30毫克/平方米体表面积,静脉滴注,每周2次。多柔比星(阿霉素)30毫克/平方米体表面积,静脉滴注,每周一次。在第1~4周用丝裂霉素30毫克/平方米体表面积,静脉推注,每周一次,6周为一个疗程。灵芝组,在对照组用药基础上,从化疗开始日起服用灵芝口服液,每日3次,每次10毫升。疗效标准:无效者肿瘤开始缩小,但在治疗结束前又增大或未

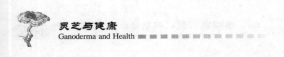

能将化疗坚持到结束者。有效者症状消失或减轻,肿瘤缩小或消失。

治疗结果:灵芝组有效 45 例,总有效率 75%。单纯化疗组,有效 28 例,总有效率 63.6%。远期疗效,灵芝组平均存活年数为 3.76 年,其中存活 2.5 年 35 例,存活 4 年 22 例;对照组平均存活年为 1.01 年,其中存活 2.5 年为 7 例,存活 4 年 3 例。

不良反应:对照组(单化疗组),呕吐、恶心 34 例,轻度泄泻 13 例,白细胞计数降至 $<3.0 \times 10^9$/升者为 13 例。灵芝组,有 12 例有轻度恶心、纳呆,白细胞计数全部 $>4 \times 10^9$/升以上。

4. 灵芝合剂配合单纯放射治疗 198 例有明显抗肿瘤作用。据第四军医大学唐都医院放射科报道,对 198 例食管癌患者在放疗时结合用灵芝蚯蚓提取物复方制剂治疗。病例 198 例(男 137 例,女 61 例),病程平均 3～5 年,病变直径均 >5 厘米,高分化鳞癌 174 例,低分化鳞癌 20 例,腺癌 4 例。其中,单纯放疗 76 例,放射加服灵芝合剂 122 例。治疗方法:照射上界为病变处以上 3 厘米,下界为病变处以下 4 厘米,照射量为 1 次/天,每次 2 戈瑞,1 周放疗 5 次,总照射量为 64～74 戈瑞。灵芝组照射前一天开始服灵芝合剂(胶囊),每日 3 次每次 2 粒,每粒 0.4 克。

治疗结果:单放射组总缓解率(CR + PR)为 55.2%,MR 以上总计为 72.4%。灵芝加放疗组总缓解率为 63.9%,MR 以上为 90.2%,患者疼痛和呕吐等症状明显减轻($P<0.05$ 和 $P<0.01$),外周血白细胞和血小板数显著增加,吞噬细胞活性升高($P<0.01$)。中位生存时间:综合治疗组 27.5 个月,单放疗组 14.7 个月,两者差别显著($P<0.05$)。1.3 年以上生存率:综合治疗组 78.1%,单放疗组 53.2%($P<0.05$)(表 4-8、表 4-9)。

表 4-8　单放疗和灵芝综合治疗对肿瘤的治疗效果比较

组别	例数(n)	CR(完全缓解)	PR(部分缓解)	MR(轻度缓解)	SD 稳定	PD(恶化)
单放疗组	76	15 (19.7%)	27 (35.5%)	13 (17.1%)	19 (25.0%)	2 (2.6%)
灵芝综合治疗组	122	27 (22.1%)	51 (41.8%)	32 (26.3%)	10 (8.2%)	2 (1.6%)

表 4-9　单放射治疗组和灵芝综合治疗组症状改善的比较

症状	例数(n)		消除(%)		加重(%)	
	单放射	综合治疗	单放射	综合治疗	单放射	综合治疗
乏力	18	42	44.4	90.5	33.3	4.8
疼痛	51	107	56.9	81.7	15.7	1.9
腹胀	16	38	75.0	84.2	12.5	2.6
恶心呕吐	21	46	4.8	80.6	95.2	2.2

生存质量比较：综合治疗组生存质量提高者为 37.7%，单放疗组生存质量提高者为 19.7%。生存质量下降者综合治疗组为 9.0%，单放疗组为 30.3%。

外周血血象方面：综合治疗组外周血白细胞和血小板有升高趋势，未表现出明显毒副反应；单放疗组白细胞、血小板下降明显，表现出明显不良反应。巨噬细胞功能方面：综合治疗组比单放疗组略有提高(表4-10)。

表 4-10　灵芝和单放射治疗对外周血细胞的作用

组别	例数	外周血白细胞数 10^9/升		血小板数 10^9/升		巨噬细胞吞噬率(%)	
		<4.0	>4.0	<8.0	>8.0	服药前	服药后
单放射组	76	71 (93.4%)	5 (6.6%)	70 (92.1%)	6 (7.9%)	33.95±6.3	30.21±6.28
灵芝综合治疗组	122	10 (8.2%)	112 (91.8%)	9 (7.4%)	113 (92.6%)	34.05±6.21	37.50±6.12

治疗结果：灵芝综合治疗组有效 45 例，总有效率 75%。单纯化疗组，有效 28 例，总有效率 63.3%。远期疗效：灵芝综合治疗组平均存活年数 3.76 年，其中存活 2.5 年 35 例，存活 9 年 22 例；对照组平均存活年数为 1.01 年，其中存活 2.5 年为 7 例，存活 4 年有 3 例。不良反应：对照组(单化疗组)呕吐，恶心 34 例，白细胞计数降至<3.0×10^9/升者 13 例。灵芝综合治疗组，有 12 例有轻度恶心、纳呆，白细胞计数全部>4×10^9/升。

（三）灵芝制剂减轻肿瘤患者放化疗所致严重不良反应

1. 灵芝袋泡剂减轻化疗后呕吐和食欲不振 309 例。据周建等研究报道：用灵芝袋泡剂辅助治疗肿瘤。309 例临床明确诊断为恶性肿瘤的中晚期患者，其中

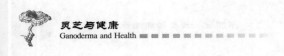

治疗组 155 例,对照组 154 例。两组患者入院时全身状态、白细胞计数总数、粒细胞计数、食欲状况及化疗方案基本相似,化疗前白细胞总数比较,经统计学处理,无显著性差异。两组病例均以基本相同化疗方案、化疗程序及类似止吐药和升白细胞药物辅助(利血生和鲨肝醇片)。治疗组在化疗前 3 天开始泡饮灵芝袋泡剂,每次 2～4 克,一天 2 次,连用 15～20 天。结果表明:灵芝袋泡剂能减轻化疗后呕吐反应,促进食欲,具有辅助治疗作用。

2. 灵芝显著消除放疗化疗不良反应 100 例。芜湖市第一人民医院对 50 例化疗、50 例放疗肿瘤患者进行灵芝疗效观察。结果显示:服灵芝组与对照组对食欲减退、神疲懒言、食后腹胀、大便稀溏的有效率分别为 88.4%、90.8%、83.1%、50% 和 30%、22.9%、25.5%、0%,表明灵芝有显著消除放疗化疗不良反应效果。

3. 五色灵芝复方制剂降低鼻咽癌放疗化疗不良反应 72 例。据黄浩元、洪明晃等报道,用红芝、紫芝、黑芝等 5 种灵芝制成五色灵芝复方制剂,配合放疗、化疗治疗肿瘤取得良好效果。试验病例共 72 例均为鼻咽低分化鳞癌,无全身性严重疾病和远处转移,未进行过放疗,年龄 18～60 岁。试验组、对照组各 36 例,年龄、性别、临床分期相同。进行鼻咽部放疗共放射 34～36 次,总剂量 68～72 戈瑞;颈部放射 23～32 次,总剂量为 46～64 戈瑞。服五色灵芝试验组Ⅰ期病例 4 例,Ⅱ期病例 4 例,Ⅲ期病例 22 例,Ⅳ期病例 6 例;单照射未服五色灵芝对照组Ⅰ期 5 例,Ⅱ期 5 例,Ⅲ期 19 例,Ⅳ期 7 例。试验组每日服五色灵芝胶囊 3 次每次 2 粒,每粒 0.38 克;对照组服维生素 C 3 次各 2 粒。自放疗开始至结束均不用可能影响试验的其他药物,在放疗前、放疗第 4 周、放疗后检测白细胞数变化。结果发现:五色灵芝胶囊对改善放疗患者免疫功能有显著作用(表 4-11)。

表 4-11　五色灵芝胶囊对外周血淋转指标的影响($\bar{X} \pm s$)

组　别	病例数	放疗中期—放疗前期	放疗后期—放疗前期
五色灵芝组	36	+ 0.606 ± 2.15	+ 2.065 ± 4.926
对照组	36	− 1.758 ± 4.011	− 0.939 ± 3.785
P 值		0.006	0.009

4. 灵芝孢子虫草菌丝体粉辅助放化疗改善机体功能状态 94 例。据余艺报道,试验肿瘤患者 94 例,男 56 例,女 38 例,年龄 18～76 岁;其中胃癌 4 例,结肠

癌 6 例,直肠癌 5 例,肝癌 9 例,鼻咽癌 10 例,肺癌 24 例,乳腺癌 8 例,卵巢癌 9 例,子宫癌 6 例,脑瘤 2 例,白血病 1 例,其他癌 10 例。放疗、化疗时服用灵芝孢子虫草菌丝体粉一粒,每粒胶囊含原料 0.3 克,每日服用 3 次,每次服 0.9～1.5 克,24 天为一个疗程,连服 2～4 个疗程。服用 3～7 天后,有部分患者出现头晕、皮肤瘙痒、大小便次数增多等情况;4～6 天后,这些反应消失,睡眠、精神、口渴好转,疲惫状态消失。疗效标准为:显效者服药 1 个疗程,精神状态和胃肠功能全部好转,放疗、化疗中无不良反应,白细胞计数 $<4 \times 10^9$/升者升至正常范围;有效者服 1 个疗程后,精神状态和胃肠功能部分改善或全部改善,放化疗中仅有恶心,能坚持完成规定疗程,白细胞数计数 $<4 \times 10^9$/升者升至正常范围;无效者服药 1 个疗程,精神状态和胃肠功能无明显改善或加重,放疗、化疗中有不良反应,没能完成规定疗程,白细胞数计数 $<4 \times 10^9$/升。治疗结果:总有效率为 91.49%(表 4-12)。

表 4-12　94 例肿瘤患者服灵芝孢子虫草菌丝体粉后对肿瘤病的疗效

效果	显效例(n)	有效例(n)	无效例(n)	总有效率(%)
精神状态	32	55	7	92.55
胃肠功能改善	30	56	8	91.49
放疗、化疗反应降低	23	60	11	88.30
白细胞数上升	37	51	6	93.61

5. 灵芝孢子粉消除肿瘤患者化疗放疗不良反应 80 例。据中日友好医院报道,用灵芝孢子粉对晚期肿瘤患者在化疗放疗过程中出现的心悸气短,神疲乏力、失眠、食欲下降、盗汗、腹泻、便溏等严重不良反应进行治疗,取得理想效果。肿瘤患者共 80 例,年龄 20～69 岁,50 岁左右的患者最多。有肺癌、胃癌、食管癌、肾癌、大肠癌、乳腺癌等。治疗组 56 例,常规治疗加服灵芝孢子粉,每日 3 次,每次 0.5 克。对照组 24 位患者不服用灵芝孢子粉。结果显示:以卡氏评分法统计,服灵芝孢子粉组患者生活质量提高者有 30 例,有效率达 53.6%;对照 24 例,仅 4 例有提高,有效率只有 16.7%, $P<0.005$。缓解化疗放疗过程中产生的神疲乏力、自汗盗汗、心悸气短、纳差恶心等症状,灵芝组有效率 60%～80%,对照组 20%～45%(表 4-13)。

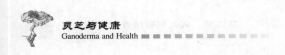
表 4-13　灵芝孢子粉对化疗患者部分血液学的疗效

病种	组别	项目	治疗前	治疗后	差数
肺癌	灵芝孢子粉	白细胞(10^9/升)	39.3±4.8	47.7±4.3	0.76±0.53
	对照	白细胞(10^9/升)	45.9±3.6	40.0±1.5	-0.70±0.29
食管癌、胃癌	灵芝孢子粉	白细胞(10^9/升)	38.3±5.0	49.0±8.2	1.07±0.93
	对照	白细胞(10^9/升)	44.5±10.4	36.2±4.9	-0.85±0.94

6. 灵芝孢子粉缓解放化疗反应 160 例。倪家源、何文英等报道,对 160 例放疗、化疗肿瘤患者进行灵芝孢子粉效果试验观察:其中服用灵芝孢子粉 100 例(化疗 50 例,放疗 50 例,年龄在 19～76 岁),对照组 60 例,连续观察 1 个月,疗效以积分值统计。结果显示:灵芝孢子粉对患者的纳差(食欲减退)、神疲懒言、肢体倦怠具有良好的效果,有效率分别达 69%、87% 和 83%;而对照组的有效率只有 14%、11% 和 12%。对食后腹胀、大便稀溏则没有良好效果。灵芝孢子粉对改善白细胞和血红蛋白状况也有良好效果。

（四）灵芝制剂减轻抗肿瘤治疗引起的白细胞减少并改善血液功能

1. 灵芝口服液配合治疗中晚期肺癌改善造血功能 56 例。据焉本魁等研究报道:用灵芝口服液配合化疗治疗中晚期肺癌 56 例 II-IV 期肺癌患者,其中肺腺癌 32 例、鳞癌 15 例、鳞腺癌 7 例、大细胞癌 2 例。均具有高度怀疑的肺癌临床表现和流行病学特点,经胸片和肺 CT 证实,又经病理组织学或细胞学检查,确诊为原发性非小细胞性肺癌患者;不能或不愿手术或术后肺内复发扩散;一般情况较好,Karnofsky 评分＞60 分,预计生存时间＞3 个月;具有影像学检查(X 线摄片、CT 或 MRI)可以测量的病灶以供客观评价。把 56 例患者随机分为治疗组(灵芝口服液＋化疗组)35 例,对照组(单用化疗)21 例。治疗前,治疗组和对照组平均 Karnofsky 评分分别为 60.5 分和 70 分,两组患者治疗前病情无显著性差异。灵芝口服液每次 20 毫升,一天 3 次,1 个月为 1 个疗程。化疗应用顺铂(DDP)加西艾克(VDS)方案。治疗组:在化疗的同时口服灵芝口服液,每例患者用药 2 个疗程以上进行疗效评价;对照组:化疗方案同治疗组,但不加服灵芝口服液。

近期疗效判断：连续用药 2 个疗程后，按照 WHO 实体瘤客观疗效标准评定。生活质量：按体力状况评分标准，用药 2 个疗程后，增加＜10 分者为改善，无变化为稳定，减少＞10 分为下降。观察红细胞（RBC）、白细胞（WBC）、血红蛋白、血小板（PLT）、T 细胞及其亚群的变化。所统计的患者必须完成 2 个疗程治疗，未完成治疗或中途中止或死亡的都判为无效（PD）。研究结果表明：灵芝口服液能明显减轻化疗对骨髓造血功能的抑制，并能增强肿瘤患者的细胞免疫功能。

2. 灵芝口服液有效辅助放疗、化疗治疗白血病 74 例。湖南湘雅医院用灵芝口服液配合化疗、放疗治疗肿瘤，其中急性白血病 25 例，慢粒白血病 21 例，恶性淋巴瘤 19 例，多发性骨髓瘤 9 例，所有病例均经骨髓和细胞学检查。在化疗、放疗前开始服用，直至放疗、化疗结束，在疗程前后检查血象、骨髓象、肝脏功能。治疗结果：急性白血病症状完全缓解 15 例，部分缓解 3 例，无效和死亡 7 例，总有效率为 72%，其中显效占 60%；慢粒白血病 21 例，症状完全缓解 14 例，部分缓解 1 例，总有效率为 71.4%，其中显效率 66.6%；恶性淋巴瘤 15 例，完全缓解 10 例，其余均无效，显效率为 66.6%；多发性骨髓瘤 8 例，完全缓解 4 例，部分缓解 2 例，总有效率为 75%，其中显效率为 50%。

3. 灵芝片可明显提高肺癌患者血清 INF 水平。据张新等研究报道：服用灵芝片可使肺癌患者血清干扰素（INF）水平明显提高，保持血清可溶性白细胞介素-2 受体水平的稳定，部分血液流变学指标下降，说明灵芝对肺癌患者有免疫调节和改善血液高凝状态的作用，有益于肺癌的治疗。

4. 灵芝孢子粉可改善骨髓造血功能。据余艺等研究报道：灵芝孢子粉可改善骨髓造血功能，增加外周血细胞，尤其白细胞增加显著，并增强机体免疫功能，可提高晚期癌症患者的生存质量。94 例肿瘤患者白细胞数上升显效 37 例，有效 51 例，无效 6 例，总有效率 93.61%。

5. 灵芝胶囊辅助治疗白细胞减少症 52 例。据三明市第二医院报道，用灵芝胶囊治疗白细胞减少症 52 例。治疗前，患者白细胞数均低于 4.0×10^9/升。患者用灵芝胶囊治疗，每日服灵芝菌丝体醇提取物胶囊 4 粒，每日服 3 次，疗程两星期。治疗后，52 例患者白细胞平均增加 1.028×10^9/升，其中白细胞总数增加 2.0×10^9/升以上者 11 例，占 21.15%，白细胞总数增加 $1.0 \sim 2.0 \times 10^9$/升者 12

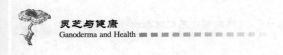

例,占 23.1%,无效者 8 例,占 15.4%。

6. 灵芝菌丝体制剂治疗白细胞低下症 60 例。据广东河源医院报道,60 例白细胞低下症中,由汽油柴油所致者 9 例,原因不明者 51 例。病例在服用灵芝菌丝体制剂 10～30 天后,白细胞总数平均上升 $1.428×10^9$/升,总有效率 81.7%;恢复正常者 45 例,占 75%,同时头晕、乏力等症状得以改善。

(五) 灵芝提取物提高肿瘤患者免疫功能

1. 灵芝提取物胶囊配合化疗明显改善癌症患者细胞免疫功能 114 例。据林能俤等研究报道:将 114 例癌症患者随机分为化疗加灵芝组(66 例)和单纯化疗组(48 例)进行治疗前后对照和组间比较,观察灵芝提取物配合化疗治疗癌症的疗效。对照组:选用 FAM(5-氟尿嘧啶＋阿霉素)化疗方案治疗。治疗组:除用对照组治疗方法外,从化疗开始包括化疗以后,服用灵芝提取物胶囊,每次 4 粒,每天 4 次,40 天为 1 个疗程。结果显示,灵芝提取物胶囊配合化疗可明显改善癌症患者的细胞免疫功能,中医临床症状、生活质量也获改善。

2. 灵芝胶囊调节恶性肿瘤患者 T 细胞亚群的比例 159 例。T 淋巴细胞是机体主要的免疫细胞,T 细胞对机体的防病、治病有着重要的作用。T 细胞有许多种亚型,有 T3、T4、T8 等 10 多个亚型。T3 细胞是杀伤性 T 细胞,T4 细胞是辅助细胞,有调节、辅助 T3 细胞和 B 细胞作用。T8 细胞是抑制性细胞,有抑制 T3、T4 细胞杀伤力的作用,在机体内起着平衡免疫水平的作用,不使机体处于过度免疫状态,防止免疫性疾病的发生,以保护机体。疾病状态时,T8 细胞降低免疫功能的作用,不利于机体抵抗疾病。灵芝能使疾病状态时机体的 T4 细胞数量提高、T8 细胞数量降低、T4/T8 值升高,免疫功能提高。

据陈永浙观察,根据 159 例恶性肿瘤患者的具体情况进行化疗,其中 89 例患者在正常化疗时,再服灵芝胶囊;70 例正常化疗而不服灵芝胶囊,3 个月为一个疗程,疗程结束后,测定淋巴细胞亚群的变化。结果:化疗时加服灵芝胶囊的患者 CD4 细胞(T4 细胞)明显增多,CD8 细胞(T8 细胞)数量减少,CD4/CD8 值上升,T 细胞免疫功能明显提高;而对照组 CD4 值下降,CD8 值无变化,CD4/CD8 值下降,T 细胞免疫功能下降(表 4-14)。

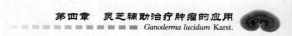

表 4-14　恶性肿瘤患者化疗加灵芝治疗后的 T 细胞亚群的变化

组别		例数(n)	CD4($\overline{X} \pm s$)		CD8($\overline{X} \pm s$)		CD4/CD8 ($\overline{X} \pm s$)	
			治疗前	治疗后	治疗前	治疗后	治疗前	治疗后
肝癌	灵芝组	24	36.2±7.8	42.1±7.6**	35.3±6.2	31.9±6.8**	1.03±0.26	1.32±0.32*
	对照组	16	36.8±7.2	35.9±6.8	35.8±5.9	34.9±6.2	1.03±0.23	1.03±0.12
胃癌	灵芝组	34	37.1±8.8	43.1±6.8**	34.3±6.4	30.8±6.8**	1.12±0.09	1.38±0.32**
	对照组	26	36.8±7.6	35.9±6.4	34.8±7.1	34.8±6.2	1.08±0.12	1.05±0.21
大肠癌	灵芝组	31	35.6±6.2	42.6±6.2**	33.2±5.6	31.5±6.8**	1.08±0.18	1.35±0.36*
	对照组	28	35.9±6.2	36.2±6.8	34.1±5.2	33.9±6.2	1.06±0.21	1.07±0.12

注：灵芝组与对照组治疗前后比较 $P < 0.05$。

3. 灵芝参芪方降低放化疗药物对免疫的抑制作用 32 例。据成全英试验观察,肿瘤患者 32 人,其中食管癌 13 例、胃癌 9 例、肝癌 10 例;22 例为腺癌,10 例为鳞癌。平均年龄 46 岁,病程 1 个月至 3 年,平均 18.5 个月。患者分成 2 组各16 例,试验组服灵芝参芪方,每天服 200 毫升;对照组注射白细胞介素-2,每次 10万单位。20 天为一个疗程,疗程结束后测定。疗效标准:积分提高 20%为显效,提高 10%为有效,无变化为稳定,平均下降 10%为无效。治疗结果:体液免疫方面,灵芝组 16 例中显效 11 例,显效率 68.75%;有效 2 例,有效率 12.5%;无效 3例,无效率 18.75%;总有效率 81.3%。对照组 16 例中,显效 1 例,显效率 6.25%;有效 8 例,有效率 50%;无效 7 例,无效率 43.75%;总有效率 56.3%。细胞免疫功能情况,灵芝组 16 例中显效 11 例,显效率 68.75%;有效 3 例,有效率 18.75%;无效 2 例,无效率 12.5%,总有效率87.5%。对照组 16 例中显效零例,显效率 0%;有效 11 例,有效率 68.75%;无效 5 例,无效率 31.25%;总有效率68.75%。结果表明:灵芝组治疗效果明显高于白细胞介素-2 的治疗效果。

（六）灵芝在抗肿瘤治疗中发挥增效减毒作用

1. 灵芝孢子粉胶囊辅助治疗消化系统肿瘤 200 例。据齐元富等研究报道:200 例住院肿瘤患者经细胞学或病理学诊断为消化系统肿瘤(肝癌为临床诊断)。卡氏生活质量评分＞60 分,治疗前 1 个月内未经过抗癌治疗,且无心、肝、肾、脑功能异常和骨髓造血功能障碍。试验组 100 例患者中,胃癌 34 例,食管癌 25 例,

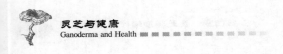

肝癌 21 例,大肠癌 13 例,其他癌 7 例。对照组 100 例,其中胃癌 32 例,食管癌 28 例,肝癌 26 例,大肠癌 9 例,其他癌 5 例。试验组口服灵芝孢子粉胶囊(0.25 克/粒),每次 4 粒,每天 3 次。对照组口服贞芪扶正冲剂(15 克/包),每次 1 包,每天 3 次。两组病例均服药 4 周为 1 个疗程,每例用药不少于 2 个疗程。两组患者均在每个疗程开始当日进行常规化疗。胃癌、肝癌及大肠癌等用 FAM 方案,食管癌用 CFP 方案。4 周为 1 个周期,连续 2 个周期。疗程结束后判定疗效。治疗过程中,除化疗期间适当给予静脉营养支持外,均未给升白细胞、升血小板及止吐药物。结果表明,灵芝孢子粉胶囊可作为肿瘤化疗的辅助治疗药,具有增效、减毒作用。

2. 灵芝合剂辅助 CD3AK 细胞扩增治疗 26 例。CD3 抗体激活的杀伤细胞,其细胞毒活性、抗肿瘤活性及扩增速度明显优于淋巴因子活化的杀伤细胞—LAK 细胞,所以更适合于肿瘤患者的免疫治疗。

据黄建明、陈冉等报道:选取 26 例不愿接受放疗化疗的非小细胞肺癌患者,分成 2 组,A 组 14 例,年龄 48～73 岁(平均年龄 60.29 岁),愿接受 CD3AK 细胞治疗,其中鳞癌 12 例;B 组 12 例,年龄 51～71 岁(平均年龄 60.92 岁),愿接受 CD3AK 配合服用灵芝合剂治疗,其中鳞癌 11 例、腺癌 1 例。患者在治疗前、治疗后均测定癌胚抗原。治疗方法:CD3AK 组(A 组),采用患者外周血分离培养 CD3AK 细胞,然后回输给患者,同时每天肌注脂质体白细胞介素-2 10 000 U,30 天为 1 个疗程。灵芝合剂组(B 组),CD3AK 治疗配合服灵芝合剂(灵芝、黄芪、党参为主),水煎,每天一剂。结果如下:

症状:A 组、B 组 26 例患者治后咳嗽、咳痰、咯血、胸闷等症状明显改善。影像:A 组有 8 例 X 线显示肿块影缩小,6 例不变。B 组有 7 例 X 线显示肿块缩小,5 例不变。血清癌胚抗原:两组均有明显降低,但两组间无明显差异。

复发:复发包括出现咳嗽、咳痰、咯血、胸闷等症状加重、肿块增大、血清癌胚抗原、唾液酸、β-微球蛋白等生化指标升高等症状表现。A 组在 7.82±3.59 个月时就复发,而 B 组 13.26±5.55 个月时复发,B 组复发时间明显后于 A 组。

平均生存时间:A 组生存时间为 15.75±8.30 个月;B 组为 23.5±14.39 个月,B 组的生存时间明显长于 A 组。

（七）灵芝制剂提高肿瘤患者生活质量并增强抗病体质

1. 薄树芝制剂稳定并改善化疗患者全身状况 78 例。据宋诸臣等研究报道：把中、晚期恶性肿瘤 78 例随机分成两组。治疗组 40 例用薄树芝制剂联合化疗药治疗，对照组 38 例单纯化疗，两组化疗用药基本相似。结果显示：治疗组治疗后神疲、乏力、食欲下降、恶心、呕吐，腹胀、便秘等全身不适症状明显改善，生活质量明显提高。表明薄树芝制剂具有良好的稳定化疗患者血象、改善患者全身状况、提高患者生活质量的疗效。

2. 灵芝袋泡茶恢复肿瘤患者术后免疫功能 36 例。据翁家乐报道，选取病例共 36 例。试验组 18 例，其中食管癌术后 6 例，贲门癌术后 12 例；男 15 例，女 3 例，年龄 35～67 岁；术后半个月服灵芝袋泡茶，同时进行全身化疗。对照组 18 例，其中食管癌 14 例，贲门癌 4 例；男 15 例，女 3 例，年龄 41～72 岁；术后半个月全身化疗，化疗方案为 3 联疗法，即氟尿嘧啶（5－FU）、环磷酰胺、长春新碱，共 1 个疗程。为防止白细胞数减少，两组均加用肝血安、升白安、维生素 C、维生素 B_6 等。灵芝组日服灵芝袋泡茶 3 次，每次 2 包。治疗结果：灵芝组治疗后免疫功能上升（表4-15）。

表 4-15　灵芝组化疗前后免疫功能变化

组别		n	NK（%）	T4（%）	T8（%）
对照组	治疗前	18	42.25	36.0	20.5
	治疗后	18	39.25	38.0	21.6
	P 值		＞0.05	＞0.05	＞0.05
灵芝组	治疗前	18	40.5	40.2	29.32
	治疗后	18	50.2	45.3	32.10
	P 值		＜0.05	＜0.05	＜0.05

3. 灵芝胶囊改善肿瘤患者体征 120 例。据徐中伟、周荣耀报道，灵芝胶囊治疗 120 例恶性肿瘤患者，男 68 例，女 52 例，年龄 29～82 岁，平均年龄57.8 岁。其中：胃癌 27 例，结肠癌 22 例，支气管肺癌 25 例，乳腺癌 21 例，鼻咽癌 5 例，甲状腺癌 4 例，胃癌 4 例，恶性淋巴癌 3 例，原发性肺癌 2 例，淋巴肉瘤和肾上腺癌等 7

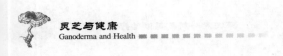

例。治疗方法为：在继续采用原来治疗手段外,口服灵芝胶囊,每日3次,每次2粒,连服30天。

观察方法和内容：气虚证①呼吸气短,②神疲力乏,③少气懒言,④食欲不良,⑤自汗;血虚证①头晕眼花,②面色苍白,③心悸,④失眠。舌脉证：①舌质淡,②舌质胖或齿印,③脉虚弱,④脉细。凡有气虚证1条、血虚证1条或气虚证1条、舌脉证3条者或血虚证1条,舌脉证3条者,即可诊断为气血两虚型。疗效评定：气虚证"+"为2分,血虚证"+"为2分,舌脉证"+"为1分。

临床治愈标准：治疗后气虚、血虚全部消失,舌证、脉证改善至大致正常。显效为治疗后症状积分下降2/3者,有效为治疗后症状积分下降1/3～2/3者,无效为治疗后症状积分下降＜1/3至症状无变化者。

治疗结果：治愈0例,显效42例(35%),有效57例(47.5%),无效21例(17.5%),总有效率82.5%。证实灵芝有良好的改善肿瘤患者体征之效,能明显提高患者生活质量(表4-16)。

表4-16 肿瘤患者服灵芝后症状改善情况

症 状	治疗前(例)	治疗后(例)	有效率(%)
呼吸气短	99	22	77.8
神疲力乏	118	16	86.4
少气懒言	56	20	64.3
食欲不良	110	50	54.5
自汗	94	27	71.2
头晕眼花	111	29	73.8
面色苍白	42	21	50
心悸	48	11	77
失眠	102	18	82.3

三、 灵芝辅助治疗肿瘤的个案实例

病例一:患者女,患乳腺癌转移至淋巴结,皮肤发黑,体瘦。服用灵芝片后精神逐渐好转,继续服用后体重增加了 5 千克,腋下淋巴结由 5 厘米缩小至 2 厘米,能从事家务劳动。

病例二: 患者男,患贲门癌。化疗和放疗同时服用灵芝片,食管阻塞的空隙有所增加,癌肿表现较前光滑,食欲增加,食管阻塞现象改善。

病例三: 患者男,患肝癌。服灵芝片前谷丙转氨酶(ALT)为 375 单位/升、黄疸指数为 10。服用灵芝片同时配合化疗和放射治疗,48 天后 ALT 降至 29 单位/升,黄疸指数为 5,腹腔积液减少,肿块缩小,好转出院能参加轻便农业劳动。

病例四: 患者女,41 岁,口腔科医生,乳腺管癌术后。除服抗癌药外,同时服用灵芝胶囊每天 12～15 粒,坚持服用半年,睡眠、食欲、精神、体征状况均好转,头发亦由黄渐变黑发亮,后正常上班。

病例五: 患者女,60 岁。确诊为白血病。患病期间基本常年卧床,全身无力。2 年后每天坚持服用灵芝胶囊半年,渐恢复健康,时常下田劳动。

病例六: 患者男,82 岁。因低热不退、抗菌素等药物治疗无效入院,确诊为肺癌晚期,全身转移,期望存活期半年。后用灵芝孢子粉水煮饮服,每日饮 3 次,连服 200 多克灵芝孢子粉后,食欲与精神好转。后仍坚持服用,二便能自理,能下床走路,骑自行车。

病例七: 患者男,67 岁。确诊为"急性早幼粒细胞白血病",白细胞 0.9×10^9/升,虽经医院治疗,病情时有反复。服用灵芝 4 个月后,自觉症状缓解,食欲改善,睡眠渐正常,精神体力渐恢复,白细胞保持在 4.0×10^9/升以上。

病例八: 患者男,57 岁。直肠癌根治手术后,转移至肝部。次年开始服用灵芝(共服灵芝胶囊 480 粒、孢子粉 105 克),3 个月后检查,肝部弥散型肿块渐消。

病例九: 患者女,59 岁。患肺癌,经化疗无明显改善。服用灵芝(共服灵芝胶囊 120 粒、孢子粉 63 克、原木灵芝 500 克),2 个月后检查,白细胞上升至 4.7×10^9/升,食欲增加,睡眠改善,病情好转。

病例十: 患者男,60 岁,澳大利亚籍,淋巴瘤患者。放疗前 3 周始用"灵芝孢子粉＋提取物"复方制剂调理,3 周后原有疲劳、失眠、盗汗、气短等症状均显著改善或消失,经 2 次放疗未出现明显的毒副反应。持续服用灵芝满半年,白细胞、淋巴细胞指标均恢复正常。

病例十一: 日本医生 Fukumi Morishige 的临床个案。患者女,39 岁,肺癌转移乳房,多家医院拒收治。每天服用 4 克灵芝制剂自救,半年后,乳房肿块消失,肺部肿瘤未长大。

病例十二:患者女,62 岁,患食管癌,经放疗 3 次后出现不良反应。经服灵芝破壁孢子虫草菌丝体粉合剂,每日服 3 次,每次服 1 包(每包含灵芝破壁孢子虫草菌丝体粉 2 克)。服后睡眠、食欲明显好转。出院后在家继续治疗,服灵芝制剂量减半。3 年多随访,身体健康。

病例十三:患者女,58 岁,患胃癌,手术切除后居家治疗。每天大便 7~8 次,无食欲,精神状况差,无活动意念。长期服用灵芝破壁孢子虫草菌丝体粉和猴头菇浸膏粉,每天 2 次,每次 2 克。7 年多随访,大便次数每天 2~3 次,身体状况较初期好转,生活正常。

病例十四:患者男,82 岁,患晚期肝癌。坚持服药治疗,加服破壁灵芝孢子粉,每日服 3 次,每次服 1 克。连服两个月后,症状好转,食欲恢复,体力增加,精神转好,二便能自理,能下床行走。

病例十五:患者男,患贲门癌,影像显示 5.6 厘米×6.7 厘米,不能进食。行放射治疗后,在原服药基础上加服灵芝片。1 月后食管阻塞空隙扩大,癌肿表面较初期光滑,食欲增加;服用 3 个月后,肿块缩小至 1 立方厘米左右,食欲恢复至正常。

病例十六:患者男,62 岁,患鼻咽癌,不愿手术,先放疗后化疗。放疗前一星期开始服灵芝孢子虫草菌丝体粉,每天服 3 次,每次服 1 包(每包含药物 2 克),连服 6 个月;化疗结束后继续服用,但服量减少,每天服 1 次,每次服 1 包。7 年多随访,原病灶处肿瘤消失,身体状况好,生活如常。

第五章

灵芝防治常见疾病的应用

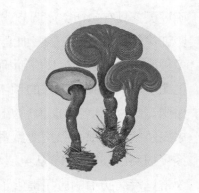

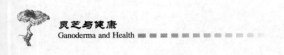

　　灵芝防治疾病的传统医学依据源自中医的"扶正祛邪"理论。中医学上的扶正就是提高体质,提高"气"的水平,提升机体的能量状态;气盛则能量水平高,气虚则能量水平低;气虚者都会感觉神疲乏力、少气懒言、纳差,患病后出现体温升高、疼痛、睡眠不良、没有食欲等症状。"祛邪"即为祛除疾病,邪祛则体质增强,疾病也容易自愈和康复。从实证上讲,药物仅仅为机体自愈、自身康复创造条件,退热、止痛、安眠等药物仅仅是缓解症状而已,大多数疾病是可以靠机体提升自身的康复能力自愈的。灵芝具有扶正固本、扶正祛邪的功效,通过提高机体生命活力,显著提高机体适应环境、调整生理平衡、增强体质、抗御疾病、自愈康复等能力。

　　灵芝防治疾病的应用效果为现代医学研究所证实,亦为丰富翔实的临床应用实践所证明。自20世纪70年代以来,关于灵芝的现代临床研究报道大量涌现,确证灵芝具有包括免疫调节、抗肿瘤、提高机体系统和重要器官功能的药理功能,验证灵芝具有增强心脑肾血灌注作用、对化学性和免疫性肝损伤的保护作用,对多种疾病的防治产生良好而确切的功效。除对肿瘤外(详见第四章),灵芝对常见病多发病均具有良好的预防和治疗效用,比如:对心血管系统从高血压、高血脂、冠心病到各类血栓、脑出血、心肌梗死,对消化道系统从肝炎到溃疡,对泌尿生殖系统从前列腺病变到肾病综合征,对呼吸系统从支气管炎到哮喘,从神经衰弱到白细胞减少,从免疫功能低下到过敏,从皮肤病到地方病,灵芝制剂都为常见疾病防治的应用提供了充分的实例和方案。

一、 灵芝防治高脂血症的应用

（一）关于高脂血症

　　高脂血症是由于机体脂肪代谢或运转异常导致血浆一种或多种脂质高于正常的病变。一般来说,脂质不溶或微溶于水,需与蛋白质结合以脂蛋白形式存在。血脂主要包括胆固醇(TC)和三酰甘油(TG),在血循环中以非游离状态存在,和蛋白结合成脂蛋白(乳糜微粒)状大分子运输。主要的脂蛋白包括：极低密度脂蛋白(VLDL)、低密度脂蛋白(LDL)、高密度脂蛋白(HDL)三类。人体的脂质来源分两个途径,内源性脂质由细胞自身合成,外源性脂质由食物中获取。一般的运作过程是这样的：外源性三酰甘油经过载脂蛋白转运,被水解成脂肪酸和甘油,进入到脂肪细胞和肌肉细胞中被利用或储存;内源性三酰甘油与胆固醇、磷脂组装成低密度脂蛋白,经过一系列转化为能量或储存在脂肪组织中。

血中的脂蛋白与三酰甘油等的转运转化是双向的,内源性脂质与外源性脂质的平衡是动态的。极低密度脂蛋白产生过多或清除障碍以及其转变成低密度脂蛋白过多,平衡被打破,血浆脂质或低密度脂蛋白超过正常水平,就导致了高脂血症。高脂血症常为高脂蛋白血症,表现为高胆固醇血症、高三酰甘油血症或两者兼有。临床上高脂血症分为原发性高脂血症和继发性血脂蛋白升高两类,原发性较罕见,属遗传性脂代谢紊乱疾病;继发性常见于糖尿病、肥胖、酒精过量、肾病综合征、胆管阻塞、甲状腺功能减退症等。

临床诊断高脂血症通常以血生化检测来判别。一是血浆总胆固醇<5.2毫摩/升是理想水平,5.2~6.2毫摩/升为临界,≥6.2毫摩/升为过高;二是血浆三酰甘油<1.7毫摩/升为理想,1.7~2.3毫摩/升为临界,>2.3毫摩/升为过高。

有时候测定低密度脂蛋白和高密度脂蛋白比总胆固醇更有意义,低密度脂蛋白水平升高与心血管疾病患病率和病死率升高相关,高密度脂蛋白水平升高有利于防止动脉粥样硬化发生。当成年人空腹血清总胆固醇>5.72毫摩/升、三酰甘油>1.7毫摩/升、低密度脂蛋白>3.1毫摩/升,即可诊断为高脂血症。

高血脂是很多疾病的致病危害因素,会引起众多并发症。如血脂过多易造成"血稠"并在血管壁上沉积,逐渐形成小斑块,即常说的"动脉粥样硬化";这些斑块增多增大逐渐堵塞血管,使血流变慢甚至中断,发生在心脏即引起冠心病,发生在脑则致脑中风,发生在眼底血管堵塞将导致视力下降失明,发生在肾脏则引起肾动脉硬化致肾功能衰竭,发生在下肢则出现肢体坏死溃烂等;高血脂可引发高血压,诱发胆结石和胰腺炎,加重肝炎,导致男性性功能障碍、老年痴呆等疾病,最新研究提示高血脂可能与癌症的发病有关。

高脂血症的防治需要综合措施应对,包括：实行低热量、低脂肪、低胆固醇、低糖、高纤维"四低一高"的合理膳食结构,适当的体育运动和文娱活动,不吸烟不

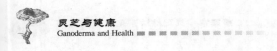

酗酒,避免精神紧张并保持良好的心态,定期体检并每年至少检查一次血脂,必要的药物调节血脂治疗,预防延缓冠心病、脑卒中等疾病的发生。灵芝等天然药物和食品具有较好的降血脂作用。

(二) 灵芝调节高血脂的机制和特点

1. 灵芝多糖通过影响酶活性而影响脂代谢。灵芝多糖降低血清中胆固醇和低密度脂蛋白、肝中三酰甘油含量,升高高密度脂蛋白含量,从而逐渐把低密度胆固醇等转化、溶解、排出体外。另外,实验证明,灵芝提取物可明显提高血清谷胱甘肽过氧化物酶和超氧化物歧化酶的活性,降低血清脂质过氧化物的浓度。这些都直接影响高脂血症的脂质代谢和抗氧化能力,

2. 灵芝能降低全血和血浆黏度,消除血栓并改善血液流变学障碍。血黏度升高主要是血液中血脂含量高和血液的纤溶能力下降造成。血黏度高,血液循环速度就会降低;要使血液能在机体内循环,就要增加血压,增加心脏负荷。血液循环减缓,机体每一部分的组织、细胞获得的氧和营养成分就会减少,机体就会衰弱无力。血栓所造成的血管阻塞若发生在体干部位,则会迅速产生旁路通道,仍可达到体干每一个组织和每一个细胞中;但血管阻塞发生在大脑或心肌则不能形成旁路血管来输送血液,而大脑和心脏是一刻都不能离开血液供氧的,所以发生大脑梗死或心肌梗死时就会导致严重后果。灵芝能调节血脂,同时能提高血液的纤溶能力,溶解血液中的血小板和过敏等引起的免疫复合物,从而降低血黏度和解除血栓。

3. 灵芝能减轻单核细胞对血管内皮细胞黏附作用而防范动脉硬化的形成。细胞分子生物学研究证明,灵芝多糖能抑制低密度脂蛋白胆固醇氧化,减轻由糖化白蛋白诱导的细胞黏附分子表达,影响单核细胞和内皮细胞的相互作用。

(三) 灵芝防治高脂血症的临床应用

1. 灵芝糖浆治疗高胆固醇血症 120 例。四川抗菌工业研究所报道:选取确诊为冠心病并伴高血压及血浆胆固醇高于 2 毫克/毫升的患者 120 例,给服深

层发酵灵芝糖浆4～6毫升,每天2～3次,连服1～3个月。结果:显效55例占46%;中效31例占26%;低效17例占14%;总有效率86%。有效者多在用药1个月后有较明显下降,少数在2～3个月后下降,停药后复检胆固醇值多数保持疗效,相关症状有改善。

2. 灵芝合剂治疗高血脂高血压老年患者20例。上海电业职工医院(现上海电力医院)试验,用灵芝合剂治疗高血脂、高血压老年患者20例,连服3个月,结果有55%患者血压下降,收缩压平均下降2.4千帕,舒张压平均下降1.87千帕;胆固醇平均下降为(1.13±0.05)毫摩/升,下降率为17.36%,有效率为80.7%;高密度脂蛋白平均上升(0.079±0.027)毫摩/升,有效率为79.4%。

3. "灵芝调脂灵"治疗高脂血症160例。据邢家骝报道:观察160例高脂血症患者服用"灵芝调脂灵"降脂疗效,其中男性111例,女性49例;年龄37～86岁,平均58岁;合并冠心病高血压4例,单纯高脂血症117例。均患高脂血症半年以上,经饮食控制、适度运动、口服降脂药仍超标。给予灵芝调脂灵(赤芝加枸杞子)每次50毫升,每日2次,1个月为一个疗程,多数服2个疗程。结果:160例中,总胆固醇降低71.4%,低密度脂蛋白降低71.4%,三酰甘油降低48.4%,高密度脂蛋白升高82.5%;对部分患者有降血压、血糖和谷丙转氨酶的作用。黄卫祖和景爱萍也报道,证实灵芝调脂灵治疗高脂血症30例,降低总胆固醇总有效率76.7%,降低三酰甘油总有效率73.4%。

4. 灵芝防治高脂血症案例。

病例一: 患者男,62岁,日本和歌山县人,早年患高血压病,稍登楼则喘息,时有强烈心悸,胸口时感束缚,甚觉不安,为冠心病的前期症状。后服用灵芝,第10天起症状有明显改善,呼吸困难和心悸减少,2个月后大多症状都消退。

病例二: 患者男,45岁,某公司董事长,患脑出血,连续服用3个月灵芝后,病情有所好转。但后因灵芝用完而停服2个月后,又出现蛛网膜下隙出血病倒,经脑外科手术后不完全康复,留有半身不遂、口齿不清等后遗症。后再次服用灵芝,病情逐渐好转,可从事轻微劳动。

病例三: 患者男,74岁,离休干部,平时不太注意保健,离休后偶然去医院检查,血黏度4个"+",精神负担较重。经同事介绍连服数月灵芝,后再查血黏度降为1个"+",精神状态也有所改善。

病例四：患者男，60 岁，原在饭店工作，因长年站立并在油烟环境工作，油腻肥胖，血脂高，两腿常有刺激麻木感，退休后感觉加重，全身乏力，行走不稳，药物治疗久不见效。服用灵芝胶囊 2 个月后，自我感觉轻松，精神面貌改善，双腿刺激麻木感消失。

二、 灵芝防治冠心病的应用

（一）关于冠心病

冠心病是冠状动脉性心脏病的简称，又称缺血性心肌病。是指因冠状动脉发生动脉粥样硬化狭窄或阻塞狭窄等器质性改变，以及在此基础上合并动力性血管痉挛及血栓形成，引起冠状动脉供血不足、心肌缺血缺氧或心肌坏死等功能障碍和器质性病变的一种心脏病。

冠心病的发生与冠状动脉粥样硬化狭窄的程度和支数有密切关系。按照世界卫生组织的标准，冠心病分为 5 型，即：无症状性心肌缺血型（隐性冠心病）、心绞痛型、心肌梗塞型、心力衰竭和心律失常型（缺血性心肌病）、猝死型。不同的类型呈现不同的临床症状和表现，需要作鉴别诊断。

冠心病是全球重大健康问题，也是病死率最高的疾病之一。根据世界卫生组织 2011 年的报道，中国的冠心病死亡人数已列世界第二位；据《中国心血管病报告 2018》显示，心血管病病死率居首位，高于肿瘤及其他疾病。随着人口老龄化、社会城镇化、生活多样化改变，冠心病的发病率和病死率均在不断上升，是我国人群死亡和过早死亡的主要原因。高血压、血脂异常和高脂血症、超重和过度肥胖、糖尿病等疾病，以及吸烟、过量饮酒、不合理膳食、缺乏体力活动等不良生活习惯，是诱发该病可改变的主要危险因素。冠心病不可改变的危险因素有：性别、年龄、家族史等。此外，冠心病也与感染有关，如巨细胞病毒、肺炎衣原体、幽门螺杆菌等。

冠心病是中老年人的常见病和多发病，冠心病的早期发现对这个年龄阶段的人群十分重要。心绞痛的发作于不同人表现不一,多数人形容其为胸部压迫感、闷胀感、憋闷感,部分感觉向双侧肩部、背部、颈部、咽喉部放射,休息或者含服硝酸甘油可缓解。在日常生活中,如果劳累或精神紧张时出现胸骨后或心前区闷痛或紧缩样疼痛,并向左肩左上臂放射,持续 3～5 分钟;体力活动时出现胸闷、心悸、气短,以及头痛、牙痛、腿痛,休息时自行缓解;夜晚睡眠时感到胸闷憋气,且需要高枕卧位方感舒适的;反复出现脉搏不齐、不明原因心跳过速或过缓的,都要及时就医。原则上,40 岁以上的人每年应做一次体检,包括血胆固醇化验、血压检查、血糖检查、心电图检查等。冠状动脉造影检查是诊断冠心病最肯定的方法,被称之冠状动脉狭窄诊断的金标准。

冠心病的三级预防很重要。针对易患人群,控制易患因素,防止动脉粥样硬化的形成,可以减少冠心病危险的发生。积极有效的预防措施包括:不吸烟,保持血压正常稳定,限制酒精和食盐摄入,保持适当钾、钙、镁摄入,维持血脂正常,避免精神紧张,规律锻炼并保持体重,维持血糖正常并防治糖尿病等。对已有冠心病危险因素(高血压、糖尿病、高脂血症等)的高危患者,建议长期服灵芝制剂等预防冠心病的发生。灵芝制剂虽起效缓慢但效果稳定,是防治心血管疾病较为理想的药物。

(二) 灵芝防治冠心病的机制和特点

1. 灵芝能增强心脏功能,提高心肌对缺氧的耐受力和抵抗力。使用灵芝制剂可缓解或减轻心绞痛症状,可以减少抗心绞痛药的用量,甚至可免于使用。

2. 灵芝可增加冠脉流量,改善心肌微循环。使用灵芝制剂后心肌缺血状况好转,心电图改善,此变化与减轻冠心病心绞痛症状的疗效存在平行效应。

3. 灵芝有降血脂、降血黏度的作用,进而降低心血管病变风险。对血清胆固醇、三酰甘油和低密度脂蛋白能程度不等地降低;灵芝制剂还能抑制血小板聚集,防止血栓形成。使用灵芝制剂后全血黏度和血浆黏度降低,从而改善了心脑血管疾病的血液流变学障碍。

4. 灵芝具有抗氧化和清除氧自由基作用,能抑制血管内皮细胞生长因子(VEGF)的表达,抑制血管内皮细胞增殖,减轻血管内皮细胞的损伤。使用灵芝

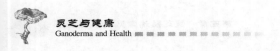

制剂后,动脉粥样硬化的程度减轻。灵芝与化学合成降血脂药合用可提高疗效,能减轻这些药物引起的肝损伤。

5. 灵芝具有镇静安神、镇痛解痉的作用,能提高机体对缺氧的耐受力。使用灵芝制剂后,患者原有的心悸、气紧、头痛、头晕、水肿等症状减轻或缓解,大多数患者的食欲、睡眠和体力也有明显的改善,不良反应少。

6. 灵芝制剂防治冠心病存在一定的剂量疗效关系。在防治冠心病、心绞痛及高脂血症的临床实践中,已证实灵芝制剂的疗效与病情轻重、用药剂量、疗程长短等相关,一般病情轻中度患者疗效较好,剂量较大、疗程较长者疗效较好。

(三) 灵芝防治冠心病的临床应用

1. 灵芝胶囊治疗冠心病心绞痛伴高脂血症 46 例。据王慧珍等研究报道,选取的 46 例中:稳定心绞痛 31 例,不稳定心绞痛 15 例;单纯总胆固醇升高 18 例,单纯三酰甘油升高者 16 例;总胆固醇、三酰甘油都升高 12 例;46 例中高密度脂蛋白胆固醇降低者 11 例。所有患者停用一切扩血管药物,给予灵芝胶囊,每次 2 粒,每天 3 次,疗程 8 周。严重者必要时可给予硝酸甘油,并详细记录用法、用量与停减时间。在 46 例患者心绞痛疗效结果中,显效(同等劳累程度不引起心绞痛或心绞痛次数与硝酸甘油用量减少 80% 以上)19 例,有效(心绞痛次数与硝酸甘油用量减少 50%～80%)14 例,无效(心绞痛次数或硝酸甘油用量减少不足 50%)13 例,总有效率(显效＋有效)为 71.8%。在 46 例患者心电图疗效结果中,显效(静息心电图恢复正常)15 例;有效(下移 ST 段治疗后回升＞0.5 毫米,主要导联倒置 T 波变浅 50% 以上,或 T 波变平或直立)12 例(注:ST 段下移提示心肌缺血);无效(治疗后心电图无明显改善)19 例,总有效率为 58.7%。治疗前硝酸甘油应用率为 34.8%,而治疗后应用率为 10.9%,前后相比有显著性差异。另外 8 周后治疗组血清中的总胆固醇、三酰甘油较治疗前明显降低,高密度脂蛋白胆固醇明显升高。且在治疗期间,未发现不良反应,对血尿常规、肝肾功能的安全性检测未发现不良反应,对血压与心率无明显影响。表明灵芝胶囊对冠心病、心绞痛与高脂血症具有一定的疗效。

2. 联用灵芝菌合剂治疗稳定性心绞痛 89 例。据陈晓莫等研究报道,所有 89

例均非变异型心绞痛,均无房室传导阻滞、心功能不全表现。随机分为两组:
①常规治疗组44例,男26例,女18例,年龄36～83岁,平均年龄59岁;②灵芝
菌合剂组45例,男28例,女17例,年龄38～80岁,平均年龄58岁。常规治疗组
在诊断确立后接受硝酸酯类、钙离子阻滞剂、血管紧张素转换酶抑制剂、β受体阻
滞剂治疗。灵芝菌合剂组在常规治疗基础上加用灵芝菌合剂(每天3次,每次20
毫升)。治疗时间为30±2天。结果显示,常规治疗组44例,显效(心绞痛消失或
减少90%以上,不用硝酸甘油)26例;有效(心绞痛次数与硝酸甘油用量减少
50%～90%)14例;无效(症状与硝酸甘油用量的减少未达有效标准)4例。灵芝
菌合剂组45例,显效31例,有效12例,无效2例。表明在心绞痛的常规治疗中,
加服灵芝菌合剂,可以起到增强疗效的作用。

3. 灵芝糖浆治疗冠心病29例。据原成都军区总医院三病防治办公室报道,
用灵芝治疗29例冠心病患者。每天服灵芝糖浆3次,每次5～10毫升,连服20
天。结果:冠心病心绞痛的显效率为24.1%,总有效率为79.1%;对心电图缺血
性改变有效率为69.1%;血清胆固醇下降0.54毫摩/升以上者为47.3%。

4. 灵芝酊治疗冠心病心绞痛39例。据北京中医院东直门医院报道,39例的
治疗结果为:显效率为43.5%,总有效率为89.6%,无效者占10.4%。根据中医
分型计算疗效,灵芝对心气虚、心阳损耗型的有效率比其他型的有效率高。此外,
患者的头痛、头晕、心悸、气短、胸闷、泛白、四肢冷凉、自汗、盗汗、五心烦热、失眠、
食欲差等各方面均有明显的改善。

5. 灵芝治疗冠心病伴高血压、高胆固醇血症120例。据四川抗生素研究所等
报道,对120例冠状动脉硬化性心脏病、冠心病伴高血压、高胆固醇症用灵芝治
疗,结果:血浆胆固醇下降值＞1.29毫摩/升(显效)55例,胆固醇下降值0.80～
1.29毫摩/升(中效)31例,胆固醇下降值0.26～0.78毫摩/升(低效)17例。同时,
患者的血黏度、血细胞比容和红细胞沉降率下降,甲襞微血管数目与血液流速增
大,血糖也明显下降。

6. 灵芝防治冠心病的案例。

病例一:患者男,66岁。有阵发性心悸、胸闷,劳动时尤甚,心电图显示V_9ST
缺血样下降0.75毫米。服用灵芝片1个月后,心悸、胸闷症状消失,心电图基本
正常。第2个月因灵芝片未能供应而改服其他药物,症状再次出现。后继续服用

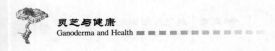

灵芝片,5周后症状基本消失,心电图恢复正常。

　　病例二：患者男,68岁,心律不齐,偏头痛、失眠、心脏病、白细胞减少症,发作时常门诊输1～2个疗程低分子右旋糖酐(每个疗程15瓶)。自服用灵芝半年后,心律不齐转好;1年内心脏病症状未出现。每天坚持服用灵芝4年,心脏病未见复发,偏头痛和失眠症亦消失。

三、 灵芝防治高血压病的应用

(一) 关于高血压病

　　血压是指血液在血管中流动时产生对血管壁的压力。高血压是一种以动脉血压持续升高为特征,伴有进行性心血管损害和脑肾等功能性器质性异常的全身性疾病。高血压病是全球人类最常见的慢性病,是导致冠心病、脑血管意外、慢性肾脏疾病发生和死亡的最主要的危险因素。

　　高血压的发病机制尚未完全明确,现有研究认为与遗传和环境因素有关。其形成机制和血脂升高、血黏度增高、血液流动速度慢、血容量大、血管紧张素转换酶活性高、血管痉挛以及微血管闭塞、微循环不畅等因素有关。导致高血压的环境因素主要是指不良生活方式,可改变的危险因素包括：高盐(高钠)低钾饮食、体重超重和肥胖(尤其是腹型肥胖)、长期过量饮酒、长期精神过度紧张。不可改变的危险因素包括：遗传、性别、年龄。在家族史中,因父母均患、一人患和不患高血压而致子女高血压的发生率分别为46%、28%和3%。发病率有随着年龄增长而增高的趋势,40岁以上者发病率较高。

　　高血压在早期可能无症状或症状不明显,常见头晕、头痛、颈项板紧、疲劳、心悸等,在劳累、精神紧张、情绪波动后发生血压升高,休息后恢复正常。随着病程延长,血压明显持续升高,逐渐会出现各种症状,被称为缓进型高血压病,常见症状有头痛、头晕、注意力不集中、记忆力减退、肢体麻木、夜尿增多、心悸、胸闷、乏力等。一般讲,清晨活动后血压可迅速升高,易导致心脑血管事件。

　　临床上高血压的诊断标准为：经非同日 3 次测量血压，收缩压≥140 毫米汞柱(1 毫米汞柱＝0.133 千帕)和(或)舒张压≥90 毫米汞柱为高血压。原因不明的高血压称之为原发性高血压，大多需要终身治疗。由某些疾病引起的高血压称为继发性高血压，大多经特异性治疗可获得根治。

　　高血压的治疗方针是防治结合，主要有：改善生活行为、血压控制标准个体化、多重心血管危险因素协同控制等。药物治疗有：利尿剂、β 受体阻滞剂、钙通道阻滞剂、血管紧张素转换酶抑制剂、血管紧张素 Ⅱ 受体阻滞剂等。大多数无并发症或合并症患者可以单独或者联合用药，从小剂量开始逐步递增剂量。Ⅱ级高血压患者在开始时就可以采用两种降压药物联合治疗。灵芝制剂对控制血压有积极的帮助。降压治疗后尽管血压控制在正常范围，血压升高以外的多种危险因素依然要高度重视。

（二）灵芝防治高血压病的机制和特点

　　1. 相关抗高血压蛋白降脂降压。灵芝制剂含有抗高血压相关蛋白，对动脉、小动脉和毛细血管压有明显的降低作用，与常规降压药合用时有协同作用，使毛细血管和口径增大，降低血和肝中胆固醇含量，降低全血和血浆黏度，进而降低血压。

　　2. 灵芝对胰岛素抵抗有干预作用，使血压更易控制。灵芝配合治疗可使空腹血糖降低和胰岛素升高，调节原发性高血压患者毛细血管密度和血黏度，从而实现降压。

　　3. 灵芝三萜降低血管紧张素转换酶活性而降压。灵芝三萜类化合物包括灵芝酸 K、灵芝酸 S、灵芝醛 A、灵芝醇 A、灵芝醇 B 等，均能抑制血管紧张素转换酶，降低该酶活性，发挥降压作用。

　　4. 灵芝多糖抗氧化降压。灵芝多糖具有抗氧化和清除氧自由基作用，使动脉平滑肌中过高的自由基降至正常水平，使降低的超氧化物歧化酶活性增强，使血压更易控制。

　　5. 协同作用。灵芝制剂能改善高血压病患者的自觉症状，协同常规降压药发挥应有疗效。

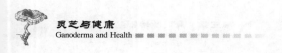

（三）灵芝防治高血压病的临床应用

1. 灵芝片辅助治疗难治性高血压病 40 例。据张国平等研究报道：40 例难治性高血压病患者使用硝苯地平、巯甲丙脯酸、尼莫地平等 1 月以上，血压仍在 18.6/12.0 千帕以上。治疗组 27 例，服用降压药和灵芝片，每次 2 片，每天 3 次，每片含灵芝提取物 55 毫克，相当于灵芝子实体 1.375 克；对照组 13 例，服用降压药和安慰剂，3 个月后，治疗组大动脉血压和毛细血管血压都下降，并且患者血液黏度、血细胞比容和红细胞沉降率明显下降，甲襞微血管增多，血糖下降，由此认为灵芝与降压药合用，对治疗难治性高血压合并高血糖患者尤为合适。

2. 灵芝片辅助治疗原发性高血压病 54 例。据 Jin 等研究报道：54 例按 WHO 诊断标准为原发性高血压病患者，采用卡托普利（25 毫克，每天 3 次）或尼莫地平（20 毫克，每天 3 次）常规治疗无效后，再服用灵芝片治疗。灵芝片系灵芝热水提取物冻干制成，每片含提取物 55 毫克，相当于灵芝子实体 1.375 克。患者在原治疗基础上，服用灵芝片或安慰剂片 2 片，每日 3 次。54 例患者中 40 例服灵芝片，14 例服安慰剂片作为对照。按双盲法进行临床试验，每日上午 9 时进行血压和微循环检查。结果如下：在加服灵芝前，患者的血压均高于 140/90 毫米汞柱；加用灵芝片 2 周，血压开始显著降低；至加药后 4 周，血压均在 140/90 毫米汞柱以下。加用灵芝片前患者的指动脉压（收缩压/舒张压）和毛细血管压分别为（16.95±2.11/9.96±1.38）千帕和（7.61±1.11）千帕，加用灵芝 2 周后，25 例患者的指动脉压和毛细血管压显著降低；加用灵芝 4 周时，指动脉压和毛细血管压分别为（13.31±1.82/8.54±0.99）千帕和（4.83±0.68）千帕，与加药前比较有显著差异。加服灵芝片还使患者的甲皱微循环出现明显变化，加服灵芝片 2 周，导致毛细血管襻密度、直径和红细胞流速较用药前显著改善。动脉压或小动脉压降低与毛细血管襻密度、毛细血管襻传出支径的改善之间呈正相关。安慰剂组 14 例患者用药前后上述指标均无明显改变。结果显示，灵芝片与降压药之间有协同作用，可增强降压药的疗效。

3. 灵芝冻干提取物片治疗原发性高血压 53 例。据日本 Kanmatsuse 等研究，将 53 例患者分为两组，甲组为原发性高血压病患者，乙组为血压正常或轻度高血压患者。所有患者均每天口服冻干灵芝提取物片 6 片(240 毫克/片),共服药 180 天。结果:甲组患者的血压显著降低,治疗前平均血压(收缩压/舒张压)为 156.6/103.6 毫米汞柱,治疗 6 个月后降至 136.6/92.8 毫米汞柱。乙组患者服用灵芝 6 个月,未见明显降压作用。

4. 灵芝片与降压药合用治疗原发难治型高血压病 40 例。据 Jin 报道,选取 40 例 II 期原发型高血压病患者,分析研究灵芝和降压药对血糖、血浆 NO、微循环和血液流变学的影响。所有患者虽经 1 个月以上常规治疗(卡托普利加尼莫地平)无效,血压仍高于 140/90 毫米汞柱。27 名患者加用灵芝片 3 个月后,在动脉压、小动脉压和毛细血管压降低以及甲皱微循环明显改善的同时,5 种血黏度参数均显著降低,且与服安慰剂的对照组有显著差异。结果指出,灵芝与降压药长期合用能显著降低难治性高血压患者的血压,并减少并发症,如糖尿病。

5. 灵芝辅助治疗顽固性高血压病 40 例。上海医科大学、徐州市第四人民医院和日本汉生医药研究所报道,给 40 例顽固性高血压患者在服用灵芝时加服降压药,疗程 3 个月。结果:大动脉血压、小动脉血压和毛细血管血压显著下降($P < 0.05$),并维持至正常血压水平。与此同时,微血管、微血流和微血管周围状态均有显著改善,并且毛细血管条数显著增加,口径扩大,流速加快($P < 0.05$)。由此表明:灵芝有增加脏器和组织的微循环流量,对组织和脏器有保护作用。

6. 灵芝片对高血压患者胰岛素抵抗干预治疗 42 例。龙建军等选取原发性高血压患者 42 例,其中男 25 例,女 17 例,年龄 36~65 岁;高血压一期 9 例,二期 33 例;均长期服用降压药,无并发症。灵芝组 27 例,给予灵芝片每次 2 片每天 3 次;空白对照组 15 例,给予空白对照片剂;两组均同时继续服用常规降压药。结果:辅以灵芝治疗后,大动脉、小动脉、毛细血管压明显降低,具有协同降压作用,还能改善微循环,降低原发性高血压患者对胰岛素的抵抗。

7. 灵芝防治高血压病的案例

病例一:患者男性,59 岁,日本人。服灵芝前,血压为 178/108 毫米汞柱,同时还患有高脂血症,中性脂肪为 169 毫摩/升,β脂蛋白为 618 毫摩/升,胆固醇为 6.84 毫摩/升;病情症状还有肩膀僵硬、悸动。后服用灵芝,并用强心剂治疗,6 周后悸动亦消除,5 个月后肩膀僵硬消除,血压下降至 150/90 毫米汞柱,中性脂肪降至 135 毫摩/升,胆固醇降至 6.72 毫摩/升,β脂蛋白降至 400 毫摩/升,基本恢

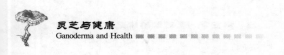

复正常。

病例二：患者男,47 岁。患高血压病已有 15 年,血压 220/130 毫米汞柱,并有心悸、头晕、走路不稳、精神不振等症状。先服用降压药,血压降至 154/96 毫米承柱,但症状未明显减轻。后加服灵芝片,每天 3 次,每次 3 片,1 周后头晕较轻度,其余症状消失。

病例三：患者男,61 岁,日本人。高血压和不安神经症。长期服用降压剂和精神安定剂,症状未见好转,一直自觉头部有某物覆盖重压感,失眠、便秘。后慕名来到近畿大学东洋医药研究所治疗,医生认为失眠加便秘易使大肠内产生毒蛋白,毒素入血循环会引发脑部血管炎,同时抑制肠道有益细菌繁殖和增进有害细菌增殖。医嘱服用灵芝,并要求改进饮食。1 周后,头上覆盖某种物体的感觉消失,夜晚较容易入睡;1 个半月后,血压由原来的 195/100 毫米汞柱降至 140/90 毫米汞柱,血浆胆固醇值也由 6.63 毫摩/升降到 4.56 毫摩/升。

病例四：患者男,日本人,45 岁。因患高血压而致脑卒中,经抢救后意识恢复,但从此口齿不清,久治不愈。后开始服用灵芝,不久病情好转,连续服用灵芝后各种症状消失,能起床散步锻炼,并能给员工发指示安排工作。

病例五：患者某离休干部夫妇,均已年过古稀。男主患高血压,常感头晕,严重时双目不能睁开,不能看电视,不能听噪声,心情烦躁,全身不适。经检查为"腔隙性大面积梗死",服药效果不明显。后每天服用灵芝,病情逐渐好转,病状逐渐消失,无头昏头晕,睡眠可,能看电视。女主原左脑梗死,脑供血不足,头胀发昏。自服用灵芝后症状消失。经复查,心血管、肠胃系统功能正常。

四、 灵芝防治糖尿病的应用

（一）关于糖尿病

糖尿病是一种由于胰岛素分泌缺陷或胰岛素作用障碍所致的以慢性高血糖为特征的代谢性疾病。其特点是胰岛素分泌不足或作用障碍,导致机体糖类、脂肪、蛋白质代谢紊乱致慢性高血糖；持续高血糖与长期代谢紊乱等造成全身多种组织器官的慢性损伤、功能障碍甚至衰竭，特别是眼、肾、心血管及神经系统等靶器官受损害最为典型；严重者可引起失水、电解质紊乱、酸碱平衡失调等急性并发症酮症酸中毒和高渗昏迷。近30年来，我国的糖尿病患病率显著增加，成人糖尿病患病率统计，1995年为2.12%，2002年为4.5%，2008年为9.7%，2013年为10.9%。2017年，中国20～79岁人群中糖尿病患者有1.144亿人，居世界第一，而我国糖尿病的诊断率仅有30%～40%，即每10个糖尿病患者中，只有3～4人知道自己有糖尿病。糖尿病已成为仅次于癌症和心血管病的严重危害人民健康的疾病。

根据世界卫生组织（WHO）及国际糖尿病联盟（IDF）专家组的建议，糖尿病可分为1型、2型、其他特殊类型和妊娠糖尿病4种。从病因病理上讲，1型和2型糖尿病均存在明显的遗传异质性。1型糖尿病患者存在免疫系统异常，某些病毒感染后导致自身免疫反应，破坏胰岛素β细胞。2型糖尿病的发病除遗传易感性外，主要与现代生活方式有关，进食过多、体力活动减少导致的肥胖是2型糖尿病最主要的环境因素，使具有2型糖尿病遗传易感性的个体容易发病。1型糖尿病患病率远低于2型糖尿病，本书重点讨论灵芝与2型糖尿病的关系。

糖尿病的症状可分为两大类：一大类是与代谢紊乱有关的表现，尤其是与高血糖有关的症状，另一大类是各种急性或慢性并发症的表现。糖尿病的临床表现，典型症状为多尿、多饮、多食和消瘦的"三多一少"症状，多见于1型糖尿病，2型糖尿病常不十分明显或仅有部分表现；不典型症状仅有头昏、乏力等，甚至无症状，多见于2型糖尿病患者；急性并发症表现为食欲减退、恶心、呕吐、腹痛，多尿加重，头晕、嗜睡、视物模糊、呼吸困难、昏迷等；慢性并发症的主要表现为糖尿病视网膜病变、糖尿病性肾病甚至肾衰、糖尿病神经病变、反复的感染、多发性周围神经炎及糖尿病足等。

血糖是诊断糖尿病的主要标准，必要时辅之与糖尿病并发症的关系来确定。我国目前采用世界卫生组织糖尿病诊断标准（1999年），即血糖升高达到三条标准中的任意一项时，就可诊断为糖尿病。第一条，糖尿病症状＋任意时间血浆葡萄糖水平≥11.1毫摩/升；第二条，空腹血浆葡萄糖（FPG）水平≥7.0毫摩/升；第三条，口服葡萄糖耐量（OGTT）试验中，餐后2小时血浆葡萄糖水平≥11.1毫摩/

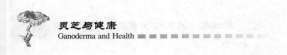
升。另外,2010 年美国糖尿病学会(ADA)指南已将糖化血红蛋白(HbA1C)≥6.5% 作为糖尿病诊断标准之一。

糖尿病的防治包括糖尿病教育、饮食治疗、运动治疗、药物治疗、血糖监测,以及其他心血管疾病危险因子的检测和控制几个方面。2 型糖尿病的预防可按三级预防策略实施:一级预防的目标是预防 2 型糖尿病的发生,包括识别危险因素、筛查高危人群、强化生活方式干预;二级预防的目标是在已诊断的 2 型糖尿病患者中预防糖尿病并发症的发生;三级预防的目标是减少已发生的糖尿病并发症的进展、降低致残率和病死率,并改善患者的生存质量。2 型糖尿病的药物治疗方法较多,目前主要有各类口服降糖药、各种剂型胰岛素等。

(二) 灵芝协同防治糖尿病的作用机制和特点

1. 灵芝多糖的抗氧化作用保护胰岛 β 细胞并促进糖代谢利用。灵芝多糖抑制氧自由基增加和脂质过氧化反应,维持其胰岛素分泌功能的正常运行,提高血浆胰岛素水平,加快葡萄糖的代谢,促进外周组织和肝脏对葡萄糖的利用,从而使血糖降低。

2. 灵芝调节免疫作用改善糖尿病症状。灵芝多糖能明显降低链脲霉素诱导的自身免疫性糖尿病发生率,促进胰岛细胞葡萄糖转运蛋白 2(GLUT2)的蛋白表达,改善胰岛细胞的胰岛素分泌功能。同时,糖尿病患者的免疫功能改善,有助于防止糖尿病易发生的合并细菌和病毒感染。

3. 灵芝调节血脂和血黏度减轻糖尿病并发症。灵芝提取物降低全血黏度和血浆黏度,可改善心脑血管疾病患者的血液流变学障碍,在降血糖时延缓糖尿病血管病变,防范冠心病和肾病等糖尿病合并症的发生。

4. 灵芝多糖抑制低密度脂蛋白和糖基化产物黏附等病理改变。灵芝多糖能抑制低密度脂蛋白(LDL)氧化,抑制糖基化终末产物引起的血管内皮细胞黏附分子的表达,从而抑制单核细胞对内皮细胞的黏附,减轻和延缓患者在高血糖和高血脂等病理因素影响下产生的血管病变,从而预防糖尿病血管合并症。

5. 灵芝制剂可增强降血糖药的疗效,且可使一些应用降血糖药效果不明显或效果不稳定的状况好转。对于多数患者而言,灵芝制剂需与降血糖药合用,发挥协同作用,增强降血糖作用,降低降糖药对肝脏的损伤,减轻高血糖对靶器官的损害,延缓并发症的发生。

（三）灵芝辅助治疗糖尿病的临床应用

1. 灵芝提取物治疗 2 型糖尿病患者 71 例。据 Yihuai Gao 等研究报道：71 例 2 型糖尿病患者均符合 2 型糖尿病诊断标准。入组病例均为病程 3 个月以上,未用过胰岛素,年龄＞18 岁,心电图正常,未用过磺脲类者,空腹血糖为 8.9～16.7 毫摩/升,或用过磺脲类药前空腹血糖＜10 毫摩/升的患者。患者随机分为灵芝组和安慰剂组,分别口服灵芝提取物 1 800 毫克,每天 3 次,共服 12 周。安慰剂组按同法服安慰剂。两组均测空腹和餐后的糖化血红蛋白、血糖、胰岛素和 C-蛋白。结果：灵芝提取物显著降低糖化血红蛋白,从服药前的 8.4% 降至 12 周时的 7.6%。空腹血糖和餐后血糖的变化与糖化血红蛋白的变化相平行,服药前餐后血糖为 13.6 毫摩/升,服药 12 周后降至 11.8 毫摩/升。而安慰剂组患者的上述指标则无改变或略增加。空腹和餐后 2 小时胰岛素与 C-反应蛋白水平的变化,两组间也有明显差异。患者均能很好地耐受该药。表明灵芝提取物对 2 型糖尿病患者有一定疗效。

2. 灵芝胶囊协同治疗 2 型糖尿病 130 例。据 Zhang 和 Li 等研究报道：130 例符合 WHO 糖尿病诊断标准的 2 型糖尿病患者随机分为试验组(100 例)和对照组(30 例)。两组患者均给予常规的降血糖治疗,试验组加服灵芝胶囊(含灵芝提取物 70%、灵芝孢子 20%),每次 3 粒,每日 3 次,共 2 个月。结果显示,治疗前对照组和试验组空腹血糖(毫摩/升)和胰岛素(单位/毫升)水平分别为 9.74±1.84、9.00±1.98 和 9.37±1.02,8.77±2.72;治疗后分别为 7.18±2.30、8.71±1.65 和 6.24±1.18,8.43±2.26。试验组空腹血糖降低程度较对照组有显著差异,但两组间胰岛素水平无明显差异。此外,试验组改善头晕、口渴、乏力、腰酸、腿软等症状优于对照组。指出灵芝胶囊可辅助治疗 2 型糖尿病。

3. 灵芝颗粒辅助治疗 2 型糖尿病 75 例。据何燕铭等报道,75 例 2 型糖尿病患者均符合 WHO 糖尿病诊断标准,年龄 18～75 岁,单纯西药治疗,未使用胰岛素,空腹血糖在7.0～10.0 毫摩/升。随机分为灵芝组(47 例)和对照组(28 例),灵

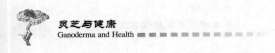

芝组在常规治疗基础上加灵芝颗粒(每包 10 克,每日 1 包);对照组在常规治疗基础上加安慰剂。结果:灵芝组痊愈 5 例占 10.6%、显效 21 例占 44.7%、有效 16 例占 34.0%、无效 5 例占 10.6%,总有效率 89.4%;对照组痊愈 1 例占3.6%、显效 4 例占 14.3%、有效 8 例占 28.6%、无效 15 例占 53.6%,总有效率 46.4%。两组有效率有显著差异($P<0.05$)。治疗 8 周后,灵芝组患者的餐后血糖、糖化血清白蛋白、胰岛素抵抗指数、丙二醛(MDA)均有明显降低,显著优于对照组。说明灵芝颗粒能有效改善 2 型糖尿病患者的糖代谢、胰岛素敏感性和氧化应激水平。

4. 复方灵芝降糖胶囊降糖功效研究。黄萍等探讨了复方灵芝降糖胶囊(由灵芝、黄芪、三七等组成)治疗糖尿病的药理作用。结果表明,复方灵芝能降低正常大鼠血糖,改善糖耐量,促进血清胰岛素释放;对正常小鼠血糖无降低作用;对实验性糖尿病大鼠有明显降低血糖作用,能改善糖耐量和提高血清胰岛素含量,同时能降低血浆胰岛高血糖素的含量,并能调节实验性糖尿病大鼠某些血糖代谢环节,如促进肝糖原的合成等;并能明显降低肾上腺素引起的小鼠血糖升高。

5. 灵芝辅助治疗糖尿病的案例

病例一:患者女性,73 岁,日本人。患有严重的低血压 75/45 毫米汞柱,并发糖尿病,视力模糊,卧床不起,伴有严重的目眩、头痛、肩颈僵硬等症状。服用灵芝 1 个月后,心情有所好转;治疗 2 个月后,头晕、目眩、呼吸困难症状逐渐消除;治疗 3 个月后,生活可自理。

病例二:患者男性,67 岁。患糖尿病,从 50 岁起服用降血糖药,十多年未改善,出现肾脏代谢合并症,尿蛋白 3 个"＋"。后以灵芝孢子粉、灵芝提取物等制剂辅助治疗,同时更换降血糖用药,辅以饮食控制和运动,1 个月血糖值和尿蛋白即明显改善,2 个月后各项指标接近正常,未见相关并发症。

五、 灵芝防治神经衰弱的应用

(一) 关于神经衰弱

神经衰弱是一种由于长期处于情绪紧张和精神压力状态而导致出现的以脑

和躯体功能衰弱为主要表现的神经症。神经衰弱以精神易兴奋和脑力易疲劳为特征,常伴有紧张、烦恼、易激惹等情绪症状及肌肉紧张性疼痛、睡眠障碍等一系列的生理功能紊乱症状。

神经衰弱患者体质、神经健康程度较差,较小的精神、机械刺激就能使神经兴奋且不能抑制,容易产生神经痉挛,不能停止臆想;睡眠时,神经递质却不能停止分泌,同时神经中灭活神经介质的酶活性很低,睡眠时神经递质仍在不断地作用于靶组织、靶细胞,从而使得大脑不能完全入睡,肌肉、内脏不能休息,长时间处于半活动状态,不断产生乳酸。而睡眠时,乳酸脱氢酶等酶分泌量下降,所以容易造成肌肉、内脏中乳酸的积累,肌糖原储量减少,于是出现晚上不能很好入睡,晨起感到疲劳,白天工作无精神的现象。

神经衰弱的症状不是继发于躯体疾病和脑器质性病变,也不是其他任何精神障碍的一部分,因此不能归于脑、躯体疾病及其他精神疾病。症状时轻时重,波动与心理社会因素有关,病程多迁延。精神因素是造成神经衰弱的主要病因。凡是能引起持续的紧张心情和长期的内心矛盾的一些因素,使神经活动过程强烈而持久的处于紧张状态,超过神经系统张力的耐受限度,即可发病。如:过度疲劳而又得不到休息导致的兴奋过程过度紧张;对现实状况不满意导致的抑制过程过度紧张;不适应生活环境改变使中枢神经系统处于过度紧张和疲劳。大脑皮质的神经细胞具有相当高的耐受性,在紧张的脑力劳动之后产生的疲劳一般通过休息就可以恢复,但长期强烈紧张状态的神经活动一旦超越耐受极限,就可能产生神经衰弱。

神经衰弱的持续发展,可导致中枢神经功能紊乱,进而引起交感和副交感等自主神经的功能紊乱,进而致内分泌系统和免疫系统的功能紊乱,最终产生神经-内分泌-免疫调节紊乱,严重的则陷入恶性循环。神经衰弱导致大脑高级神经中枢和自主神经的功能失调,虽不影响寿命,但会严重影响患者的身心健康及生活起居。神经衰弱的临床症状以脑和躯体功能衰弱症状为主,特征是持续的令人苦恼的脑力易疲劳和体力易疲劳,经过休息或娱乐不能恢复,有烦恼、心情紧张、易激惹、焦虑或抑郁等情感症状,也可有精神易兴奋和对声光很敏感。自主神经功能紊乱的有头痛头晕、睡眠障碍、注意力不集中、记忆力下降、食欲不振、心悸气短、肌肉紧张性疼痛等症状。内分泌和免疫的功能紊乱可致阳痿、月经失调、免疫

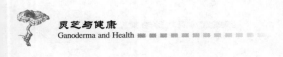
力降低等。

神经衰弱的治疗方针是,在详细检查排除器质性疾病后,应用心理治疗、行为疗法、配合药物及物理治疗,可以获得较好的疗效。灵芝具有镇静安神和抗焦虑、抗抑郁样作用,可改善患者的焦虑和抑郁,放松肌肉并消除躯体不适。其他治疗包括体育锻炼、旅游疗养、调整学习和工作方式等,摆脱烦恼处境,改善紧张状态,缓解精神压力,消除继发焦虑。

(二) 灵芝防治神经衰弱的作用机制和特点

1. 镇静安神作用。灵芝提取物具有镇静解痉、安神催眠的功用,通过影响苯二氮卓类受体,有效延长睡眠时间。

2. 抗焦虑抑郁作用。灵芝菌丝体培养基水提取物能对 5-HT2a 受体拮抗作用产生影响,显示出抗焦虑样作用和抗抑郁作用。

3. 稳态调节作用。灵芝制剂能使神经-内分泌-免疫调节紊乱恢复至正常,有效阻断神经衰弱和失眠的恶性循环,减轻和改善其他症状。

4. 调节神经兴奋性。灵芝能提高神经反应阈值,降低应激反应频率,从而改善睡眠,增进食欲,使头痛、头晕、头胀等症状减轻或消失,逐渐恢复记忆力,明显改善神疲乏力现象,而且没有不良反应,无成瘾性。临床实践表明,灵芝防治神经衰弱的效果最为显著。

5. 存在剂量疗效效应。灵芝制剂防治神经衰弱和失眠呈现典型的疗效剂量关系,一般在用药后 1～2 周即出现明显效果,长期使用效果更佳。

(三) 灵芝防治神经衰弱的临床应用

1. 复方灵芝胶囊治疗神经衰弱失眠症 52 例。据陈文备等研究报道:52 例神经衰弱失眠症患者经复方灵芝胶囊治疗后,以失眠症状在 28 天内消失或好转为有效,总有效率为90.4%,可以解除或减轻患者对镇静催眠药的依赖性。

2. 灵芝片治疗神经衰弱 60 例。据仇萍等研究报道:60 例临床观察结果表明,灵芝片有显著减轻心脾两虚证候与失眠症的作用;对心神不安,主症失眠、多梦与脾胃虚弱,主症倦怠乏力、食欲减退有较好疗效。

3. 灵芝糖衣片治疗神经衰弱综合征 100 例。据北京医学院附属三院精神科中西医结合小组研究报道：用灵芝治疗 100 例神经衰弱与神经衰弱综合征患者。神经衰弱与精神分裂症恢复期残余神经衰弱综合征各 50 例。灵芝糖衣片系由液体发酵所获赤芝粉加工制成、每片含赤芝粉 0.25 克。每次口服 4 片，每天 3 次。疗程均在 1 个月以上，最长者 6 个月。结果显示：经过 1 个月以上治疗，显著好转者 61 例，占 61%；好转者 35 例，占 35%；无效者 4 例，占 4%。总有效率为 96%。患者的主要症状如失眠、多梦、食欲差、全身乏力、精神不振、嗜睡、记忆力差、头痛、头晕、心慌、消化不良、耳鸣、阳痿等消失或明显改善。

4. 灵芝菌液治疗失眠症 120 例。据王祥礼等研究报道：选择 18～65 岁失眠患者 120 例，并同时符合匹兹堡睡眠质量指数（PSQI）＞7 分。采用随机双盲平行对照试验，试验组和对照组各 60 例，两组性别、年龄、病程、病情轻重、匹兹堡睡眠质量指数均无明显差异。治疗组口服灵芝菌液，每次 40 毫升，每日 3 次；对照组口服灵芝菌片，每次 4 片，每日 3 次。治疗组和对照组同时服同等剂量的安慰片剂和液体，均 4 周为一个疗程。服药期间不加服其他镇静安神药。分别在试验前后观测患者的睡眠质量、睡眠时间和睡眠觉醒程度，觉醒后的精神状态，并检查心率、血压等。睡眠质量用匹兹堡睡眠质量指数评分，减分率＝（治疗前评分－治疗后评分）/治疗后评分×100%。减分率达 76%～100% 为临床控制；达 51%～75% 为显效；达 25%～50% 为有效；＜25% 为无效。结果：①治疗组失眠症疗效优于对照组：治疗组临床控制 15 例，显效 24 例（控显率 65%），有效 18 例（总有效率为 95%），无效 3 例。②治疗组睡眠质量优于对照组：治疗组临床控制 10 例，显效 19 例（控显率 48.3%），有效 27 例（总有效率为 93.3%），无效 3 例。③治疗组中医证候疗效优于对照组：治疗组临床控制 10 例，显效 27 例（控显率 61.7%），有效 21 例（总有效率为 96.7%），无效 2 例。④治疗 4 周后匹兹堡睡眠质量指数评定各成分，总分评定两组自身前后对比差异均非常显著。治疗组在睡眠质量和日间功能评定方面优于对照组。全部患者在用药过程中未见不良反应。结果指出，灵芝菌液对心脾两虚型失眠症有效。

5. 灵芝糖浆治疗心脾两虚型神经衰弱 160 例。据王振勇等研究报道：160 例心脾两虚型神经衰弱，采用灵芝糖浆治疗效果满意，总有效率为 89.4%。灵芝糖浆对心脾两虚型神经衰弱的主要症状有不同程度的改善，尤其对失眠，心悸、精

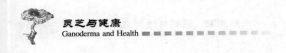

神不振、焦虑不安、食欲减退等的改善较为明显,说明其有较好的养心安神、健脾和胃的作用。

6. 灵芝提取物改善记忆试验 60 例。据胡国灿等研究报道:灵芝能改善记忆作用,受试样品:灵芝 1 号为灵芝提取物,灵芝 2 号为淀粉及焦糖色素混合物。摄入量为每天 1.6～3.2 克。第一次测试受试者 60 例,按记忆商高低排队,经检验两组记忆商值均衡后,随机分为试验组 30 例和对照组 30 例。试验组服用灵芝 1 号,对照组服用灵芝 2 号,服药时采用双盲法。每次 0.8～1.6 克,每天 2 次。连续服用 30 天后,两组进行第二次测试。结果表明,服用灵芝后能明显提高联想学习、无意义图形再认,人像特点联系回忆水平,明显提高记忆商值。说明灵芝确有较好的改善记忆作用。

7. 灵芝糖浆和灵芝片治疗神经衰弱 273 例。上海市农业科学院医务室和上海市斜桥地段医院用灵芝糖浆和灵芝片治疗神经衰弱 273 例,结果:总有效率为 84.9%,其中显效率为 37.25%。湖南省人民医院用灵芝糖浆治疗神经衰弱,结果:显效率达 90%,总有效率为 100%。

8. 灵芝辅助治疗神经衰弱的案例。

病例一:患者男,53 岁。体质虚弱,走两层楼即感乏力,步行 3～4 分钟听觉即失聪,食欲差,长期睡眠不佳,靠服安眠酮或甲丙氨酯入睡,醒后无法再入睡。用灵芝针剂注射治疗,3 天后便可连续睡 6～7 小时,睡眠亦深,食欲渐变好,食量佳,体质渐增强,走三层楼不觉累,听觉恢复正常。

病例二:患者男,42 岁,教师。患严重神经衰弱及梅尼尔氏综合征,病史 5～6 年,曾服用谷维素、养血安神片、氯氮䓬(利眠宁)、氯丙嗪(冬眠灵)等多种镇静药物,均无效。晚不能入睡,纳差,自觉整天昏沉,记忆力严重衰退,肌肉酸痛,多次昏倒,长期病休在家。单服灵芝片,连服两周后见效,4 周后能自然入睡,食欲大增,面色红润,精神好转,可上班工作。

病例三:患者男,40 岁,教师。因脑外伤后遗症,经常饭后呕吐,晚上不能入睡,心悸,食欲差,全身乏力,记忆力极差,心情烦躁。曾经住院治疗 3 年,院外治疗 3 年,先后服用过激素、抗生素、能量合剂、维生素、各种安眠药及中医针灸治疗,疗效不明显,长期病休在家。后服用灵芝片,连服 10 天后睡眠与呕吐情况明显好转,但停服灵芝片后病情又复发,继续服用灵芝片后病情仍被控制,连续服用

2个月后,各种状况恢复良好,病情基本稳定,能上班工作。

病例四:患者男,45 岁。脑震荡后遗症伴重度神经衰弱,发病时经常头痛、头晕、呕吐、重度失眠。经中西药综合治疗症状未减轻,每晚需服安眠药入睡,时间长达一年有余。按医嘱服用灵芝和柴胡等中药后,头痛完全消失,白天头晕改善,停服安眠药后睡眠状况良好。

病例五:患者女,经常失眠十余年,每周至少有 1~2 天,最多达 4 天以上。晚 9 点睡,夜 2~3 点即醒,无法再入睡;导致白天精神萎靡,疲乏无力,时有食欲不振。经医嘱连服灵芝片,每天 3 次,每次 4 片,失眠现象消失,每晚能睡 7~8 小时,食欲转好,精神改观。

病例六:患者男,某报社编辑,头部曾遭棍击,后感头晕,晚难入睡,昼无精神,记忆衰退,甚为痛苦。服用灵芝 3 天后,晚睡眠好转,饮食增加,精神较好。连服 3 个月后,睡眠、精神、食欲、记忆力均恢复,无任何不适感。

六、 灵芝防治慢性支气管炎和哮喘的应用

(一)关于慢性支气管炎和哮喘

1. 慢性支气管炎

慢性支气管炎是气管、支气管黏膜及其周围组织的慢性非特异性炎症。一般症状为咳嗽、咳痰,或伴有喘息。在排除具有咳嗽咳痰症状的其他疾病后,每年发病持续 3 个月,连续 2 年或 2 年以上。慢性支气管炎治疗不及时可对呼吸、循环系统造成损害,严重者出现呼吸衰竭或窒息,甚至危及生命。

慢性支气管炎的病因尚不完全清楚,可能是多种因素长期相互作用的结果。如:香烟、烟雾、粉尘、刺激性气体和有害颗粒;病毒、支原体、细菌等感染因素;免疫、年龄和气候等其他因素,均与慢性支气管炎有关。发病机制是有害因素导致支气管上皮细胞变性、坏死、脱落,后期出现鳞状上皮化生,纤毛变短、黏连、倒伏、脱失。黏膜和黏膜下充血水肿,杯状细胞和黏液腺肥大和增生、分泌旺盛,大量黏

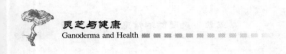

液潴留。浆细胞、淋巴细胞浸润及轻度纤维增生。病情继续发展,炎症由支气管壁向其周围组织扩散,黏膜下层平滑肌束可断裂萎缩,黏膜下和支气管周围纤维组织增生,肺泡弹性纤维断裂,进一步发展成慢性阻塞性肺疾病。

慢性支气管炎常见于中老年人。一般缓慢起病,病程长,反复急性发作而病情加重。主要症状为晨间咳嗽、咳白色黏液和浆液泡沫性痰,或有喘息伴支气管哮喘。急性加重期的治疗以控制感染、镇咳祛痰、解痉平喘为主;缓解期治疗包括:戒烟,避免有害气体和其他有害颗粒的吸入,增强体质,预防感冒;免疫调节剂或中医中药防治反复呼吸道感染等。饮食调理以高蛋白质、高热量、高维生素、易消化、低脂饮食为宜,可多进食瘦肉、牛奶、鲜鱼、蔬菜和水果等。忌油炸、辛辣刺激、寒凉之物,少吃海鲜类食品,多饮茶可扩张支气管和减轻哮喘咳嗽症状。

2. 哮喘

哮喘是由多种细胞(如嗜酸性粒细胞、肥大细胞、T细胞、中性粒细胞、气道上皮细胞)和细胞组分参与的气道慢性炎症为特征的异质性疾病。以突发性喘息、气促、胸闷、咳嗽为主要临床症状,多在夜间发生,常合并有肺部感染、哮喘持续状态等。哮喘容易使呼吸系统功能受损,严重可造成呼吸衰竭,甚至危及生命。

哮喘的病因包括遗传因素,尘螨、宠物、蟑螂、花粉、草粉等室内外变应原,油漆、活性染料等职业性变应原,牛奶、鸡蛋、鱼、虾、蟹等食物变应原,运动、冷空气、环境污染、吸烟、药物、精神及心理因素等促发因素。发作前常有鼻塞、打喷嚏、眼痒等先兆症状,突然发作时会有胸闷、气喘、呼吸困难、咳嗽等典型症状,发作严重者可短时间内出现严重呼吸困难、低氧血症。因此,哮喘可分为急性发作期、慢性持续期和临床缓解期。

哮喘的治疗方针是:找出过敏原、避免诱因、吸氧、解痉、抗感染、平喘治疗。药物治疗主要是采用扩张支气管和抗炎抗过敏药物,还可根据具体情况采取内服中药、针灸、按摩、敷贴等其他治疗方法。哮喘易患人群居室宜空气流畅,阳光充足,适当进行体育锻炼,保持精神愉快、乐观开朗、心境平和、情绪稳定。宜多吃蔬菜水果,多饮热水或饮料,忌食或少食可能引起哮喘的食物。

(二)灵芝防治呼吸道炎症病变和哮喘的机制与特点

1. 灵芝通过强化非特异性免疫、体液免疫和细胞免疫功能减轻诱导性炎症。

灵芝能增强机体非特异性免疫功能,促进树突细胞的增殖分化及其功能,增强巨噬细胞与自然杀伤细胞(NK)的吞噬功能,直接杀伤入侵人体的病原微生物;增强体液免疫和细胞免疫功能,增加 T 细胞、B 细胞增殖反应,促进免疫球蛋白生成,增进白细胞介素、干扰素产生,进一步增强机体抵抗能力。灵芝对免疫功能的增强,减轻了诱导因素引起的气管、支气管炎症变化。

2. 灵芝通过抑制变态反应介质而实现抗过敏。 灵芝多糖和灵芝三萜类化合物能抑制皮肤变态反应及皮肤变态反应介质的释放,从而抑制致敏原诱发的呼吸道免疫性炎症反应,减少呼吸道及肺泡中的炎性渗出,从而实现抗过敏的作用。

3. 灵芝通过调节细胞免疫以消除免疫变态反应。 灵芝对机体具有抑制气管上皮细胞释放组胺和胆碱,抑制前列腺素 E_2 和嗜酸性粒细胞趋化因子释放,抑制过敏介质的释放,解痉和松弛气管平滑肌,抑制呼吸道炎症,对支气管哮喘发作有良好的防治疗效。

4. 灵芝制剂防治呼吸道炎症病变和哮喘体现了中医"扶正固本"理论阐述。 使用灵芝制剂扶持了正气,增强了机体抵御病邪能力,使邪不可干,达到了抗炎平喘的目的,使睡眠改善、食欲增加、抗寒耐劳、精力充沛。

5. 强调灵芝制剂与抗菌药等协同对症处理。 灵芝制剂无直接抗菌作用,在慢性支气管炎急性发作期或合并其他严重感染时,使用灵芝制剂应加用有效抗菌药物和其他对症治疗药物与措施。

(三)灵芝辅助治疗慢性支气管炎与哮喘的临床应用

1. 灵芝制剂治疗慢性支气管炎和哮喘 1 810 例。 根据有关文献报道,11 个医疗单位防治慢性支气管炎和哮喘 1 810 个病例临床报道,灵芝制剂的疗效特点为:对慢性支气管炎的咳、痰、喘 3 种症状均有一定疗效,总有效率为 60%～97.6%,显效率为 75.0%～20.0%,对哮喘的疗效尤著;大多在用药后 1～2 周生效,延长疗程可使灵芝的疗效提高;对中医分型属于虚寒型及痰湿型患者疗效较好,肺热型及肺燥型疗效较差;灵芝制剂无抗菌作用,对于慢性支气管炎的急性发作期或合并其他严重感染时,应加用抗菌药物;灵芝制剂有明显强壮作用,多数患者用药后体质增强,主要表现为睡眠改善、食欲增加、抗寒能力增强、精力充沛、较

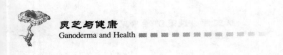

少感冒等。随访停药半年到一年的病例,可见经灵芝制剂治疗后疗效稳定,冬季较少急性发作或发作较轻,一部分患者达到临床治愈。

2. 灵芝治疗哮喘病 1 200 例。北京市慢性支气管炎协作组、福建省三明地区慢性气管炎协作组、上海市农科院医务室、上海市东方医院等单位联合报道,用灵芝治疗哮喘病1 200多例。结果显示:显效率平均为53.82%,总有效率为85.5%,其中对虚寒型及痰湿型的哮喘效果最为显著,而对肺热型和肺燥型的哮喘效果稍差;以年龄组分析,灵芝对儿童哮喘治疗效果优于对成年人哮喘的治疗效果。

3. 灵芝补肺汤配合治疗慢性持续期哮喘 552 例。据温明春研究报道:常规治疗加灵芝补肺汤与单用常规治疗比较,对552例轻、中度哮喘患者的治疗,无论在症状改善、临床控制水平以及血总免疫球蛋白 E(IgE)、嗜酸性粒细胞等方面均有明显优势,且不良反应轻微,发生率低;对于哮喘慢性持续期肺气亏虚,内有蕴热证具有良好的疗效与安全性;是哮喘慢性持续期的良好的补充和辅助治疗,有助于哮喘的长期理想控制。

4. 灵芝制剂防治老年慢性支气管炎伴心血管病25 例。据福建省三明地区防治慢性支气管炎协作组报道:给 25 例老年慢性支气管炎伴有心电图改变的心血管病患者服用灵芝,结果显示:心电图改善,肺型 P 波消失,心率由平均75.9 次/分降低至 69.8 次/分;心动过缓的患者,心率增至 60 次/分以上;44.4%患者窦性心律不齐恢复至正常。服用灵芝后,原白细胞偏高者有下降,偏低者有上升,血红蛋白平均增高 0.5 克,血压亦改善。25 例合并高血压患者有 15 例血压不同程度下降,10 例恢复至正常,平均收缩压下降 3.26 千帕,舒张压下降 1.23 千帕。肺功能方面:肺活量增加的占 70.2%,平均增加 23.50%。

5. 灵芝治疗老年慢性支气管炎病39 例。灵芝治疗哮喘病的起效时间因人而异,有的当天就能见效,有些患者需要很长时间。上海市奉贤区邬桥医院用灵芝治疗 39 例老年慢性支气管炎患者,结果显示:有效率为84.5%,显效率为69.8%,起效最快为服药后第 3 天,起效最慢的为 60 天。但用灵芝治疗哮喘病,一旦获得疗效,效果相对稳定,同时体质也会得到改善。

另据北京市防治慢性支气管炎灵芝协作组研究报道:灵芝的各种制剂对治疗慢性支气管炎有较好疗效,对咳、痰、喘 3 种症状均有一定疗效,对哮喘的疗效尤为显著。灵芝制剂的疗效发生较缓慢,大多在用药 1~2 周才能生效,但远期疗

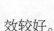

效较好。

6.灵芝辅助治疗慢性气管炎和哮喘的案例。

病例一：患者男,68岁。患喘息型气管炎,病史14年,病情属重度。服用灵芝片10天后,咳痰哮喘均好转,哮喘音未减少;连续服用20天后,咳痰继续好转,喘及哮鸣音明显好转;服用30天后,喘及咳嗽基本控制,食欲改善。

病例二：患者男,53岁。患慢性气管炎、神经衰弱等疾病,咳嗽、多痰、气急,夜晚难入睡,白天有头晕、脑胀、精神萎靡等症状。使用异丙肾上腺素喷雾等气管炎常规治疗,症状未能得到控制。后改服灵芝片,2周后,咳嗽改善,气急减轻,睡眠好转,自觉症状明显改观。

病例三：患者女,69岁。患单纯性慢性气管炎,病史4年,咳、痰、喘病情均属中度。服用灵芝10天后,咳痰、气喘均有所好转;服药20天后,气喘得到控制,咳嗽好转,食欲得以改善;服药30天后,咳、痰、喘均基本控制,食欲显著好转。

病例四：患者男童,6岁。哮喘2年,平时不能受冷吹风,极易复发,每月均需去医院就诊数次。患儿食欲很差,家长甚急。服用灵芝后,哮喘症状开始有所好转,哮喘程度减轻,晚可平稳睡较长时间。1周后哮喘症状显著改善,食欲增加,玩耍有精神,连续服用灵芝1个月后,痊愈未复发。

病例五：患者男童,9岁,日本东京都涩谷区人。自4岁起患支气管哮喘,常突然发病,时有半夜发作,呼吸困难而无法躺卧。服用灵芝后,气喘有所好转,偶尔喉咙有哮鸣音,未现其他症状;连续服用灵芝8个月后,气喘再未发生。

七、灵芝防治肝炎的应用

（一）关于肝炎

肝炎是由多种原因引起的肝脏细胞的炎症性损伤,常见包括病毒性肝炎、脂肪性肝炎、酒精性肝炎、化学性肝炎和自身免疫性肝炎。病毒性肝炎至少可分为甲、乙、丙、丁、戊五种类型,其中：甲型、戊型主要表现为急性肝炎,乙型、丙型、丁

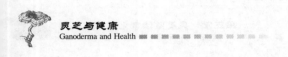
型主要表现为慢性肝炎。通常所讲的肝炎多数指的是由甲型、乙型、丙型等肝炎病毒引起的病毒性肝炎。

病毒性肝炎的多种致病因素通常由两种途径引起,甲型、戊型以粪—口传播为主,乙、丙多经输血或血制品以及体液接触传播。肝炎病毒侵袭肝脏细胞后引发产生抗体,抗体在杀伤抗原(病毒)的同时伤害肝脏,引起肝组织损害,因此有时体质较好的人肝炎症状越重。肝炎的常见临床症状包括食欲减退、厌油腻食物、腹胀恶心呕吐、易疲倦等。体征包括:部分患者巩膜或皮肤黄染、发热、肝大、肝区隐痛或触痛,少数有蜘蛛痣和肝掌,重型肝炎可见腹腔积液、少尿、出血倾向和意识障碍等。如不及时治疗及控制,肝炎可出现脾脏肿大、胃食管静脉曲张等并发症,逐渐形成肝硬化,继而可能发展为肝癌而危及生命。

各型肝炎的治疗原则以休息和营养为主,辅以适当药物,避免饮酒、过劳和损害肝脏药物。日常护理为积极治疗原发病,保持情绪稳定,戒烟忌酒,注意休息和运动相结合。饮食调理最好以低脂肪、高蛋白质、高维生素和易于消化的饮食为主,做到定时、定量、有节制。可以多吃些豆制品、水果、新鲜蔬菜,适当进食糖类、鸡蛋、鱼类、瘦肉,低盐或少盐饮食,忌油炸食物及刺激性食物。

(二)灵芝保护肝脏的作用机制与特点

1. 灵芝三萜类化合物是灵芝发挥保护肝脏作用的重要有效成分。其作用途径包括:一是对化学性肝损伤有明显的保护作用;二是降低免疫诱发的血清丙氨酸氨基转移酶(ALT)活性和三酰甘油水平,对免疫性肝损伤有明显的保护作用;三是降低因肝损伤升高的肝脂质过氧化物丙二醛,升高肝超氧化物歧化酶活性和还原型谷胱甘肽含量,通过发挥抗氧化作用而护肝。

2. 灵芝三萜类化合物能抑制肝细胞中乙型肝炎病毒复制和抗原表达。灵芝制剂能抑制乙型肝炎病毒表面抗原(HBsAg)和核心抗原(HBeAg)的表达和产生,并呈现剂量依赖性和时间依赖性。灵芝制剂对肝细胞无明显毒性,与拉米夫定、阿德福韦酯、恩替卡韦、干扰素等联合应用,可增强这些抗病毒药的疗效。

3. 灵芝的免疫调节作用参与肝炎防治机制。灵芝能提高机体免疫能力,提高免疫细胞(巨噬细胞、NK 细胞、T 细胞)识别、杀伤、吞噬肝炎病毒的能力,促进

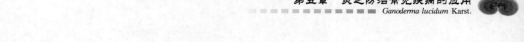

白介素-2、干扰素等免疫细胞因子的合成释放并杀灭肝炎病毒,纠正免疫功能紊乱,同时降低抗体产生的量,降低抗体对肝脏的免疫伤害。

4. 灵芝能改善肝功能并促进肝组织修复再生。灵芝(包括子实体、菌丝体、孢子)提取物均能改善肝功能,减轻病理组织学改变。灵芝多糖具有抗肝纤维化作用,能有效提高肝细胞的再生力,促进损伤的肝组织修复。

5. 灵芝的保肝护肝功能对各型肝炎治疗均有裨益。灵芝制剂对各种急性肝炎、慢性肝炎均有很好效果,而对急性肝炎的疗效更为显著,对慢性或迁延性肝炎的效果较为持久。

(三) 灵芝防治肝炎的临床应用

1. 灵芝醇提取液治疗黄疸性肝炎共 41 例。据湖南中医学院附属医院报道:对 41 例黄疸性肝炎患者每天服 3 次灵芝酒精提取液,每次 20 毫升(每毫升含灵芝 0.4 克),连服30～90 天。部分患者同服保肝药物,比较治疗前后的症状变化(肝脾大小、硬度、压痛、肝功能、血小板数、白细胞数、尿常规等)。结果显示:服用灵芝后,临床治愈 22 例,显效 8 例,有效 9 例,总有效率为 97%。其中,有 25 例治疗前血清氨基转移酶超过 300 单位/升,9 例超过 500 单位/升,治疗后 23 例降至正常;9 例麝香草酚蓝浊度超过 5 单位,治疗后 5 例降至正常;18 例肝、脾大小在肋下 1.5～7 厘米,治疗后 5 例降至 1 厘米以内,5 例有不同程度缩小,8 例无变化。

2. 灵芝制剂治疗病毒性肝炎 209 例。据有关文献报道,有 4 个医疗单位用灵芝制剂治疗病毒性肝炎 209 例,总有效率为 73.1%～97.0%,显效(包括临床治愈率)为 44.0%～76.5%。疗效主要表现为乏力、食欲不振、腹胀及肝区疼痛等主观症状减轻或消失,血清丙氨酸氨基转移酶等肝功能恢复正常或降低,肿大的肝脾恢复正常或有不同程度缩小,对急性肝炎的效果比慢性或迁延性肝炎更好。

3. 灵芝胶囊治疗慢性乙型肝炎 86 例。据胡娟等研究报道:86 例慢性乙型肝炎中,轻度 40 例、中度 32 例、重度 14 例。治疗组 86 例服用灵芝胶囊,每次 2 粒,每天 3 次,每粒胶囊含天然灵芝 1.5 克。对照组 50 例,其中轻度 24 例、中度 19 例、重度 7 例,服用小柴胡冲剂,每次 1 包,每天 3 次,每包含生药 6 克。结果显

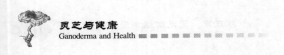
示：丙氨酸氨基转氨酶和血清胆红素恢复正常，灵芝胶囊组为 95.3% 和 91.7%，对照组分别为 72.0% 和 72.5%。灵芝胶囊组乙肝表面抗原(HBsAg)阴转率为 16.3%，HBeAg 阴转率为 51.4%，抗-HBc 阴转率为 15.1%；对照组乙肝表面抗原(HBsAg)、乙型肝炎 E 抗原(HBeAg)和抗-HBc 阴转率分别为 8.0%、19.4% 和 8.0%。表明灵芝胶囊对慢性乙型肝炎具有较好治疗作用。

4. 灵芝孢子油胶囊辅助治疗慢性乙型病毒性肝炎病例 81 例。据钱小奇等研究报道：选择慢性乙型病毒性肝炎病例 81 例。治疗组 39 例，用干扰素联合灵芝孢子油胶囊治疗；对照组 42 例，仅用干扰素治疗。结果显示：在治疗 6 个月、12 个月后，治疗组乙肝病毒(HBV-DNA)的转阴率均高于对照组。

5. 灵芝制剂联合拉米夫定及中药治疗慢性乙肝患者 126 例。据钟建平等研究报道：采用灵芝制剂与抗病毒药物拉米夫定(LAM)联合中药，对 126 例慢性乙肝患者治疗，取得较好的疗效。拉米夫定联合中药灵芝能减少单纯药物治疗所导致乙肝病毒变异的发生，阻止乙肝病毒复制，并有明显改善肝功能的作用。

6. 灵芝糖浆治疗急慢性肝炎 50 例。据湖南省人民医院报道，对急性、慢性肝炎 50 例用灵芝糖浆治疗，每天服 3 次，每次 20～40 毫升(每毫升含灵芝 0.2 克)，连服 60 天。结果显示：痊愈 6 例，显效(自觉症状消失、肝脏缩小、肝功能接近正常)19 例，好转(症状及体征减轻)27 例，总有效率为 98%。

7. 灵芝辅助治疗肝炎案例。患者女，22 岁。患急性无黄疸性肝炎，血清丙氨酸氨基转移酶 400 单位/升。后加服灵芝片，1 个疗程(10 天)后，血清丙氨酸氨基转移酶降至 65 单位/升；2 个疗程治疗后，血清丙氨酸氨基转移酶降至 50 单位/升；3 个疗程治疗后，指标恢复正常。

八、灵芝辅助治疗再生障碍性贫血的应用

（一）关于再生障碍性贫血

再生障碍性贫血简称再障，是由多种原因引起的骨髓造血功能衰竭，呈现全

血细胞减少的综合征,主要表现为贫血、出血和感染。我国再障发病率为 0.74/10 万,各年龄段均可发生,青年和老年相对较高。按病情、血象、骨髓象等可分为重症和非重症,按病因可分先天遗传性和后天获得性(又分原发和继发)。从某种程度上讲,再障和白细胞减少大多是由自身免疫造成,也是一种变态性疾病,是由自身免疫产生的抗体攻击自身靶细胞所导致。

(二) 灵芝对再障和白细胞减少的作用

灵芝具有免疫调节功能,能调节细胞免疫和体液免疫水平,抑制过高免疫反应能力,能促使患者白细胞低下的升高,并能抵抗因用化学治疗或因化学毒害而引起的白细胞下降。灵芝制剂改善和提高免疫,对各种变态性疾病均有一定效果,对再生障碍性贫血病有较好的辅助治疗作用。

(三) 灵芝辅助治疗再障和白细胞减少的临床应用

1. 灵芝治疗白细胞减少症 80 例。据福建省三明地区医院和广东省河源县医院研究,用灵芝治疗白细胞减少症,共 80 多例,治疗前其白细胞数都在 4.5×10^9/升以下。连续服用灵芝 20 天后,患者白细胞数平均增加到 1.0×10^{10}/升以上,总有效率为 82.15%,其中显效率为 21.15%。

2. 灵芝制剂辅助治疗再生障碍性贫血 11 例。据上海瑞金医院报道,用灵芝针剂结合灵芝片剂治疗再生障碍性贫血,每日一针,同时服灵芝药片 9 片,连用两个月,获得较好效果。参试病例 11 例,结果 7 例有效。有效表现为输血时间延长,每次输血数量减少,精神、食欲好转,出院者在家能做家务劳动。

3. 灵芝制剂辅助治疗再生障碍性贫血案例。

病例一：患者男,16 岁。因牙出血、头晕、大腿有青块就诊,诊断为再生障碍性贫血。院外治疗无效,住院后服用强的松、丙睾等药物,每隔 1 周输血 1 次 200 毫升。血象差,血小板 2.8×10^9/升,白细胞 1.6×10^9/升,血红蛋白 50 克/升,红细胞 1.6×10^{12}/升,治疗不理想。后加注射灵芝针剂及口服灵芝片治疗,8 个月后出院时,血小板 8.9×10^9/升,白细胞 2.2×10^9/升,血红蛋白 89 克/升,红细胞 3.66×10^{12}/升。自我感觉良好,不再需要输血,能做家务。

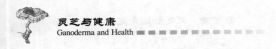

病例二： 患者男，诊断为再生障碍性贫血，血红蛋白为 60～70 克/升。曾用泼尼松(强的松)、丙睾等药物治疗，效果不明显。后加用灵芝针剂治疗，头晕、乏力、心悸、皮肤干燥等症状改善，红细胞升至 3.0×10^{12}/升以上，血红蛋白升至 99 克/升以上，病情稳定。

病例三： 患者女，29 岁。患再生障碍性贫血 10 年，口服泼尼松与肌注丙睾等药，效果不佳，每月需输血 400～600 毫升。加服用灵芝片和注射灵芝针剂治疗 2 个月后，自我感觉良好，各种症状渐好转，停止输血，生活状况良好。

病例四： 患者男，50 岁。再生障碍性贫血，曾用丙睾、激素、中药及输血等治疗，血象不断下降，病情无好转。入院时红细胞 $(1.34 \sim 1.76) \times 10^{12}$/升，血红蛋白 48～54 克/升，白细胞 $(1.5 \sim 2.6) \times 10^{9}$/升，血小板 $(50 \sim 60) \times 10^{9}$/升，平均每月输血 200 毫升。入院后给予常规治疗，先给予灵芝针剂注射和口服灵芝片治疗，以后改用灵芝片及复方胎盘片中药治疗。2 个月后血象好转，红细胞 2.5×10^{12}/升，血红蛋白 70～80 克/升，白细胞 $(2.0 \sim 3.0) \times 10^{9}$/升，血小板 $(7 \sim 10) \times 10^{10}$/升，其他症状均有所改善，不需再输血。

九、 灵芝防治肾病综合征的应用

(一) 关于肾病综合征

肾病综合征是由具有类似临床表现，不同病因及病理改变的肾小球疾病构成的临床综合征，多因原发和继发于肾脏疾病引起。临床症状有大量蛋白尿、低蛋白血症、水肿及高胆固醇血症等。大量蛋白尿是指成人尿蛋白排出量＞3.5 克/天，是肾病综合征的最基本的病理生理机制。大量白蛋白从尿中丢失，则出现低白蛋白血症，血浆胶体渗透压下降，水分从血管腔内进入组织间隙造成水肿。肾病综合征易并发感染、血栓、急性肾衰竭、蛋白质及脂肪代谢紊乱等，并发急性肾衰竭时如处理不当可危及生命。

肾病综合征的治疗主要应用糖皮质激素及免疫抑制剂，包括细胞毒药物治疗。饮食给予富含必需氨基酸的动物蛋白质、多聚不饱和脂肪酸(如植物油、鱼油)、可溶性纤维(如豆类),热量要保证充分,水肿时应低盐(<3 克/天)饮食。临床上使用灵芝制剂辅助治疗,可提高对肾病综合征的治愈总有效率,减轻激素不良反应,逆转和改善肾功能,防范和减轻肾组织病理损害。

(二) 灵芝联合激素治疗肾病综合征的临床应用

1. 薄芝注射液联合激素治疗肾病综合征 82 例。据李友芸报道：82 例肾病综合征中,男性 57 例、女性 25 例,年龄12～60 岁;原发性肾病 77 例,狼疮性肾病 4 例,乙肝相关性肾病 1 例;肾功能正常或中度以下损害,均系未经治疗的住院患者。观察组 42 例,给予激素与薄芝注射液(每支 2 毫升含灵芝粉 500 毫克)肌注,每天 4 毫升,共 84 天。对照组 40 例,仅给每天激素治疗。两组常规治疗相同。结果：观察组痊愈率52.4%,显效率 30.9%,有效率 11.9%,无效率 4.8%,总有效率 95.2%。与对照组总有效率 53.2%相比较,有显著差异($P<0.05$)。

2. 薄芝糖肽联合激素治疗儿童原发性肾病综合征 45 例。据吴芳报道,对 45 例儿童原发性肾病综合征分两组。联合治疗组 26 例,每天静脉滴注薄芝糖肽注射液 4 毫升,2 周一个疗程;同时给予泼尼松口服。常规治疗组 19 例,单独给予泼尼松口服治疗作为对照。结果显示：水肿消退时间、尿蛋白转阴时间,联合治疗组均较常规治疗组明显缩短。联合治疗组均较常规治疗组血浆蛋白浓度升高、胆固醇浓度降低、免疫球蛋白升高。表明薄芝糖肽联合激素治疗肾病综合征效果明显优于常规单纯激素治疗。

十、灵芝防治其他疾病的应用

(一) 灵芝辅助治疗感冒的应用

1. 灵芝保健茶防治严重频繁性感冒患者 14 例。据薛宝琴报道：14 例患者每月平均感冒 1 次,即使夏天也会感冒,每次感冒病程 7～10 天,平时极怕风寒,

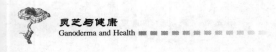

夏日也不能吹风。早晚不能出门,不能用冷水洗脸,长年医治服药均无效。14 例给服灵芝保健茶(每克灵芝保健茶含灵芝原料 2 克),每天服 2 次,每次服 2.5 克,连服 2 个月。结果显示:6 个月随访,除 1 例患者有过轻度感冒外,其余 13 例患者未患过感冒。

2. 病例案例。患者女,62 岁,频繁发生感冒。平均每月感冒 1 次。后开始服灵芝精(灵芝水提获得的干浸膏),每天 2 次,每次 2 克,连服 2 个月。服后体质大为改善,半年内未发生感冒。

(二)灵芝辅助治疗硬皮病的应用

1. 薄盖灵芝注射液治疗硬皮病 48 例。据谢晶晖等报道:48 例中女 32 例、男 16 例,年龄 7~70 岁,中、青年居多。灵芝乙醇提取液经脱蛋白、去醇沉淀物后等程序制成灵芝注射液。患者每天注射 1 次,每次注射 1~2 毫升,连续注射 90 天。结果显示:近期治愈 8 例、显效 17 例、好转 15 例、无效 8 例。治愈者皮肤变柔软、可捏起、吞咽自如、关节活动正常、红细胞沉降率降低,总有效率达 83.3%。局限性硬皮病,不论点状、斑状或带状,经肌注或局部皮损处皮下注射,数个疗程后,除颜面偏侧萎缩,额部剑创型疗效稍差外,其余疗效均好。凡早期皮损均变柔软,有些完全不留瘢痕,4~6 年后随访,疗效仍保持良好。

2. 薄盖灵芝注射液治疗全身性和局限性硬皮病 173 例。有 4 家医院文献统计,173 例中,83 人病史 1~10 年,31 人病史超过 10 年,用薄盖灵芝注射液臀部肌内注射,疗程 3~6 个月。治疗结果:总有效率达 91%。用激光灯检查,经治疗后,局部血液循环改善,炎症浸润减少或消失,胶原纤维变疏松,胶原形成细胞减少,色素沉着明显改善。

3. 薄盖灵芝注射液局部注射治疗局限性硬皮病 52 例。据李尚珠等研究报道:52 例硬皮病患者中,男性 4 例,女 48 例,均符合美国风湿病学会推荐的诊断标准,并经病理活检确诊。发病部位主要表现为皮肤硬化、萎缩、光亮、色素沉着、毛发脱落,部分患者局部皮肤萎缩凹陷,关节功能障碍。薄芝注射液每支 2 毫升,含薄芝粉 0.5 克,视病变大小不同,每次局部注射 2~4 毫升。如有多个病变,每次选两个病变部位注射,用药总量每次不超过 8 毫升。每周 1~2 次,轻者每周同一部位注射 1 次,重者每周同一部位注射 2 次,如系多部位发病,可多部位交叉注射。连续用药 12 周为 1 个疗程。治疗结果:近期治愈 14 例(26.9%),表现为硬化、萎缩的皮肤恢复正常,病变局部皮肤颜色恢复正常或基本正常。显效 29 例(55.8%),表现为皮肤硬化、萎缩、色泽沉着、功能障碍整体改善 60%以上;有效 9 例(17.3%),表现为皮肤硬化、萎缩、色泽沉着、功能障碍整体改善 20%以上。病理活检结果:增厚的表皮变薄、角化减轻,血管周围炎细胞浸润消失,胶原纤维变细疏松化,胶原形成细胞减少。

4. 灵芝制剂治疗多发性硬化症 5 例。据北京友谊医院神经科研究报道,应用赤芝孢子注射液治疗多发性硬化症,每天一次肌注 400 毫克,5 例效果明显。

(三)灵芝辅助治疗斑秃病的应用

薄盖灵芝液治疗斑秃病 232 例。据曹仁烈等研究报道:总结北京友谊医院、扬州医学院附属医院皮肤科及中国医学科学院皮肤病研究所等 4 所单位研究,用薄盖灵芝注射液每天肌注 2 支,或每天服薄盖灵芝片每次 4 片 3 次,交替使用治疗斑秃病,共 232 例,疗程 2~4 个月。结果显示:治愈 70 人(30.17%),显效 51 人(21.98%),好转 62 人(26.72%),无效 49 人(21.12%),总有效率为 78.88%。多数患者用药后食欲增加,睡眠好转,头痛、头晕消失,体重增加,体力增强。经研究分析,薄盖灵芝治疗斑秃病是通过调整机体生理功能,使头部表皮的毛囊生理功能得到恢复,促进了毛发的再生和减少毛发脱落。由于生理功能得到改善,患者头痛、头晕现象也随之消失,体质得以增强。

(四)灵芝辅助治疗克山病的应用

克山病是一种以心肌损害为主的全身性疾病,患者治疗前多有头痛、头晕、心悸、气短、水肿等症状。吉林省通化县化工研究所和通化市中心医院用灵芝糖浆治疗克山病,糖浆中附加刺五加、五味子、川芎及山楂等中药成分。共治疗 61 例,疗程 90 天。结果:治愈 21 例,有效 38 例(其中显效 21 例),总有效率为 96.7%。另外,患者普遍反映,食用灵芝糖浆后,睡眠好转,食量、体力增加,心脏功能、心电图检查均有明显好转。

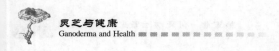

（五）灵芝辅助治疗肌营养不良的应用

硬皮病、肌强直、肌营养不良是一种自身免疫病。中国医学科学院药物研究所用灵芝孢子和薄盖灵芝制成注射液，用于治疗硬皮病、皮肌炎、多发性肌炎、萎缩性肌强直、肌营养不良等疾病，效果显著。此功效表明，灵芝具有降低抗体水平、降低自身免疫对机体伤害的作用，可治疗自身免疫病。

（六）灵芝辅助治疗获得性免疫缺陷综合征(艾滋病，AIDS)的应用

据 Mshigeni 等研究报道：用灵芝提取物辅助治疗艾滋病，46 例患者分为两组，一组用抗逆转录酶药治疗(24 例)，另一组在用抗逆转录酶药治疗的基础上，加灵芝提取物治疗。结果显示：加用灵芝可改善艾滋病患者的健康状态，使体重增加、CD4 细胞数和血红蛋白增加。这一结果提示，灵芝与抗逆转录酶药联合应用可能有协同作用。另据美国有关文献报道，用灵芝治疗 3 例艾滋病患者，治疗后精神、体力均得到了较好的改善。

（七）灵芝防治疾病的其他应用

据余雄涛、黄纪国等报道：皱盖假芝水提物能有效抑制单纯疱疹病毒感染。

据叶小茵、赵敬军报道：灵芝糖肽联合鬼臼毒素酊治疗尖锐湿疣，试验组治愈率 80.56%，复发率 19.44%；对照组治愈率 56.52%，复发率 43.75%。

据韦光伟报道：灵芝糖肽联合更昔洛伟治疗带状疱疹，试验组与对照组治疗总有效率分别为 90.0% 和 71.8%，前者优于后者。

据孙莉报道：薄芝糖肽联合银迪片治疗寻常性银屑病，治疗组有效率 79.07%，对照组有效率 55.56%。

第六章

灵芝对保健养生治未病的应用

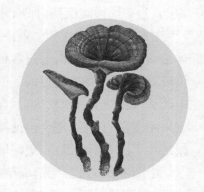

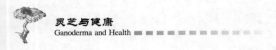
一、 中医养生学与治未病

（一）关于中医养生学

中医养生学是中医学的重要组成部分。中医学以中国古代的阴阳五行学说作为理论基础,视人体为气形神兼备的有机统一体,通过望闻问切四诊合参,探求病因,分析病性,找寻病位,解构病机,根据五脏六腑、经络关节、气血津液之变化,判别邪正消长,施以辨证论治,运用恰当的治法和手段,调和阴阳而达康复。中医养生学在此基础上延伸拓展,形成自成体系的治则、方法、调理和措施,成为实现预防疾病、保障健康、提高生命质量的一门学科。

中医养生是指在中医理论的指导下,按照中医养生保健思想和原则,根据人体生命活动变化规律,通过各种方法来调摄身心、养护生命及预防疾病,从而达到增进健康、延年益寿的目的。中医养生的各种保健措施包括饮食起居、精神调理、中药、针灸、推拿、拔罐、气功、食疗等多种方法。具体实施时根据每个人具体的情况采用适宜的方法,综合辨证施养,保证人体阴阳平和、气血和调。中医养生目的就是为了让人们更健康、更好地活着。

中医养生的范围基本涵盖养生的各个方面和全部过程,中医养生有各种方法,比如调理阴阳平衡,五行协调,使脏腑通畅、功能旺盛、经络通畅、气血充盈,从各个方面调整身体状态。五行养生是中医养生的一部分,就是把人体最重要的脏器分为心、肝、脾、肺、肾五脏,五脏的功能和金木水火土五行结合起来,归为五行的功能,结合四季的变化,把自然界和人类各个层面的物质都用五行的基本方法和内容运行,实现有机运作,达到养生的目的。因此,中医养生就是要求人体适应内外环境,考虑季节环境的变化,采取不同的方法顺势而为,保持阴阳平衡,从而达到延年益寿的目的。

（二）关于治未病

中医养生中有一个重要的概念,就是中医治未病。"治未病"源于《黄帝内经》,《素问·四气调神大论》指出:"圣人不治已病治未病,不治已乱治未乱","夫病已成而后药之,乱已成而后治之,譬如渴而穿井,斗而铸锥,不亦晚乎"。此处所谓之"治"是指治理和管理的意思,治未病就是指通过适当的手段预防、防止疾病的发生和发展。《黄帝内经》中提出来一条养生的总则就是"法于阴阳,和于术数",也就是说人的所有活动都要符合和遵从大自然的规律,强调了防患于未然的重要性。

中医治未病,包括三个层面的内容,第一个层面是"未病先防",强调预防为主;第二个层面是"已病防变",即要扶助正气、驱除邪气;第三个层面是"瘥后防复",即要愈后防复发。中医养生保健的理念以此为基础,更注重养心,保持良好的心态。可以说,中医治未病理论与现代医学的三级预防不谋而合,"未病先防"即一级预防,控制健康危险因素,将疾病控制在尚未发生之时;"已病防变"即二级预防,通过早发现、早诊断、早治疗,防止或减轻疾病发展;"瘥后防复"即三级预防,旨在防止伤残,促进功能恢复,提高生存质量,延长期望寿命。这三个层面的内容是中医养生的指导原则,应该贯穿于防病保健的全过程。

按照治未病的理论,中医养生保健有一些应当遵循的原则。一是"预防为主、扶正避邪"。注意调养精气、清静养神,注意避免邪气等各种伤损性命的因素;二是"动静互涵、形神合一"。适当身体运动,必然精气血畅通,生理功能正常,精神饱满旺盛;三是"审因施养、三因制宜"。顺应四季和昼夜变化、顺应地理环境,合理改良生存环境;四是"以五脏为本、杂合以养"。五脏健康是形体健康的根本,养生强调保养五脏,五脏之中肾为先天之本,脾胃为后天之本。概括地讲,中医养生保健的基本要求就是顺应自然、形神共养、保精护肾、共护脾胃,与环境友好,心身和谐,岁月静好。

(三) 关于"亚健康"

亚健康是指个体的身体和心理精神状态处于健康和疾病之间的一种状态。所谓"亚"就是还达不到很明显的疾病程度,但是又达不到完全标准的健康程度,是中间状态,或称之为第三状态。亚健康虽无明确的疾病诊断,但在身体上、心理上和社会适应性上有种种不适感,表现为一定时间内的活力降低、功能和适应能

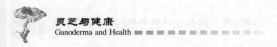

力减退的症状。

亚健康最为典型的临床症状主要有：疲劳虚弱、情绪改变、肌肉酸痛、头晕头痛、睡眠紊乱等。表现在躯体方面的有：疲乏无力、肌肉及关节酸痛、头晕头痛、心悸胸闷、睡眠紊乱、食欲减退、脘腹不适、便溏便秘、性功能减退、怕冷怕热、易于感冒、眼部干涩等。表现在心理方面的有：情绪低落、心烦意乱、焦躁不安、急躁易怒、恐惧胆怯、记忆力下降、注意力不能集中、精力不足、反应迟钝等。表现在社会交往方面的有：不能较好地承担相应的社会角色，工作学习困难，不能正常地处理好人际关系、家庭关系，难以进行正常的社会交往等。

亚健康的致病原因来自多方面，实际上是经济社会发展和生活水平提高之后的现代文明病，也是环境污染、生态平衡打破、饮食结构和生活方式改变后的附产品。社会心理因素方面，学习工作压力大引起神经、内分泌功能失调，个人经历和遭遇引起焦虑、恐惧等心理问题；环境因素方面，食物、环境污染等使抵抗力下降；生活习惯方面，吸烟酗酒、运动或体力活动较少、作息不规律等不良生活方式；年龄因素方面，自然老化是引起的因素之一；遗传因素可影响亚健康的发生和发展。从流行病学上看，女性的亚健康状态多于男性，40～50岁高发。进入中年以后，亚健康状态将更趋明显，并逐渐发展为高血压、高脂血症、糖尿病、心血管疾患等，病原微生物感染和肿瘤发病率也会随着机体抵抗力降低而增加。

亚健康的防治的核心是解决机体稳态机制障碍问题，方针是以日常生活干预调养为主，部分可根据情况进行药物治疗，还可以配合中医疗法。科学饮食，合理休息，注意劳逸结合，适当增加锻炼，保持良好心态，使身体处于最佳健康状态，提高机体免疫力。经必要的干预和调治后，亚健康者一般能较好地改善症状。

二、 灵芝对亚健康人群稳态保健的应用

（一）关于稳态调节机制

随着现代医学模式由单一的生物医学模式向"生物—心理—社会"医学

模式发展,关于健康的概念也逐渐明确和清晰。世界卫生组织(WHO)指出:"健康不仅仅是没有疾病和虚弱,而是身体、心理和社会适应的良好状态"。从本质上讲,"亚健康"是人体对内外环境变化适应能力的降低,是机体稳态调节机制出现了障碍,进一步发展则可导致一系列的疾病。从这个角度上看,人体健康就是各方面的平衡,其根本就是稳态机制,保持稳态就是健康,破坏稳态则导致疾病,人体的衰老其实就是稳态调节水平逐渐下降的过程。

(二) 灵芝的养生保健治未病功用得到中医中药学理论的充分阐述

中医养生保健坚持以人为本,在长期的防病治病实践中深化了对"亚健康"的认识,提出并践行着"治未病"的理论。《黄帝内经·素问》提出:"上工治未病,以养生为先",医学的首要目的是"消患于未兆""济羸劣以获安",其次才是治病。所谓"未兆"乃无显著疾病征兆,而"羸劣"则指虚损的"亚健康状态"。《神农本草经》将灵芝列为上药,称其"主养命以应天,无毒,多服,久服不伤人","欲轻身益气,不老延年",应为上药。灵芝等中药对养生保健、延缓衰老和解除虚损等方面的重要作用,已得到充分的认知,渐为广泛应用。

(三) 灵芝的稳态调节作用可用于多种疾病发生前的预防

正常状况下,人体的神经、心血管、内分泌、免疫等系统均有良好的自我调节和相互调节的功能,可使人体适应内外环境的变化而保持正常。但随着机体因年龄增长而产生退行性改变,各系统和系统之间的稳态调节机制发生障碍,对内外环境改变的适应能力降低,就出现了"亚健康状态",继而易患心脑血管疾病和糖尿病等各种慢性非传染性疾病。如前所述,灵芝不仅在防治高脂血症、冠心病、高血压、糖尿病、肝炎、肿瘤等方面有较好的疗效,而且可以稳定人体内环境,维持血压、血糖、血脂、血黏度等的正常水平,恢复因年龄增长而下降的免疫功能,增强机体对内外环境改变的适应能力。使用灵芝制剂更宜防患于未然,体质增强则抗病能力增强,符合卫生经济学。

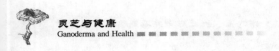

三、 灵芝对中老年人群延缓衰老保健的应用

（一）衰老是一个可以延缓的动态过程

关于对生命过程的长短、质量、价值和转归的讨论，自古以来就没有停息过，将来也不会减少。从生理学的角度讲，人体的发育到 25 周岁就达到峰值，其后就进入缓慢下降的平台期。步入中年以后，人体最主要的器官如神经系统、心血管系统、内分泌系统、免疫系统等逐渐产生退行性改变，发生系统稳态调节障碍，环境适应能力降低，易患各类疾病。从生物学角度看，生与死是不可抗拒的自然规律，但生命过程是渐进而动态的。现代科学研究指出人类的预期寿命远高于百岁，这已被许多健在的百岁老人所证明。从医学药理学角度讲，寻求"长生不老药"尽管只是一种幻想，但随着科技的进步，"延缓衰老"是有可能的。合理的生活方式、科学的预防治疗、良好的社会支持，提高了中老年人的健康水平和生活质量，延长寿命并提升生命质量成为当代国人的福祉。

（二）灵芝的广泛药理作用为延缓衰老保健提供了可能

《神农本草经》对"六芝"的论述中，均强调灵芝"久食轻身不老，延年神仙"，长期服用灵芝可延长寿命，提高老年人的生活质量。现代药理学研究表明，灵芝具有镇静安眠、改善学习记忆、抗心脑血管缺血、调节血脂、降血糖、清除自由基抗氧化、保肝护肝、延缓衰老和免疫调节等作用。这些广泛的药理作用，能使人体内环境有效稳定，使血压、血脂、血黏度、血糖等维持在正常水平，使因年龄增长而降低的免疫功能趋于正常，使中老年的常见病、多发病得到预防。除具有治疗一系列疾病功效外，灵芝作为一种保健食品，对年老体弱和慢性病患者尤见功效，平时不论有病无病，都可长期坚持服用。概括地说，在衰老和疾病发生前服用灵芝保健，可提高机体正气，延缓内分泌的衰退和组织细胞衰老的进程，可提高免疫能力，预防各种疾病的发生，达到防病强身和延缓衰老的效果。

（三）灵芝能延缓衰老引起的免疫功能减退

免疫功能减退和机体衰老互为因果，特征最为明显。在青春期开始，免疫器官中的胸腺最早出现进行性退化。受胸腺控制的 T 细胞功能及其产生细胞因子的能力均伴随年龄增加而降低，这是老年人免疫功能低下的主要原因。受骨髓调控的 B 细胞功能及其分泌免疫球蛋白的能力也下降。这些变化导致老年人对外来病原微生物的免疫功能减弱，对突变的抗原（肿瘤细胞）监视功能降低，易患感染性疾病、肿瘤及免疫缺陷症。药理实验研究证明，灵芝可明显恢复因衰老降低的体液免疫功能和细胞免疫功能，并可促进细胞因子产生。灵芝多糖可增强 DNA 多聚酶 α 活性，恢复免疫细胞 DNA 合成功能。使用灵芝制剂，因衰老所致免疫功能衰退是可以延缓的，功能也是可以部分逐渐恢复的。

陶恩祥、叶传书等研究了灵芝孢子粉对 30 例老年人细胞免疫功能的影响。30 例门诊健康查体者（男 19 例，女 11 例），平均年龄 65.1 岁。其中血脂高者（血清胆固醇＞6.0 毫摩/升，三酰甘油＞1.25 毫摩/升，低密度脂蛋白胆固醇＞5.8 毫摩/升）13 例，符合脑动脉硬化者 21 例。半年内未用过中草药、糖皮质激素及其他影响免疫功能药物。口服赤灵芝粉，每次 1.5 克，每天 3 次，共服 30 天。在服药 10、20、30 天和停药 10 天后，静脉采血，分离出血单核细胞，测白细胞介素-2、干扰素 γ 及自然杀伤细胞活性。结果显示：服药后白细胞介素-2、干扰素 γ 及自然杀伤细胞活性均增高，服药 20 天达高峰，停药 10 天后仍维持在高水平。

（四）灵芝的抗氧化与清除自由基作用可延缓衰老

衰老的自由基产生学说指出，脂质过氧化反应及过量的自由基产生可导致细胞、组织和器官的衰老。作为细胞代谢产生的活性物质，自由基诱导氧化反应，使生物膜中多种不饱和脂类发生超氧化变性，形成脂质过氧化物，引起细胞结构和功能的改变，导致器官组织的损伤。在正常状态下，体内氧自由基的产生与清除处于动态平衡，所产生的自由基，机体是可以利用的。但是，如果自由基产生过多，或清除减少，大量自由基损伤细胞脂类和细胞膜、损害蛋白质和酶、破坏核酸和染色体，必然对机体造成损伤。药理研究证明，灵芝对多种诱因引起的心、肝、

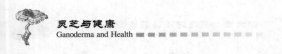
肾、胰、脑等重要器官的脂质过氧化损伤有明显的保护作用,可明显降低脂质过氧化产物丙二醛和脂褐素的含量,增强超氧化物歧化酶、谷胱甘肽过氧化物酶等抗氧化酶的活性。角质形成细胞是皮肤表皮的主要细胞,此细胞衰老与皮肤衰老密切相关。灵芝多糖还可使正常角质形成细胞的丙二醛生成减少,明显恢复角质形成细胞的氧化损伤,从而可延缓皮肤衰老。

四、 灵芝对更年期人群保健的应用

更年期综合征是更年期男女常见的一系列症状体征的征候群,主要原因是由于机体激素分泌功能减退,激素水平下降,机体自身调节和代偿能力不足以适应这种变化,引发自主神经—内分泌—免疫调节紊乱,出现一系列程度不同和表现形式各异的症状。中医理论认为,更年期综合征是因肾气不足,天癸衰少,以致阴阳失衡,治宜补肾益气,以调整阴阳平衡。

妇女更年期由于卵巢功能退化,绝经期前后雌激素分泌量逐渐减少,垂体功能亢进,促性腺激素分泌过多所产生。主要症状有面部潮热、心悸多汗、失眠乏力、精神过敏、易燥易怒、情绪不稳、性交疼痛、月经紊乱、水肿尿失禁、抵抗力下降等。男性更年期综合征也是神经—内分泌—免疫调节紊乱所致,症状与女性相似,检查可见雄激素减少,微循环代谢、有氧自由基代谢、血黏度等全身综合代谢水平明显改变,可出现前列腺病变。

更年期综合征的防治以养生保健调理为主,必要时给予适当的对症治疗,严重者可辅以雌(雄)激素补充替代治疗。灵芝有调节内分泌、安神镇静、平衡免疫之功效,所以对更年期综合征有较好治疗效果。

1. 破壁灵芝孢子胶囊防治男性更年期综合征138例。据曾广翘等研究报道:选择具有男性更年期综合征症状(乏力、失眠、血管收缩、精神心理症状及性功能障碍)为主的患者138例,病情持续6个月至2年,平均12.3个月,经血睾酮水平测定低于正常值(140毫克/升)。年龄55~76岁,平均66岁,单身患者61例(占52.9%),均未合并严重的心脑血管疾病、传染性疾病及恶性肿瘤。将患者随机分为两组。观察组80例,统一服用破壁灵芝孢子胶囊600毫克,每天3次,疗程为3

周,不再服用其他治疗精神症状的药物。对照组 58 例病,给予外观相同的安慰剂。研究结果显示：治疗组和对照组患者经服药 3 周后症状,评分均有改善,治疗组总有效率为 74.3%,对照组总有效率为 28.16%,治疗组明显高于对照组。3 周后治疗组患者血睾酮、超氧化物歧化酶(SOD)水平明显比对照组高,丙二醛(MDA)水平明显比对照组患者下降。使用破壁灵芝孢子粉治疗男性更年期综合征患者无明显不良反应,无水、钠潴留,无排尿困难,无肝、肾功能受损。

2. 灵芝甲醇提取物防治中度男性膀胱出口梗阻 50 例。据 Noguchi 等研究报道：在可控的 I 期临床试验中,评价灵芝甲醇提取物对中度男性膀胱出口梗阻(BOO)患者的效果和安全性。按随机双盲法试验进行 8 周。入组男性志愿者(≥50 岁)的国际前列腺症状评分(I-PSS;问卷 1～7)≥8,前列腺特异抗原(PSA)值<4 纳克/毫升。一些良性前列腺肥大者曾用过 α 受体阻断剂或其他药物,试验前有 2 周清洗期。志愿者随机分为安慰剂组(12 例)、灵芝甲醇提取物 0.6 毫克组(12 例)、6 毫克组(12 例)及 60 毫克组(14 例)。每天给药 1 次。检测给药前后的国际前列腺症状评分和峰尿流率(Qmax),并由超声波扫描术评估前列腺体积和残留尿量,还进行血液检查和前列腺特异抗原水平测定,均与安慰剂组比较。结果显示,全部患者对给药均有很好耐受,未见不良反应。与安慰剂组比较,6 毫克和 60 毫克剂量组在第 4 周和第 8 周国际前列腺症状评分明显降低。未观察到峰尿流率、残留尿量、前列腺体积以及前列腺特异抗原水平的变化。结果指出,灵芝提取物易于耐受并明显改善膀胱出口梗阻患者国际前列腺症状评分,推荐 II 期临床用于中度男性膀胱出口梗阻的剂量为 6 毫克。

3. 灵芝辅助治疗更年期综合征的案例。

病例一：患者女,48 岁。更年期,有心悸、胸痛、失眠、烦躁,心电图提示心肌缺血及窦性心动过速。西医治疗效果不明显,后改服灵芝片,每日 3 次,每次 3 片。两周后症状有较好改善,精神愉快,1 个月后恢复正常。

病例二：患者女,日本人,54 岁。更年期病痛 10 年。就诊前双脚突然肿胀,生活自理受限。诊断静脉淤塞,需施行血管吻合术。患者不愿接受该治疗手段。后服用灵芝治疗 3 个月后,更年期综合征系列症状均减轻,静脉肿胀未消退;经灵芝治疗 6 个月,脚肿依旧,疼痛渐好转;经灵芝治疗 1 年,症状均消失,痊愈。

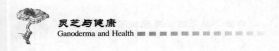
五、 灵芝对身体运动的抗疲劳保健的应用

1. 灵芝液对运动员抗疲劳试验 50 例。据张安民等研究报道：灵芝液对运动员的抗疲劳作用及对血中超氧化物歧化酶、过氧化氢酶（CAT）、脂质过氧化物（LPO）的影响。平均年龄（16.37±1.7）岁的男性运动员分为试验组和对照组，每组各 13 人。试验组口服灵芝液，每次服 10 毫升，每天 2 次，共 30 天；对照组服色泽、包装完全相同的可口可乐。结果提示，灵芝液可通过增加血红蛋白含量，加速乳酸清除、增强超氧化物歧化酶和过氧化氢酶活性，抑制体内脂质过氧化物产生，从而提高运动耐力。

2. 灵芝胶囊调节运动员红细胞继发性免疫低下 16 例。据罗琳等研究报道：将 16 名北京体育大学体育教育学院足球专项运动员随机分为两组，给药组和对照组各 8 名，均为高住低训。入住低氧房前，给药组每日服灵芝胶囊 5 克，共 2 周，对照组服安慰剂。两组每晚入住低氧房（氧气浓度15.4%，相当于海拔 2 500 米）10 小时，每周 2 次低氧房72%最大摄氧量蹬功率自行车训练 30 分钟，两组每周有 3 次由同一教练执导专项训练。结果显示：实验 4 周后红细胞 CD35 的表达，给药组升高了 7.9%，对照组下降了 12.8%（$P<0.05$）；红细胞 C3b 受体花环率，给药组升高了 45.9%（$P<0.05$），对照组下降了 49.0%（$P<0.05$）。红细胞免疫复合物（IC）花环率，给药组和对照组分别升高了 99.7%（$P<0.01$）和19.5%。结果指出，灵芝多糖可以明显增加红细胞、CD35 的表达，且可调节高住低训实验中出现的运动员红细胞继发性免疫低下的现象。

3. 灵芝片防治高原不适应证 469 例。据有关文献报道：用灵芝（赤芝）菌片和灵芝舒心片防治高原不适应证 469 人。结果显示：可使由平原进入海拔 4 000～5 000 米高原人员的急性高原反应（头痛、呕吐等）发病率显著下降，两药预防有效率分别为 98.6%和97.5%。

六、 灵芝救治毒菌中毒的应用

一旦误食野生毒菌,如鹅膏菌科白毒鹅膏菌、亚鳞白鹅膏菌、斑豹鹅膏菌,红菇科亚稀褶黑菇等可致中毒,严重者会致死。误采误食野生菌中毒事件中,95%由鹅膏菌所致。鹅膏毒肽是鹅膏菌所含的最严重致死毒素,它属双环八肽,天然鹅膏肽有 α-鹅膏菌肽等 9 种。鹅膏毒肽能溶于水,化学性质稳定,耐高温和酸碱。食入后会迅速被消化道吸收进入肝脏,迅速与肝细胞核糖核酸(RNA)聚合酶结合抑制信使核糖核酸(mRNA)的生成,造成肝细胞坏死而致急性肝功能衰竭。

1. 灵芝煎剂解除鹅膏菌中毒 25 例。据李铁文等研究报道:给 25 例鹅膏菌中毒患者口服灵芝煎剂(灵芝 200 克,加水煎成 600 毫升液体),每天 3 次,每次 200 毫升,7 天为 1 个疗程,服 1~2 个疗程。治疗后所有患者临床症状均全部消失,血总胆红素(STB)、胆汁酸(BA)、血清丙氨酸氨基转移酶(ALT),天冬氨酸氨基转移酶(AST)等检测指标,均恢复正常或接近正常。入院时患者血中均检出鹅膏毒肽,治疗后第 3 天再检测,发现其量甚微,第 5 天血中已测不出鹅膏毒肽。

2. 灵芝煎剂治疗鹅膏菌中毒 23 例。据肖桂林报道:灵芝煎剂对鹅膏菌中毒患者有治疗作用。把鹅膏菌中毒患者 23 例随机分为治疗组和对照组。对照组给予常规治疗(青霉素、阿拓莫兰),治疗组在常规治疗基础上,加服灵芝煎剂(灵芝 200 克,加水煎取 600 毫升液体),每天 3 次,每次服 200 毫升,连服 7 天。比较两组的临床疗效。结果显示:治疗组临床疗效明显优于对照组,灵芝煎剂对鹅膏菌中毒有较好的治疗作用,能明显降低鹅膏菌中毒的病死率。

3. 紫芝煎剂抢救白毒鹅膏菌中毒 11 例。据何介元等报道:用紫芝煎剂(50 克干紫芝粉煎煮浓缩到 150 毫升液体),每次 50 毫升,每天 3 次,抢救白毒鹅膏菌(又名白毒伞、白帽菌等)中毒 11 例,除 1 例不治死亡外,其余 10 例均治愈出院。紫芝煎剂对白毒鹅膏菌中毒所致的中枢神经系统损害和急性肾功能衰竭有显著效果。紫芝还用于治疗斑豹鹅膏菌(斑豹毒菌)及亚鳞白鹅膏菌中毒的解救,疗效也明显。

4. 灵芝煎剂配合常规治疗亚稀褶黑菇中毒 14 例。据肖桂林等报道,14 例亚

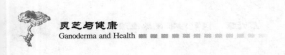
稀褶黑菇中毒患者,在常规治疗基础上,加服灵芝煎剂(灵芝100克,加水煎取600毫升),分3次口服或鼻饲,连续服用7天为1个疗程,根据病情服用1～2个疗程。结果显示,经灵芝治疗后,患者病情迅速好转,无死亡病例。表明灵芝煎剂对亚稀褶黑菇中毒有较好的治疗作用,能明显降低亚稀褶黑菇中毒的病死率。

七、 灵芝对美容保健的应用

灵芝中含有多糖和一些寡糖类小分子物质,可以通过表皮被吸收。这些小分子物质可以改善皮肤微循环,清除自由基,消除皮肤表面黑色素沉积,从而起到润肤、美容的效果。依据该原理,灵芝类化妆品生产销售前景甚佳。

1. 灵芝对皮肤保湿效果的应用。灵芝中起到保湿作用的成分主要为灵芝多糖。一方面,多糖分子中的极性基团可与皮肤中的水分子形成氢键,牢牢锁住水分,起到保水作用;另一方面,多糖具有良好的成膜性,能在皮肤表面形成一层致密的薄膜,减少皮肤表面的水分流失,加强角质层水合作用,达到锁水功效;同时,多糖也是一种营养成分,供给细胞活动代谢,保持细胞养分充足,从而使皮肤水润饱满。华洋林等以开菲尔菌发酵灵芝提取液,通过保湿性能评价发现:较优发酵条件下的灵芝发酵液保湿效果优于10%甘油,这可能是因为作为常见保湿剂的甘油在吸水后不会释放水分,而灵芝发酵液是动态保湿,可以根据周围环境来调节水分。钟柳艳也通过体外重量法证明了灵芝发酵液具有良好的吸湿性和保湿性。

2. 灵芝对皮肤抗衰老效果的应用。过量的自由基诱发机体脂类发生过氧化,其终产物易与蛋白质、核酸等大分子物质发生交联,从而使细胞通透性降低,最后导致细胞破裂、凋亡。自由基引起的损伤累积超过了机体的自我修复能力时,会使细胞分化状态改变甚至丧失,进而引发皮肤衰老。可见,清除自由基是延缓衰老的有效途径。

据研究表明,灵芝多糖、灵芝三萜、灵芝多糖肽对延缓衰老均有一定效果。灵芝三萜可诱导超氧化物歧化酶、过氧化氢酶、谷胱甘肽过氧化物酶的产生,并抑制蛋白质和脂质过氧化。灵芝多糖增加表皮和真皮厚度,改善皮肤组织结构,提高皮肤弹力纤维面积,降低 β-半乳糖苷酶活性,对皮肤角质形成细胞衰老相关的一些基因表达水平有显著改变,促进细胞的生长,对抗表皮细胞衰老;灵芝多糖肽可以增加还原型辅酶 2、超氧化物歧化酶、过氧化氢酶和谷胱甘肽过氧化物酶的产生,保护巨噬细胞中的线粒体免受叔丁基脂氢过氧化物诱导的损伤,增加低密度脂蛋白的氧化。

3. 灵芝促进皮肤血液循环的应用。灰尘、紫外线照射等外部因素影响及体内微环境的变化都会引起皮肤纤维蛋白质表达量的升高,阻塞血管,并最终致使皮肤色素沉积、肤色晦暗、肌肤松弛。钱睿哲等以豚鼠为模型测定涂抹灵芝护肤霜 30 天后的皮肤微循环,发现其有明显的促进皮肤血液微循环及提高皮肤含水量的作用。杨红梅等也证明了灵芝多糖可明显改善复制家兔失血性休克再灌注模型的血液流变学特性,改善微循环,其机制可能是灵芝多糖提高了红细胞超氧化物歧化酶的活性、抑制了脂质过氧化。灵芝多糖促进微血管内皮细胞增殖的作用可能有利于微血管内皮的保护,并加速微血管内皮细胞损伤后的修复。

4. 灵芝对皮肤美白效果的应用。古代对于灵芝的美白作用就有文献记载,北宋时期王怀隐编著的《太平圣惠方》中描述:"服灵芝,十日轻身,二十日一切病止,三十日身如白玉"。灵芝孢子提取液可增强免疫系统的功能,改善胰脏血液循环,起到美白作用。赵丹等发现灵芝发酵液对酪氨酸酶活性抑制率高达 73.22%,从而起到抑制黑色素合成的作用,进而达到美白效果。Hyde 等发现灵芝菌中含有一种黑色素降解酶,可以对合成的黑色素进行降解。

第七章

灵芝产品的制备
与选用

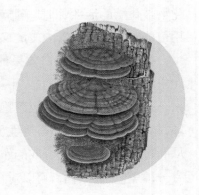

一、 灵芝生药材的鉴别

灵芝是一类数量庞大科属繁多的真菌家族。如本书第二章所述,全世界已发现的灵芝有 184 种,中国就有 108 种;全世界灵芝属真菌共有 108 种,在我国有 76 种。通常所说的灵芝,一般是指赤芝或紫芝的子实体。灵芝有野生的,也有人工栽培的。栽培灵芝有段木栽培和代料栽培之分,其中段木栽培的灵芝质量较优。灵芝的生药材主要是灵芝子实体及其饮片、灵芝菌丝粉、灵芝孢子粉等。通常情况下,对切片、磨成粉的灵芝子实体与灵芝孢子粉,需采用显微镜或理化分析手段鉴别,肉眼很难判别优劣。灵芝生药材的鉴别主要是如何认识灵芝子实体和孢子粉。

（一）灵芝子实体

以赤芝或紫芝为例。赤芝子实体菌盖一般呈木栓质,半圆形,皮壳坚硬,最初一般为黄色,而后逐渐变为红褐色,且有光泽,具有环状棱纹和辐射状皱纹,边缘薄而平截,常稍内卷。菌盖下表面菌肉白色至浅棕色,由无数菌管构成;菌柄侧生,呈红褐色或者紫褐色,有漆样的光泽;菌管内有无以数计的孢子。紫芝的子实体形状与赤芝极为相似,主要区别是菌盖与菌柄的皮壳呈紫黑色或黑色,菌肉锈褐色。鉴别灵芝子实体,可以从其体形、色泽、厚薄、密度上来判别其好坏。品质好的灵芝其朵形一般呈圆形或肾形,柄短、肉厚,用放大镜观察菌盖的背部或底部管孔部位,呈淡黄或金黄色者往往为最佳,而呈白色者次之,呈灰白色而且管孔较大者则为最次。

成熟的灵芝子实体是在其边缘的淡黄色生长线刚消失、未弹射或弹射少量孢子粉时采收,这种刚成熟的子实体包含了灵芝的菌丝、孢子及其他成分,是真正的"全草"。而白灰色的子实体,表明这种灵芝子实体已经弹射完孢子粉,其菌体比重轻,极易用手掰碎,其质量差。灵芝子实体的质量分级标准尚未统一,各地略有不同。一般以菌盖直径和厚度作为指标,一级品菌盖直径＞15 厘米;二级品菌盖

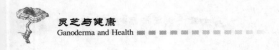

直径 10～15 厘米;三级品菌盖直径<10 厘米。菌盖厚度均应>1 厘米。

(二) 灵芝孢子粉

灵芝孢子是灵芝的配子,在灵芝散发孢子时用收集罩收取。灵芝孢子的质量主要以其饱满程度来判别,与子实体的生长状况密切相关,与生长过程的通氧量、光线强度、空气湿度等参数亦有关,畸形的发育不充分的子实体、产孢子时温度过高(>30℃),散落的孢子空瘪率就高。

灵芝孢子粉一般呈深褐色,粉末状,显微镜下外观卵形内部有突起。灵芝孢子粉可直接用温水冲服,也可在沸水中煎煮,有效成分均能吸收。灵芝孢子应在低温下破壁,破壁时要防止高温,破壁后需要再灭菌、绝氧干燥条件下保存以防止变质。如保藏不当,灵芝孢子粉会产生霉变,破壁后析出的灵芝孢子油会氧化。

(三) 灵芝菌丝体粉

灵芝菌丝体粉是用生物工程技术液体深层发酵或固体发酵培养的灵芝菌丝体,经提取分离、烘干等工艺制成。其所含有效成分及药效不完全等同于灵芝子实体。如液体深层发酵培养的灵芝菌丝体中含多糖,但三萜含量较少。

(四) 关于野生灵芝

一般而言,市售灵芝或灵芝产品均由人工栽培灵芝制成。人工栽培灵芝因其生态化规模化规范化生产,其有效成分可控。野生灵芝在人们的印象中因其罕见而宝贵,其实未必如此。在我国已发现的 76 种野生灵芝属真菌中,有研究且已被利用的也仅 20 余种,大部分未经过药效和毒性研究,没有证据表明野生灵芝的药效比人工栽培的灵芝好。况且,野生灵芝多在幼嫩时期即被虫蛀,且易受真菌污染;被人发现采摘时大都已呈木质化,有效成分已自然丧失。许多多孔菌也常混杂在野生灵芝中,难于辨识,容易误食,带来危害,不宜随便服用。

有些灵芝产品标注中强调是用野生灵芝制成的,是"纯天然的产品",这似乎是很理想的,但实际上并非如此。药品或保健食品均要求安全、有效、质量可控。厂家收购的野生灵芝子实体,来源各异,种类繁多,又不能逐一鉴定,用作生产原料,很难保证原料的来源、种类和质量的均一性,生产出的药品或保健品的质量也很难保证。

二、 灵芝有效成分的提取

灵芝有效成分的提取方法是根据灵芝所含成分的物理性质来决定的。灵芝有效成分包括灵芝多糖、灵芝酸(灵芝三萜类化合物)、皂苷、麦角甾醇、腺苷、嘌呤、嘧啶、生物碱、内酯等。这几种成分大多能溶解于热水中,其中灵芝酸、麦角甾醇等成分在热水中的溶解度较低,在乙醇中的溶解度较高。所以灵芝多糖、腺苷、嘌呤、嘧啶、生物碱等成分可用热水提取;灵芝酸用乙醇提取。

(一) 提取工艺

1. 灵芝的热水提取及流浸膏的制备。

将灵芝子实体用粉碎机粉碎,或切成 0.5～1 厘米碎块,放入不锈钢提取锅中,加去离子水,加水量为灵芝质量的 14 倍;然后打开锅底的回形管通入蒸汽,使水沸腾,保持沸腾 2 小时;用 80 目筛滤出头煎液,残渣仍留在锅中;再加入 12 倍量去离子水煎煮 2 小时,仍用 80 目筛滤出二煎液。将两次煎液合并,输入储液槽,静止沉淀 12 小时,取上清液,弃去底部泥浆状物,得到的滤液称为热水提取液。灵芝热水提取液再经减压加热(温度 60～70℃),蒸发浓缩至热测密度1.35～1.38,成为膏状,即成为灵芝流浸膏,灵芝流浸膏加入辅料,烘干后可制成多种灵芝制剂。

2. 灵芝的酶提取。

酶提取就是用能够分解灵芝细胞壁的纤维素酶、半纤维素酶、蛋白酶、果胶酶等各种酶,将灵芝细胞壁彻底分解,从而使储藏在灵芝细胞壁中的多糖等有效成分能更多更快地释放出来,以提高提取得率。方法与步骤:将灵芝子实体粉碎成棉絮状,加 6 倍量水,加温至 90℃,并保持 1 小时;降温至 45℃,加入酶液,搅拌均匀,45℃保温 1 小时;升温至 100℃并保持 1 分钟将酶灭活;用 80 目筛过滤,取滤

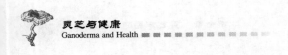

液;残渣中继续加 10 倍量水,加热至 100℃保持 2 小时;80 目筛过滤,得滤液。将两次滤液合并,静置 12 小时。取上清液,减压浓缩。浓缩液用乙醇沉淀,沉淀物便是灵芝粗多糖。浓缩液加辅料,搅拌、烘干,可制成灵芝干浸膏。

3. 灵芝的醇提取。

将灵芝子实体粉碎,或切成 0.5～1 厘米碎块,放入不锈钢乙醇(酒精)提取锅中,加入 95%浓度的食用乙醇,乙醇用量为灵芝干重的 8 倍,78℃回流 1 小时,取出醇提液;残渣仍留在锅中,再加入 8 倍量 75%浓度的食用乙醇,80℃回流 1 小时,取出乙醇提取液;残渣仍留在锅中,再加入 8 倍量 50%浓度的食用乙醇,78℃回流 1 小时,再次取出乙醇提取液。将 3 次乙醇提取液合并,放入储液槽静置 10 小时,取出上清液,弃去底部沉淀物。这种上清液称为灵芝醇提液。

(二) 成分提取

1. 灵芝粗多糖和灵芝寡糖的提取。

将灵芝热水提取液减压浓缩至密度为 1∶1.06～1.08(热测),静置 12 小时左右,取上清液,弃去底部沉淀物。上清液中加入 3 倍量体积 95%浓度的食用乙醇,边加边搅拌,然后静置 24 小时,底部沉淀物即为灵芝粗多糖。倒出上清液,将底部沉淀物离心脱水,60℃减压烘干,就形成灵芝粗多糖原料。灵芝粗多糖反复用热水溶解,乙醇沉淀、精制,可得到多糖含量较高的精制粗多糖。灵芝粗多糖经粉碎,80 目筛过筛,所得细粉装入空胶囊中,就成为灵芝粗多糖胶囊。倒出的上清液中主要成分为灵芝寡糖。上清液经进一步提纯后可制成针剂,减压烘干粉碎后可做成寡糖胶囊。

2. 灵芝多糖的提纯和分离。

灵芝多糖类物质具有能溶于水、稀碱、稀酸,不溶于醇、醚、丙酮等有机溶剂的性质。依据此性质,提取分离灵芝多糖类物质最常见的方法为热水提取法。程序是:将灵芝与水按比例配置,温度 90～100℃,提取 2～3 次,每次 1 小时,提取液浓缩至原体积的 1/10,去除游离蛋白质,加入 3～5 倍乙醇使灵芝多糖沉淀析出,经过反复二次纯化而获得灵芝多糖类物质。实验室对多糖的纯化一般采用分级沉淀法、离子交换层析、凝胶层析法和超滤技术。鉴于灵芝多糖生物活性的多样性,在多糖实际提取应用上,不必将多糖提得很纯,一般情况下采用灵芝水提液即可达到效果。

3. 灵芝酸(灵芝三萜类化合物)的提取分离。

灵芝酸在水中的溶解度极低,易溶于氯仿、甲醇、乙醇、乙酸乙酯等有机溶剂中。提取分离灵芝中三萜类化合物的方法一般有三种:一是用甲醇或乙醇提取灵芝原料,对提取液浓缩后用乙酸乙酯萃取;二是甲醇或乙醇提取原料,然后分出总酸再进行分离和干燥层析;三是利用制备衍生物的方法分离。生产保健食品时的灵芝酸制备,都是用食用乙醇提取。灵芝中三萜类化合物的分离纯化大多是经过多种色谱法制备纯化。

4. 灵芝孢子油的提取。

灵芝孢子油是通过二氧化碳超临界流体萃取方法获取的,这是一种新型分离技术。分离原理是:二氧化碳在临界点附近温度与压力的微小变化可导致溶质在超临界流体中溶解度发生几个数量级的突变。当超临界流体穿过破壁的灵芝孢子粉时,根据相似相溶原理,破壁孢子粉中脂溶性物质,如脂肪酸、三萜类化合物、甾醇等活性成分,都会跟随溶剂一起萃取出来。再通过减压过程,二氧化碳与液态的孢子油分离,获得灵芝孢子油。

与传统脂溶性化合物提取技术相比,二氧化碳超临界流体萃取灵芝孢子油具有如下优点:①萃取温度接近常温,孢子油不易被氧化;②化学溶剂无残留,对环境友好;③萃取剂二氧化碳可以循环使用,降低成本;④萃取过程包含了分离,简化了工艺流程。所以,二氧化碳超临界流体萃取灵芝孢子油技术是目前最安全、最高效的方法。

三、 灵芝产品的剂型与制备

灵芝剂型很多,除生药灵芝粉碎直接用水煎服外,还有多种灵芝产品,剂型如胶囊、片剂、冲剂。原料如灵芝孢子、破壁灵芝孢子、超声波处理灵芝孢子、灵芝子实体超细粉、灵芝菌丝体粉等。

1. 灵芝胶囊。由灵芝的热水提取物减压加热蒸发浓缩,加 1 倍量左右辅料烘

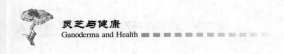
干,再粉碎后单方或复方装入胶囊制成。

2. 灵芝冲剂。将制作灵芝胶囊的原料单方或复方制作成颗粒剂,装于密封、防潮的铝箔袋中加工而成。

3. 灵芝片剂。将灵芝提取物和相关配方原料按一定比例混合,再适当增加黏合剂、硬化剂,经压片机压制而成。

4. 灵芝超细粉剂。将灵芝子实体用低温、超细粉碎机粉碎成的细粉,过200目筛,可直接冲服或吞服。

5. 灵芝菌丝体粉。由灵芝菌种液体发酵或固体发酵,经提取、分离、烘干、包装等工序制成。

6. 破壁灵芝孢子粉(袋装或胶囊)。灵芝孢子用低温微磨机磨破孢子壁,或高压气流破碎孢子壁而成。灵芝孢子应在低温下破壁,破壁时要防止高温,破壁后需无菌绝氧干燥保存,小袋装,或装入胶囊。

7. 超声处理灵芝孢子粉。孢子经过超声波处理,孢子壁虽然未破,但孢子内有效成分已能自由释放到孢子外而被人体所吸收。

8. 灵芝类合剂。灵芝与不同成分的其他原料配合,制成复方灵芝制剂,如珍合灵、灵芪片、灵芝蜂皇浆、灵芝虫草等。灵芝孢子也可与灵芝冲剂原料配合制成灵芝复配冲剂。

9. 灵芝孢子油软胶囊。用超临界二氧化碳提取的灵芝孢子油,主要成分含脂肪酸、灵芝三萜类、灵芝多糖等,经软胶囊注封工艺制成。可与番茄红素、花青素等抗氧化剂制成合剂胶囊。

四、灵芝产品的类别与选用

(一)关于药品和保健食品

市场上销售的灵芝及其制成品种类繁多,主要分生药材、药品和保健食品三大类型。正确选用灵芝产品,将有益于发挥灵芝产品的功效,保证安全性和有效性,更好地为民众健康服务。

1. 药品。以灵芝的子实体、菌丝体与孢子粉为原料制成的药用制剂,常见剂型有片剂、胶囊和冲剂。这类制剂均由生药经过提取、加工处理后制成,有效成分含量较高,也容易被人体吸收利用。这类产品特征:一是有批准文号,一般应标有"批准文号:国药准字 Z ×××××××× 号"(其中前 4 位数字表示批准年份)。二是应注意生产厂家、生产日期和产品有效期、有效成分含量、适应证、规格等。三是遵医嘱服用,药品应在医生指导下使用,按药品说明书载定的用法用量服用。

2. 保健食品。又称功能食品。原料、剂型和食用方法均与药品类似,产品说明书上仅有保健功能,而无适应证,不能当作药品使用。保健食品有批准文号,一般应标有国家保健食品审查确认机关发给的《保健食品批准证书》,标有批准文号"国食健字 G ××××××××"(其中前 4 位数字表示批准年份)或"卫食健字(××××)第 ×××× 号"(其中括号内 4 位数字表示批准年份),标有获得准许使用的保健食品标志(蓝帽图案)。购买时应认准批准文号和标志图案,避免购买无批准文号的产品。

(二)灵芝类产品的选用

灵芝与灵芝孢子能提高体质,增强机体抗病、防病、治愈能力,还能延缓衰老,适宜于慢性病患者、中老年人、受到环境污染人群、接触有毒有害化学物品和放射性射线等人群服用,尤其适合患肿瘤病、冠心病、糖尿病等慢性代谢性疾病人群服用,对于免疫力低下或过敏性体质人群的使用效果更佳。灵芝类产品一般价格不贵,无不良反应,适宜长期服用。

1. 灵芝生药的煎服。用于防病保健,可日服灵芝 5～10 克,或灵芝孢子 2 克,或破壁灵芝孢子粉 1.5～2 克,或灵芝菌丝体 3～5 克,长期服用。用于治疗疾患,一般日服灵芝 10～15 克,或灵芝孢子粉、破壁灵芝孢子粉 4～6 克。连服 2～3 个月。灵芝子实体在煎煮时必须剪碎,加水用文火煎煮 1～2 小时,否则子实体内的有效成分不易释放到煎液中。子实体中的成分是否被完全煎出,需保证一定的煎煮时间,看煎液颜色是否变深,苦味是否变浓。

2. 灵芝粉剂和灵芝菌丝体的使用。在服用灵芝粉剂和灵芝菌丝体时,可放

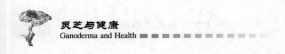

于水中煎煮后服用,也可直接用水助服。灵芝粉和菌丝体粉中的粗纤维成分既能清理肠道,又有降脂、减肥、通便之功效。

3. 未破壁灵芝孢子的使用。灵芝孢子外有双层细胞壁,内含孢子油(约占30%)及其他活性成分。未经加工提取的灵芝孢子粉有效成分在细胞内,直接服用没有破壁的灵芝孢子粉时,有效成分吸收率相对较低。有研究证明,孢子粉用水煎煮后,其有效成分析出,易于吸收利用,服用效果好。最好是与煎服灵芝子实体一样,加水煎煮 2~3 次,每次 30~40 分钟,灵芝孢子粉水煎后无苦味,服用时应将煎液与孢子一起饮服。

4. 破壁灵芝孢子的使用。灵芝孢子经破壁处理后,其细胞内的孢子油及其他活性成分已释出,口服更易吸收,多制成胶囊或一次服用量的密封包装产品使用。购买破壁灵芝孢子粉的产品时,应注意产品标识的破壁率。破壁灵芝孢子粉产品实为孢子碎片与孢子油的混合物,储存和使用过程中易氧化变质,不宜长期保存。

5. 灵芝制品的使用。服用灵芝胶囊、灵芝冲剂或其他灵芝制品时,应分早、晚或早、中、晚多次服用,这样作用持续,吸收效果较好。

6. 灵芝孢子油制品的使用。灵芝孢子油多制成软胶囊制剂,可口服。因其油性成分高,易氧化,应妥善保存。

五、 灵芝的不良反应

灵芝是一种温性食品,灵芝制剂极少有不良反应。临床实验表明,灵芝对心、肝、肾等重要脏器无明显不良影响,与古医籍所载灵芝"温平无毒"的表述相印证。

有个例报道少数人服用灵芝后有罕见的不良反应。个别身体虚弱,阴虚阳亢的人服后,有时会出现心烦、胸闷、头晕、心率加快、喉燥、身热,甚至会出现便秘等热性现象。灵芝存放时间长,受潮、霉变、再清洗烘干的温性程度会更高一些。所以身体很虚弱,有便秘、尿赤、心烦、头晕症状,阴虚阳亢现象很明显者,开始服用时宜从小剂量服起。若发现阳亢现象加重时,就应停止服用。要服用保存期短、质量好的灵芝,菌盖背面呈浅黄白色的灵芝较好,服时应多喝温开水。

　　应该认识到,任何药物的使用都会有少数人可能产生与治疗目的无关的不良反应,任何一种食品也可能产生不适反应。比如有些人不能吃乳腐,不能吃咸菜,有些人不能喝牛奶,有些人不能服人参。灵芝也不例外,也有可能产生不良反应,这是很正常的,不必害怕。即使产生阴虚阳亢的现象,停止服用灵芝后,阴虚阳亢现象就会逐渐消退,对机体不会产生不良后果。当然,在医生指导下服用更为妥当。

第八章

灵芝防治疾病的经验方

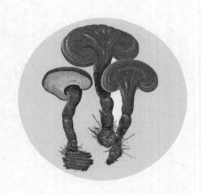

现代药理学研究表明,灵芝含有丰富的植物化学物,具有提高细胞膜受体接受神经递质、内分泌激素、药物信号的能力,提高酶活力和增强机体生理平衡调节能力,拥有抑制肿瘤、免疫调节、神经调节、抗氧化和清除自由基、保护受损细胞和组织、影响糖代谢和脂质代谢等广泛的药理作用。临床医学实践也充分证明,灵芝及其制成品能有效影响心血管系统、神经系统、呼吸系统、消化系统、内分泌系统、泌尿生殖系统等功能,是提高机体生命活力和增强体质的妙药良方。

自古以来,民间就有将灵芝药食两用的传统和习惯。灵芝可单味服用,可与食物同烹同食,发挥预防与治疗多种疾病的效果;也可与其他具有确切功效的药品或保健食品配合使用,使其功效产生倍增和复方显效。比如:和有毒性的药物配合使用时,可以发挥灵芝解毒功效而大大降低该药物的毒性;和化疗药物配合使用时,可降低化疗药物的不良反应;和抗生素类药物配合使用时,可提高细胞膜受体功能而增强药物效果。从现代工艺上讲,遵循君臣佐使的组方原理,按照灵芝及相关物质的生物属性和药用机制,采用一定的选材、提取、复配、制备流程,涌现出大量具有生命力的灵芝类产品,竭力保障和提升着人类的健康水平。

本章从灵芝产品配方、灵芝经验方、灵芝食疗方三个层面,描述灵芝的配方构成,解析组方原理,指导健康应用。

一、 灵芝产品的部分配方解析

随着现代药物科学的迅猛发展,对灵芝的研究不断深入,各种有效成分基本明确,药理和疗效基本厘清,也发现了一些新的灵芝功能和配伍疗效。伴随着生产加工设备、方法和手段的进步,灵芝有效成分的分离与提纯逐步实现了工业化。灵芝产品的发展迅速走向产业化。作为一类适宜现代社会人类健康特点的药品和保健食品,灵芝类产品的发展,为大健康事业作出独特而卓越的贡献。按照中医理法方药规则和君臣佐使的原理,遵循现代药学和循证医学理论,以市场需求和民众健康诉求为导向,灵芝类制成品层出不穷。本节撷取部分灵芝类产品,通过介绍组方和制作,试图运用性味归经和辨证论治原理,解析其君臣佐使的组方原则,明晰功效,指导应用。

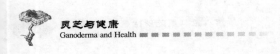

（一）灵芝猴头菇虫草菌粉方

[处方]　灵芝提取物、冬虫夏草菌丝体粉、猴头菇提取物、五味子提取物各适量。

[制作]　将以上4味混匀、造粒、填充胶囊。

[服法]　每日2次,每次服用4粒,饭后服用。

[解析]　此方灵芝为君,入五脏,扶正固本,具有安神、解痉之功,有修复损伤细胞、提高机体生命活力和调节免疫力的作用。冬虫夏草菌粉为臣,性甘平,补肺肾,止血化痰,具有增强机体免疫力、双向调节内分泌、增加心肌供血、扩张血管、提高机体耐缺氧能力之效。猴头菇、五味子为佐使。五味子收敛固涩、益气生津、补肾宁心。猴头菇多糖激活免疫表达,猴头菇低聚糖抑制胃固有腺体减少,改善胃黏膜病变,健脾开胃,助力消化、降脂降压,抑菌抗菌,广泛应用于防治消化不良、胃溃疡、十二指肠溃疡等消化道疾病。

[功效]　健脾养胃,补中益气,补肾益肺,全身调理。能增强免疫力,辅助抑制肿瘤。适宜于老年疾病、慢性病、亚健康人群及肿瘤患者服用,对免疫力低下、身体虚弱、消化不良、咳喘气短等症尤见功效。

（二）灵芝枸杞猴头菇银耳方

[处方]　灵芝提取物、灵芝孢子粉、枸杞子提取物,猴头菇提取物、香菇提取物、银耳提取物各适量。

[制作]　将以上6味混匀、造粒、填充胶囊。

[解析]　此方中灵芝提取物、灵芝孢子粉为君,入五脏,扶正固本,保肝解毒。灵芝和灵芝孢子粉中富含灵芝多糖,能促进骨髓细胞蛋白质、核酸的合成,加速骨髓细胞的分裂增殖,发挥抗放射线损伤作用。灵芝三萜类化合物显著抑制肝癌细胞生长,抑制乙肝病毒繁殖。枸杞子为臣,补肾益精,养肝明目,具有促进新生细胞的产生、修复机体损伤细胞的作用;银耳为佐,滋阴健脾,强精补肾,清肺润肠;猴头菇、香菇为使,健脾养胃,助益消化吸收,提高免疫力。

［服法］ 每日 2 次，每次服用 3 粒，饭后服用。

［功效］ 疏肝利胆，清热解毒，补肝肾、健脾胃、益气血，具有抗辐射和增强免疫力功能。治肝肾阴虚等症，适于免疫力低下、身体虚弱、外感风邪引发的肝病（如病毒肝炎），可降低癌症患者放疗化疗后的不良反应。

(三) 灵芝枸杞姬松茸方

［处方］ 灵芝提取物、灵芝孢子粉、枸杞子提取物，姬松茸提取物各适量。

［制作］ 将以上 4 味混匀、造粒、填充胶囊。

［服法］ 每日 2 次，每次服用 4 粒，饭后服用。

［解析］ 此方中灵芝提取物、灵芝孢子粉为君，入五脏，扶正固本，保肝解毒。灵芝多糖肽和三萜类化合物等活性成分能减轻化学性肝功能损伤，加强肝脏代谢功能，降低血清丙氨酸氨基转移酶活性，减轻肝小叶炎症细胞浸润，促进肝细胞再生，抑制过度免疫反应造成的肝脏伤害。枸杞子为臣，补肾益精，养肝明目。枸杞多糖能有效减少脂褐素的沉积，抑制肝脏中过氧化脂质的形成，促进肝细胞新生；姬松茸为佐使，保护肝肾，调节免疫，姬松茸多糖能显著提高小鼠肝脏组织抗氧化能力，降低肝脏组织丙二醛含量，促进肝脏脂肪代谢。

［功效］ 扶正固本，滋补肝肾、益精明目。具有增强免疫力、辅助治疗化学性肝损伤的功能。适于免疫力低下人群服用，特别适宜酒精肝、脂肪肝、肝硬化等肝脏不适者，对用眼过度、视力模糊者也有功效。

(四) 灵芝孢子油番茄红素软胶囊方

［处方］ 灵芝孢子油、番茄红素各适量。

［制作］ 将以上 2 味混匀，制成软胶囊。

［服法］ 每日 2 次，每次服用 3 粒，饭后服用。

［解析］ 此方中灵芝孢子油为君，富含孢子粉精华，扶正固本，提高免疫力，抗病毒，抗肿瘤，保肝解毒，软化血管，净化血液。灵芝孢子油实现免疫调节的途径包括：提高自然杀伤细胞（NK 细胞）和吞噬细胞的生理活性，调

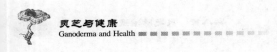
节肿瘤患者 T 细胞亚群比例。能抑制肿瘤细胞内端粒酶活性,促使肿瘤细胞凋亡;抑制癌细胞中血管内皮生长因子的生成,抑制其转移和再生。番茄红素为臣,抗氧化,延缓衰老,保护心脑血管和生殖系统,抑制肿瘤。

[功效] 扶正固本,邪不可干,抗氧化,防衰老。具有提高免疫力的保健功能。适宜于免疫力低下、患心脑血管疾病、男性前列腺疾病、精子活度不足及癌症患者服用。

(五) 灵芝枸杞葡萄籽丹参方

[处方] 灵芝、葡萄籽、枸杞子、丹参等提取物,油菜花粉各适量。

[制作] 将以上 5 味混匀、造粒、填充胶囊。

[服法] 每日 2 次,每次服用 3 粒,饭后服用。

[解析] 此方中灵芝为君,具有抗氧化、清除体内自由基作用,能增强心肌收缩力,增加冠脉血流量,降低血脂,防止动脉粥样硬化;丹参为臣,色赤味苦入心,促进心脏血液供应,改善心肌组织微循环;枸杞子与葡萄籽为佐,抗氧化、去除自由基,提高体内过氧化物酶的活性,祛斑美白,保护心脑血管细胞。油菜花粉为使,抗氧化,平衡内分泌,激活体内生理活性,对高血脂、前列腺肥大等均有作用。

[功效] 补气养血,宁心安神,延缓衰老。具有提高免疫力,去除黄褐斑的保健功效。适宜免疫力低下,身体虚弱,高血脂、高血压、心肌缺血、血管粥样硬化等心脑血管不适人群服用。

(六) 灵芝酸枣仁银杏叶方

[处方] 灵芝提取物、灵芝孢子粉、酸枣仁提取物、银杏叶提取物各适量。

[制作] 将以上 4 味混匀、造粒、填充胶囊。

[服法] 每日 2 次,每次服用 3 粒,饭后服用。

[解析] 此方中灵芝、灵芝孢子粉为君,能调节中枢神经,镇静催眠,双向调节免疫;酸枣仁为臣,酸甘合化以养肝阴,清热除烦,养精固本,宁神安志,轻

松助眠；银杏叶为佐使，具有强心降血脂，促进血液循环，增加大脑血氧供应，保护脑细胞，抗焦虑及镇静的作用。

[功效]　滋养肝肾、补益精血、调和脾肺、宁心安神。具有增强免疫力，改善睡眠的保健功能。适于虚烦不眠、惊悸怔忡、健忘神倦、神经衰弱等症及内分泌失调等引起的失眠人群服用。

（七）灵芝黄芪茯苓刺五加方

[处方]　灵芝提取物、茯苓提取物、黄芪提取物、刺五加提取物、珍珠粉各适量。

[制作]　将以上5味混匀、造粒、填充胶囊。

[服法]　每日2次，每次服用3粒，饭后服用。

[解析]　此方中灵芝为君，养心安神，补气益血，缓解体力疲劳。现代研究表明灵芝具有增强心脏功能，提高心肌细胞耐缺氧能力，改善冠状动脉血液循环，抑制胆固醇合成，预防冠状动脉粥样硬化形成，具有双向调节血压作用；黄芪为臣，甘温入脾，补气健脾，具有纠正心肌能量代谢失衡，提高氧气摄取和利用，改善心肌缺血及心衰；刺五加与茯苓为佐，甘温益气，补而不滞，益脾宁心；珍珠为使，归心经，安心明目。

[功效]　补气养血，健脾除湿，补心益气，助养精神。具有增强免疫力，缓解体力疲劳的保健功能。适宜免疫力低下、心气不足、脾胃不和等人群。

（八）灵芝猴头菇黄芪蜂胶方

[处方]　猴头菇提取物、灵芝提取物、香菇提取物、黄芪提取物、蜂胶各适量。

[制作]　将以上5味混匀、造粒、填充胶囊。

[服法]　每日2次，每次服用3粒，饭后服用。

[解析]　此方中猴头菇为君，补气益血，保护胃黏膜，帮助消化，改善神经衰弱和胃部不适，缓解腹痛、腹胀和反酸等症，促进慢性胃炎康复，抑制脂质过氧化，使乳酸脱氢酶（LDH）释放减少，对幽门螺杆菌所致的细胞损伤有保护作用。灵芝为臣，提高免疫力，增强体液免疫水平，抑制幽门螺杆菌的繁殖。黄芪为佐，益气补中，明显促进表皮生长因子及其受体合

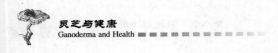

成,使胃黏膜上皮组织、腺体机构能得到较好的修复;香菇与蜂胶为使,调和脾胃,助益消化,提高免疫力,解痉,抗菌消炎。

[功效]　健脾养胃,助益消化,扶正祛邪。具有增强免疫力,对胃黏膜有辅助保护功能。适宜免疫功能低下,脾胃不调,消化不良,胃炎、胃窦炎、胃溃疡、胃癌等消化道系统不适人群服用。

（九）灵芝蚂蚁牡蛎胶囊方

[处方]　灵芝提取物、拟黑多刺蚁粉、牡蛎粉各适量。

[制作]　将以上3味混匀、造粒、填充胶囊。

[服法]　每日2次,每次服用3粒,饭后服用。

[解析]　此方中拟黑多刺蚁粉为君,性咸酸温,入肝肾二经,滋补肝肾、益气养血、填精壮阳,有明显调节血糖、抗痛风作用。灵芝提取物为臣,提高免疫力,抗菌消炎;牡蛎为佐使,咸寒入肾,益阴潜阳,治虚劳烦热,利湿止渴。

[功效]　补肝肾,健脾胃,祛湿行水。具有增强免疫力、保护受辐射危害的功能。适用于免疫力低下,身体虚弱,脾肾两虚引发的健忘怔征、五心烦热、夜不能寐、腰脊酸痛、不思饮食、少腹阵痛、痛后出血及性欲低下、精子活度不足等男性生殖疾患,以及糖尿病、痛风、神经系统疾病等人群。

（十）灵芝猴头菇茯苓珍珠方

[处方]　灵芝提取物、猴头菇提取物、茯苓、酸枣仁提取物、珍珠粉各适量。

[制作]　将以上5味混匀、造粒、填充胶囊。

[服法]　每日2次,每次服用3粒,饭后服用。

[解析]　此方中灵芝为君,镇静安神,补气益血,镇咳平喘;酸枣仁为臣,养心阴,益肝血,有安神之效;猴头菇与茯苓为佐,助消化,益肝脾,利积水,祛肾湿,提高机体细胞免疫水平,促进损伤气管、支气管黏膜上皮细胞修复;珍珠粉为使,泻热解寒,镇静定惊。

[功效]　健脾养胃,补中益气,养心补肝,扶正固本。具有增强免疫力,改善睡眠

的保健功能。适用于外感风寒引起呼吸系统不适人群、脾胃虚寒导致的肺虚人群,如慢性肺炎、慢性支气管炎、哮喘等。

(十一) 灵芝红景天西洋参方

[处方]　灵芝提取物、灵芝孢子粉、红景天提取物、西洋参提取物各适量。

[制作]　将以上4味混匀、造粒、填充胶囊。

[服法]　每日2次,每次服用3粒,饭后服用。

[解析]　此方中灵芝与灵芝孢子粉为君,味甘,性平偏温,归肺经,补益肺气,温肺化痰,止咳平喘,扶正固本。现代研究发现,灵芝多糖和灵芝三萜类化合物能增强机体非特异性免疫功能,通过抑制变态反应介质释放而抑制致敏原诱发的呼吸道免疫性炎症反应,抑制气管上皮细胞释放组胺和胆碱而解痉和松弛气管平滑肌,实现抗过敏和抗呼吸道炎症的作用,对支气管哮喘有良好的防治疗效。红景天为臣,补气清肺、益智养心、收涩止血、散瘀消肿。现代药理学研究证实,红景天提取物具有延缓衰老、抗肿瘤、抗病毒、抗菌、抗缺氧、抗疲劳、抗辐射、双向调节中枢神经及内分泌系统等多种活性。西洋参为佐使,补气养阴,清热生津,用于气虚阴亏、虚实内热、咳喘痰血等症。

[功效]　补气安神,止咳平喘,理气养血,清肺止咳。具有增强免疫力的保健功能。适于免疫力低下人群,细菌病毒感染所致肺炎及气管炎等呼吸系统不适人群,心肺两虚所致身体虚弱、全身乏力、胸闷气促、唇手发绀等症人群服用。

(十二) 灵芝黄芪虫草菌粉胶囊方

[处方]　灵芝、黄芪、猴头菇提取物各适量,虫草菌丝体粉、西洋参各适量。

[制作]　将以上5味混匀、造粒、填充胶囊。

[服法]　每日2次,每次服用3粒,饭后服用。

[解析]　此方中灵芝与虫草菌丝体粉为君,补养气血,秘精益气,补肾益肺,增强心肌营养血液供给,改善血红细胞携氧能力,抵疲劳;黄芪为臣,益正

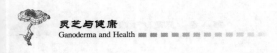
气,壮脾胃,补中益气,改善机体糖代谢,加速肝糖原转化为肌糖原,快速补充能量,消除体力疲劳,增强免疫力;西洋参为佐,补气养阴,清热生津,提高机体乳酸脱氢酶活性,缓解体乏;猴头菇为使,健脾养胃,补中益气,调和诸药。

[功效]　补养气血,温补肾阳,补肾益精,益气健脾。具增强免疫力,缓解体力疲劳的保健功能。适于男女肾虚,肾阴阳不平衡人群的全身乏力,腰膝酸软,畏寒怕冷,手足不温,寒疝腹痛,中虚反胃等症及肾病人群服用。

(十三) 灵芝太子参党参胶囊方

[处方]　灵芝提取物、太子参提取物、党参提取物、枸杞子提取物、猴头菇提取物各适量。

[制作]　将以上5味混匀、造粒、填充胶囊。

[服法]　每日2次,每次服用3粒,饭后服用。

[解析]　此方中灵芝为君,补养气血,增强心肌营养性血流量,改善血红细胞携氧能力,消除疲劳。太子参与党参为臣,益气健脾,改善线粒体内三羧酸循环,增加能量代谢转化,缓解体力疲劳;枸杞子为佐,调节免疫,加强肝糖原代谢,减少蛋白质分解,降低血尿素氮,抗疲劳;猴头菇为使,健脾养胃,补中益气,利五脏,助消化。

[功效]　补气养血,补益肝肾,温补肾阴。具有增强免疫力,缓解体力疲劳的保健功能。适宜免疫力低下者、气血不足引起的气虚气弱者、肾阴亏虚引起的诸症如头晕心悸、失眠多梦、耳鸣腰酸、咽干口燥、舌红少苔、脉搏细数等人群服用。

(十四) 灵芝孢子粉虫草菌丝体粉方

[处方]　灵芝破壁孢子粉、蝙蝠蛾被毛孢菌丝体粉各适量。

[制作]　将以上2味混匀、造粒、装袋。

[服法]　每日2次,每次服用2克,饭后服用。

[解析]　此方中灵芝孢子粉为君,补养气血,调节免疫力,具有抗肿瘤、抗病毒等

作用；虫草菌丝体粉为臣，补肾益肺，止血化痰，补肺益卫。君臣互补，协同作用。

[功效]　补肾益肺，补养气血，益心气、安心神，温补肾阳，温煦脏腑。具有提高免疫力、辅助抑制肿瘤之功效。适用于病后虚损、虚喘劳神、咳嗽咯血、阳痿遗精、腰膝酸痛诸症，尤适宜癌症患者身体虚弱及放化疗后不良反应之调理。

(十五) 灵芝猴头菇枸杞黑杜酒方

[处方]　灵芝提取物、猴头菇提取物、香菇提取物、红枣提取物、枸杞子提取物、黑杜酒各适量。

[制作]　将以上6味混匀、装瓶。

[服法]　每日2次，每次服用50毫升。

[解析]　此方中灵芝为君，补气安神，强心补血，调节体能，促进新陈代谢；猴头菇为臣，补中益气，保护胃黏膜；香菇、红枣、枸杞子为佐，保肝护肝，提高免疫力，养血安神，滋补肝肾；黑杜酒为使，抗氧化，延缓衰老，活血化瘀，导引诸药，调和诸味。

[功效]　补益心气，安心宁神，温补气血，温阳散寒。具有提高免疫力的保健功能。适宜免疫力低下所致身心疲乏、畏寒怕冷、手足不温等人群服用。

(十六) 灵芝云芝绞股蓝方

[处方]　灵芝提取物、云芝提取物、灵芝破壁孢子粉、绞股蓝提取物各适量。

[制作]　将以上4味混匀、造粒、填充胶囊。

[服法]　每日2次，每次服用3粒，饭后服用。

[解析]　此方中灵芝、灵芝孢子粉为君，全草入方，具有扶正固本，安神解痉，修复损伤细胞、提高机体生命活力。灵芝所含的多糖通过增强内源性免疫学机制，抑制肿瘤细胞黏附移动和肿瘤血管新生等多途径抗肿瘤，提高癌症患者生活质量。云芝为臣，健脾利湿，止咳平喘，清热解毒，保肝护肝。云芝多糖具有抑制肿瘤血管新生，抗肿瘤细胞生长，对肝癌、胃

癌、结肠癌、食管癌、膀胱癌、肺癌、乳腺癌、鼻咽癌等均有明显抑制作用。绞股蓝为佐使，具有镇静、催眠和促进恢复的作用，绞股蓝含有的绞股蓝皂苷，具有抑制癌细胞生长的作用，临床用于治疗胃癌、直肠癌等多种癌症。

[功效]　补气养血，补益肝肾，清热解毒，扶正固本。具有免疫调节，辅助抑制肿瘤的保健功能。对胃癌、食管癌、肺癌、肝癌、膀胱癌、肾癌、前列腺癌、乳腺癌、子宫癌有较好辅助治疗效果。可提高肿瘤患者对放化疗的耐受性，减轻放化疗引起的白细胞减少、食欲不振、体重减轻、免疫力低下。可用作放化疗的辅助治疗，发挥增效解毒作用，适用于各种癌症者服用。

(十七) 灵芝黄芪三七桑叶方

[处方]　灵芝提取物、黄芪提取物、桑叶提取物、苦瓜提取物、三七提取物、西洋参提取物、富铬酵母各适量。

[制作]　将以上6味混匀、造粒、包装。

[服法]　每日2次，每次服用1包，饭后服用。

[解析]　此方中灵芝为君，味甘性平，能降低血糖、改善糖耐量，促进胰岛素释放和肝糖原、肌糖原的合成。桑叶，苦瓜，西洋参为臣。桑叶和苦瓜性皆寒，味苦，具有清热解毒、补肝益肾、除烦止渴的功能。现代研究表明，桑叶提取物可促进细胞胰岛素分泌，增强胰岛素功能。苦瓜提取物能提高糖代谢，具有降血糖的功效。西洋参提取物具有促进损伤的胰岛 β 细胞恢复。三七、黄芪、富铬酵母为佐使。三七提取物可以抑制糖原分解，协同胰岛素降低高血糖症状。黄芪提取物能补气升阳、固表止汗、利水消肿，善于补益脾气、升举中阳，抑制病理性血糖升高。铬是人体必需微量元素，具有促进受损胰岛 β 细胞形态结构、功能的恢复，降低空腹血糖的作用。

[功效]　补肝益肾，补气养阴，清热解毒。具有辅助降血糖的功能。适于五脏虚弱，劳欲过度，阴虚不足，阴虚燥热，脾虚不运，气郁化火及高血糖人群

服用。

(十八) 灵芝咖啡方

[处方]　灵芝提取物、速溶咖啡粉各适量。

[制作]　将以上 2 味混匀、造粒，装袋。

[服法]　每日 1～2 次，每次 1 包。

[解析]　此方中咖啡为君，作为世界三大饮料之一的咖啡，具有提神醒脑、扩张血管、强心利尿、缓解体力疲劳之功，还能刺激胆汁分泌，有开胃促食、消脂消积、利窍除湿等作用。灵芝为佐，补气宁神，安神解痉，调节血压，滋补肝肾，强健筋骨，调节免疫，缓解因过量饮用咖啡因带来的紧张、焦虑、骨质疏松等不良反应。

[功效]　提神醒脑，抗疲劳，助消化，促进新陈代谢，调节免疫力。适宜工作劳累、心困体乏人群以及暴饮暴食、嗜食肥甘厚腻、脾胃损伤、健运失司、消化不良人群饮用。

(十九) 灵芝茶方

[处方]　灵芝提取物、姬松茸提取物、香菇提取物、灰树花提取物、白灵菇提取物、茶粉、甘草各适量。

[制作]　甘草粉碎。将以上 7 味混匀、造粒，装袋。

[服法]　每日 1～2 次，每次 1 包。

[解析]　此方中灵芝为君，味甘，性平，归肺经，补益肺气，温肺化痰，缓解疲劳，扶正固本。姬松茸、香菇、灰树花、白灵菇为臣，可激发机体生命活力，提高免疫力，抗病毒，促进血液循环，促进新陈代谢。茶、甘草为佐使，调和灵芝苦涩之味，提升香气。同时甘草具有提高肾上腺皮质功能，扩张血管，加速血液循环之功效。茶具有抗压力和抗焦虑、降血压、降血脂等功效。

[功效]　抗疲劳，加速血液循环，提高免疫力。适宜长期伏案工作，缺乏运动，体力疲劳，精神不振等人群饮用。

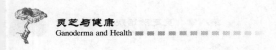
二、 灵芝防治常见病经验方

（一）灵芝辅助治疗肿瘤方

灵芝与孢子方

[处方]　灵芝子实体 20 克，灵芝破壁孢子粉 4 克。

[制作]　将灵芝子实体切成薄片，与灵芝孢子粉同放入锅内，加纯水或冷开水，用文火煎煮 2 次，每次 40 分钟，滤取合并头煎液、二煎液即可。

[用法]　每日 1 剂，分早晚各 1 次服用。连服 2 个月或更久。

[功效]　辅助抑制肿瘤，提高免疫力，降低放疗、化疗不良反应。对老年人有增强体质、延年益寿之功效。

灵芝猴头菇方

[处方]　灵芝 25 克，猴头菇 25 克。

[制作]　将灵芝、猴头菇切碎，放入砂锅加水文火煎煮 1 小时，滤取头煎液，再加水煎取二煎液，合并两次煎液即可。

[服法]　每日一剂，分早晚 2 次饮服。连服 2～3 个月，也可长期服用。

[功效]　辅助抑制肿瘤，降低放疗、化疗不良反应。适宜于各种患肿瘤人群。

灵芝五味子茶方

[处方]　灵芝片 10 克、五味子 10 克、枸杞子 5 克，绿茶适量。

[制作]　将灵芝、五味子、枸杞子一起放入砂锅内，加水用文火煎煮 1 小时，放入绿茶，稍煮片刻，滤取头煎液，再加水煎取二煎液，合并两次煎液即可。

[服法]　每日一剂，分早晚饭前 1 小时饮服。连服 1～2 个月，也可长期服用。

[功效]　具有抗辐射作用，降低放疗、化疗不良反应，适宜于各种肿瘤患者服食。

灵芝西洋参石斛汤方

[处方]　灵芝 20 克，西洋参、石斛各 10 克。

[制作]　将灵芝与西洋参、石斛同放入砂锅内,加水 500 毫升,用文火煎煮 1 小时取煎液,加水再煎煮 1 小时取煎液,合并两次煎液,煎至汁液稍浓。

[服法]　每日 1 剂,分早晚 2 次饮服。

[功效]　增强机体免疫力,适宜胃癌、食管癌患者服食。

灵芝参芪方

[处方]　灵芝 6 克,人参 6 克,白花蛇舌草 5 克,黄芪 10 克,山楂 20 克,陈皮 6 克,制半夏 6 克,白糖 15 克。

[制作]　将药材放入砂锅内,加水文火煎煮 2 次,每次半小时,滤取合并两次煎液,加入白糖制成糖浆 50 毫升。

[用法]　每日口服 2 次,每次饮服 25 毫升。

[功效]　灵芝、人参、黄芪、白花蛇舌草具有补益气血、扶正抗癌作用;山楂、陈皮、半夏具有疏肝理气、健脾和胃作用。能减轻肿瘤化疗后不良反应。

灵芝二黄方

[处方]　灵芝 9 克,黄芪 15 克,黄精 15 克,鸡血藤 15 克。

[制作]　将灵芝、黄芪、黄精、鸡血藤分别切成薄片,放入砂锅内,加水文火煎煮 2 次,每次 1 小时,滤取合并两次煎液即可。

[用法]　每日 1 剂,分早晚 2 次服用。连服数日。

[功效]　能辅助治疗白细胞减少症。

灵芝全蝎方

[处方]　灵芝 10 克,全蝎、黄芪、当归、黄精各 5 克,红花、冬虫夏草各 2 克。

[制作]　将灵芝、黄芪、当归、黄精切成片,药材同放入锅内,加水煎煮 2 次,每次 1 小时,滤取合并两次煎液即可。

[用法]　每日 1 剂,分早晚 2 次服用。一个疗程为 30 天左右。

[功效]　辅助抑制肿瘤。

灵芝云芝合剂方

[处方]　破壁灵芝孢子粉 4 克,灵芝、云芝各 10 克,绞股蓝 15 克。

[制作]　将灵芝切成薄片,与云芝、绞股蓝一起放入锅中,加水用文火煎煮 2 次,

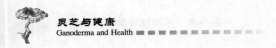

每次 1 小时,滤取合并两次煎液。

[用法]　每日 1 剂,分早晚 2 次饮服,每次服用时,加灵芝破壁孢子粉 2 克,连孢子粉带汁一起服下。连服 2~3 个月,也可长期服用。

[功效]　辅助抑制肿瘤,提高免疫力。

灵芝金针菇方

[处方]　灵芝 10 克,金针菇 15 克,猴头菇 10 克。

[制作]　将灵芝、猴头菇切成薄片,与金针菇一起放入不锈钢锅中,加水用文火煎煮两次各 1 小时,滤取合并两次煎液即可。

[用法]　每日 1 剂,分早晚 2 次服用,连服 2~3 个月,也可长期服用。

[功效]　辅助抑制肿瘤,提高免疫力,降低放疗、化疗不良反应,改善睡眠。

紫芝桑黄方

[处方]　紫灵芝 500 克,灵芝破壁孢子粉 400 克,桑黄 500 克,人参 300 克,当归 300 克,元花 300 克,半枝莲 500 克,白花蛇舌草 400 克,苦参 400 克,莪术 300 克,甘草 300 克。

[制作]　除灵芝孢子粉外,其余药材放入不锈钢锅内加水煎熬两次,文火保持沸腾各 1 小时后过滤,合并两次滤液,继续加热浓缩,再加入灵芝孢子粉浓缩至 8 000 毫升药液为止,分装于 500 毫升瓶中备用。

[用法]　每次服 2 汤匙,日服 3 次,饭前 1 小时服用。

[功效]　增强机体免疫功能,抑制肿瘤细胞生长增殖和转移。适用于胃癌、食管癌、十二指肠癌、结肠癌、直肠癌、肝癌、乳腺癌等症的辅助治疗。

灵芝白桦菌疗肿瘤方

[处方]　灵芝 100 克,破壁灵芝孢子粉 100 克,白桦菌、蛹虫草、人参各 100 克,半枝莲 200 克,黄花 150 克。

[制作]　先将灵芝、半枝莲、黄花加水煎煮两次,合并滤液,浓缩至浸膏;再把白桦菌、蛹虫草、人参粉碎,过 120 目筛;然后将浸膏粉碎与 3 种药粉及灵芝孢子粉混合均匀即成。

[用法]　每次服 5 克,日服 3 次,餐前 1 小时服用。

[功效]　增强机体免疫力、抑制肿瘤细胞生长和转移。适用于肝癌、乳腺癌、胃癌、肺癌、皮肤癌、直肠癌、结肠癌及霍金斯淋巴癌等症的辅助治疗,减

轻肿瘤放疗、化疗引起的不良反应。

（二）灵芝辅助治疗糖尿病方

灵芝花粉降糖方

[处方]　灵芝 10 克，山药 10 克，花粉 10 克。

[制作]　将灵芝切成薄片，药材放入砂锅内，加水文火煎 2 次，每次 40 分钟，滤取合并两次煎液即可。

[用法]　每日 2 次，连服 30～60 天。

[功效]　辅助治疗糖尿病。

灵芝甜菊降糖方

[处方]　灵芝、合欢花、酸枣仁、柏子仁各 15 克，甜菊 60 克。

[制作]　将甜菊洗净，与各味药材放入砂锅内，加水文火煎 2 次，每次 1 小时，滤取合并两次煎液即可。

[用法]　每日 1 剂，分早晚 2 次食用。

[功效]　养肝润燥，利尿降压。适宜于糖尿病、高血压、冠心病、动脉硬化者服用。

灵芝桦褐孔菌降糖方

[处方]　灵芝 15 克，灵芝孢子粉破壁 6 克，桦褐孔菌 6 克，人参 5 克，生黄花 25 克，山药 30 克，知母 15 克，花粉 15 克，玄参 15 克。

[制作]　除灵芝孢子粉外，上述药材水煎两遍，合并滤液，加入灵芝孢子粉即成。

[用法]　分 2 次服用，早、晚各服 1 次。

[功效]　本品具备明显的辅助治疗糖尿病和降低血糖作用。

灵芝天麻方

[处方]　灵芝 15 克，天麻 10 克，夏枯草 15 克，丹参 15 克，决明子 10 克。

[制作]　药材水煎两遍，合并滤液，制成水煎剂。

[用法]　每日 1 剂，分早晚 2 次服用。

[功效]　具有辅助降血压和降血糖的作用。

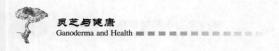

（三）灵芝辅助治疗心脑血管病方

灵芝西洋参三七方

[处方] 灵芝 60 克,西洋参 30 克,三七 30 克,丹参 45 克。

[制作] 将灵芝、西洋参、三七、丹参分别磨成粉末,然后混合拌匀,储藏在瓶中,置干燥处。

[用法] 吞服,每日 3 次,每次服用 3 克,用温水送服。

[功效] 灵芝、西洋参养心益气血,降低胆固醇;三七、丹参能活血通络止痛。四味同用,具有益气养阴,通络止痛,活血祛瘀等功效。能辅助治疗气阴虚兼淤血所致的心悸、胸痛、气短、口干等症,也可辅助治疗冠心病和血瘀症。

灵芝徐长卿鸡血藤方

[处方] 灵芝 10 克,鸡血藤 20 克,徐长卿、山栀茶、刺梨、香樟根各 12 克。

[制作] 将灵芝切成薄片,与各味中药一起放入锅中,加水煎煮 40 分钟,滤取头煎液,加水再煎取二煎液,合并两次煎液即可。

[用法] 每日 1 剂,分早晚 2 次服用。连服数日。

[功效] 辅助治疗脑卒中。

灵芝丹参熟地方

[处方] 灵芝、丹参各 20 克,熟地 25 克。

[制作] 将药材切碎,放入砂锅,加水用文火煎煮 1 小时,滤取头煎液,加水再煎取二煎液,合并两次煎液即可。

[用法] 每日 1 剂,分早晚 2 次服用。连服 1 个月以上。

[功效] 活血化瘀,安神强体。辅助治疗脑卒中、半身不遂及血虚、失眠、心悸等症。

灵芝枸杞首乌方

[处方] 灵芝 10 克,制首乌 15 克,玉竹 15 克,枸杞子 15 克,女贞子 15 克,石菖蒲 10 克。

[制作] 将灵芝切碎,与各味药材一起放入砂锅内,加水用文火煎煮两次各 1 小

时,滤取合并两次煎液即可。

[用法] 每日1剂,分早晚2次服用。连服数日。

[功效] 滋阴益肾,辅助治疗动脉硬化症。

灵芝双耳方

[处方] 灵芝10克,银耳、木耳各4克,冰糖适量。

[制作] 将灵芝、银耳、木耳洗净切碎,放入碗内,加入冰糖和水,上笼蒸至银耳、木耳酥烂即可。

[用法] 每日1剂,喝汤,吃木耳、银耳,常服。

[功效] 具有活血化瘀,增加血液供氧量与降血脂等功效。辅助治疗血管硬化、高血压和眼底出血等疾病。

灵芝丹参煎剂方

[处方] 灵芝15克,丹参20克,川芎10克,刺五加20克。

[制作] 将药材放入砂锅,加水文火煎煮2次,每次40分钟,滤取合并两次滤液。

[用法] 每天早、中、晚饭前1小时服用,每日一剂。

[功效] 改善心脏功能,增强心肌收缩,改善冠脉血液循环,降低心肌耗氧量,营养心肌,降血糖。适宜于心绞痛、心律失常、心肌缺血、心肌梗死、冠心病等症者服用。

灵芝蒲黄方

[处方] 灵芝20克,蒲黄30克。

[制作] 将灵芝切成片,与蒲黄一起放入砂锅内,加水用文火煎煮2次,每次40分钟,滤取合并两次煎液即可。

[用法] 每日1剂,分早晚2次饮服。连服10～15天。

[功效] 益气活血,适宜于冠心病、心绞痛症者服用。

(四) 灵芝辅助治疗高(低)血压方

灵芝粉方

[处方] 灵芝1 000克。

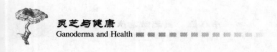
[制作]　将灵芝剪碎,再用粉碎机磨成粉,装瓶储藏。

[用法]　每日 3 次,每次 1.5～2 克,开水冲服。长期服用。

[功效]　具有降低血黏度、软化血管、提高机体免疫力,消除脂褐质素及脂质过氧化物在血管、表皮的沉积,清除自由基等功能。辅助治疗高血压病、多种肝炎、病后体虚,频发感冒等病症,兼有美容功效。

灵芝苦丁茶方

[处方]　灵芝 20 克,苦丁茶 8 克。

[制作]　将灵芝切成薄片,放入砂锅内,加水用文火煎煮 1 小时,加入苦丁茶,再煮 15 分钟,滤取头煎液,加水再煎取二煎液,合并两次煎液即可。

[用法]　每日 1 剂,分早晚 2 次饮服,也可作 1 天茶饮。

[功效]　具有降血压的功效。

灵芝金匮汤方

[处方]　灵芝、制附子、肉桂、熟地黄、山药、山茱萸、茯苓、泽泻、牡丹皮、白术、木瓜、杜仲各 10 克。

[制作]　将上述诸药放入药罐内,加水浸泡 15 分钟,用文火煎煮两次各 1 小时,滤取合并两次煎液即可。

[用法]　每日 1 剂,分早晚 2 次饮服。

[功效]　健脾温肾,降压降脂。适宜高血压、高血脂症者服用。

灵芝荸荠解暑降压方

[处方]　灵芝 10 克,荸荠 50 克,白糖 20 克。

[制作]　将灵芝剪碎放入锅内,加水用文火连煎 2 次,滤取煎液;荸荠压汁,倒入灵芝煎液中,加入白糖拌匀即可。

[用法]　每日 1 剂,分早晚 2 次饮服。每个疗程饮服 3～4 天。

[功效]　具有清热、利尿、降血压等功效。

灵芝毛冬青桑寄生方

[处方]　灵芝 10 克,毛冬青 6 克,桑寄生 6 克,生龙牡 3 克,代赭石 3 克,益母草 10 克,半边莲 3 克,白芍 6 克,钩藤 9 克,车前子 3 克,桑白皮 6 克,地龙 6 克,怀牛膝 6 克,蝼蛄粉 6 克,罗布麻 6 克。

[制作]　将原药一起放入砂锅内,加水浸泡 15 分钟,用文火煎煮 2 次,每次 1 小

时,然后滤取合并煎液。

[用法]　每日 1 剂,分早晚 2 次服用。7 日为一个疗程。

[功效]　灵芝具有降血脂、调节血压、增强免疫功能等作用;毛冬青有强而持久的扩张血管、降血压、降低心肌耗氧量作用;益母草、牛膝、半边莲、车前子、桑白皮、蝼蛄有利水消肿作用;钩藤、罗布麻、白芍、生龙牡能平肝;代赭石降压镇冲逆。辅助治疗顽固性肾性高血压。

灵芝麦冬夜交藤方

[处方]　灵芝 20 克,麦冬 30 克,夜交藤 30 克,石决明 30 克,杜仲 15 克,玉米须 30 克。

[制作]　将灵芝切成薄片,与麦冬、夜交藤、石决明、杜仲一起放入砂锅内,加水煎熬 1 小时;再放入玉米须,煎煮 20 分钟后,滤取头煎液;加水再煎取二煎液,合并两次煎液即可。

[用法]　每日 1 剂,分早晚 2 次服用。连服 7～10 天。

[功效]　辅助治疗妊娠期高血压等症。

灵芝黄芪干姜方

[处方]　灵芝 15 克,黄芪 15 克,干姜 10 克。

[制作]　将灵芝、黄芪、干姜切碎,放入砂锅内,加水用文火煎煮两次各 1 小时,滤取合并两次煎液即可。

[用法]　每日 1 剂,分早晚 2 次服用。连服 3～5 天。

[功效]　增强心肌收缩力,辅助治疗低血压。

赤灵芝三红升压方

[处方]　赤灵芝 30 克,红枣 10 枚,党参 10 克,枸杞子 2 克,红糖 50 克。

[制作]　将灵芝与四味药水煎两次,合并两次滤液,加入红糖继续煮沸为度。

[用法]　每日 1 剂,分早晚 2 次服用。

[功效]　本方有较好升血压作用。主要用于身体虚弱、气血虚亏所致的低血压。

(五)灵芝辅助治疗高脂血症方

灵芝木耳山楂降脂方

[处方]　灵芝 20 克,黑木耳 30 克,山楂 10 克,三七 3 克,竹荪 15 克,蜜枣 3 枚。

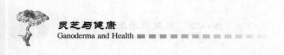

[制作] 将全部用料洗净放入砂锅内,用文火煨炖 90 分钟至熟,捡去灵芝片残渣,调味后便可食用。

[用法] 每日 1 剂,分早晚 2 次服用。

[功效] 养颜瘦身,调理肠胃,适宜高脂血症、肥胖超重、中气不足、肠胃不适者服用。

灵芝脉安冲饮方

[处方] 灵芝 30 克,生山楂 30 克,麦芽 30 克。

[制作] 研磨成粉,制成冲剂。

[用法] 一日 2 次,每次 15 克,冲服。

[功效] 消食积,健脾胃,益气血,安心神。适宜于低密度脂蛋白偏高人群饮服。

灵芝葛根降脂方

[处方] 灵芝 20 克,葛根 15 克,首乌 20 克,生山楂 30 克,珍珠粉 0.6 克。

[制作] 研磨成粉,制成片剂。

[用法] 一日 3 次,每次 5 片。

[功效] 生津止渴、滋补肝肾、养心安神。适宜肝阳上亢、面赤口干的高血脂、高血糖、高血压人群服用。

(六) 灵芝辅助治疗肝炎方

灵芝薏苡仁方

[处方] 灵芝 15 克,糯稻根 60 克,薏苡仁 30 克。

[制作] 将糯稻根洗净切短、切碎,与灵芝、薏苡仁一起放入砂锅内,加水用文火煎煮 1 小时,滤取头煎液,加水再煎取二煎液,合并两次煎液即可。

[服法] 每日 1 剂,分早晚 2 次服用。

[功效] 辅助治疗慢性肝炎。

灵芝女贞丹参方

[处方] 灵芝 12 克,女贞子 15 克,丹参 9 克,鸡内金 9 克。

[制作] 将灵芝、女贞子、丹参、鸡内金切碎,放入砂锅内,加水文火煎煮 1 小时,滤取头煎液,加水再煎取二煎液,合并两次煎液即可。

[服法] 每日 1 剂，分早晚 2 次服用。连服 1 个月。

[功效] 灵芝、女贞子能滋补肝脏，丹参活血，鸡内金助消化。四味同用，可辅助治疗肝肾不足所致的胁痛、疲劳、纳差，对慢性肝炎有效。

灵芝柴胡汤方

[处方] 灵芝 15 克，丹参、柴胡各 30 克，五味子 10 克。

[制作] 将上述药材切碎，放入砂锅内，加水用文火煎煮两次各 1 小时，滤取合并两次煎液即可。

[服法] 每日 1 剂，分早晚 2 次服用。

[功效] 辅助治疗慢性、迁延性肝炎。

灵芝茵陈汤方

[处方] 灵芝 6 克，茵陈 9 克，郁金 5 克，虎杖 10 克，板蓝根 6 克，五味子 10 克，当归 10 克，川楝子 6 克，小蓟 6 克，败酱草 6 克，鸡内金 10 克，丹参 10 克。

[制作] 将上述中药一起放入砂锅内，加水浸泡 15 分钟，用文火煎煮两次各 1 小时，滤取合并两次煎液即可。

[服法] 每日 1 剂，分 2 次服用。连服 15～20 天。

[功效] 辅助治疗急性黄疸性肝炎。

灵芝党参黄柏方

[处方] 灵芝 3 克，党参 30 克，黄柏 10 克，败酱草 10 克，大黄 6 克，虎杖 10 克，茅根 20 克，当归 12 克，丹参 20 克，霜桑叶 12 克。

[制作] 将上述中药材一起放入砂锅内，加水浸泡 15 分钟，用文火煎煮 2 次各 1 小时，滤取煎液合并两次煎液即可。

[服法] 每日一剂，分早晚 2 次服用。连服 1 个月。

[功效] 辅助预防和治疗乙型肝炎。

灵芝乙肝方

[处方] 灵芝 6 克，仙灵脾 6 克，黄芪 10 克，女贞子 10 克，虎杖 6 克，大黄 3 克，广豆根 3 克，赤芍 6 克，土茯苓 10 克，蒲公英 5 克。

[制作] 药材入砂锅，加水浸泡半小时，用文火煎熬 2 次，合并两次煎液即可。

[服法] 每日 1 剂，分早晚 2 次服用。连服 15 天。

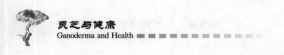
[功效]　辅助治疗慢性迁延性肝炎。

灵芝金银花方

[处方]　灵芝、丹参、白芍、党参、麦冬各 9 克,金银花、柴胡、甘草各 5 克。

[制作]　除金银花外,各味药材同放入砂锅中,加水用文火煎煮 1 小时,加入金银花,保持沸腾 15 分钟,滤取头煎液,加水再煎取二煎液;合并两次煎液即可。

[服法]　每日 1 剂,分早晚 2 次服用。7～10 日为一疗程。

[功效]　辅助治疗急性、慢性病毒性肝炎和肝硬化。

(七) 灵芝增强免疫力组方

灵芝西洋参茶方

[处方]　灵芝 10 克,西洋参 3 克,黄精 10 克,枸杞子 5 克,红茶 3 克。

[制作]　灵芝、西洋参、黄精切成薄片,所有原料一起放入锅内,加水文火煎煮两次各 1 小时,滤取合并两次煎液即可。

[用法]　滤取茶液饮服,可连煮数次,最后饮茶时将西洋参同服。连服 2 个月。

[功效]　提高免疫力,抗肿瘤,抗疲劳,增强体质。

灵芝香菇方

[处方]　灵芝 15 克,香菇、薏苡仁、山楂、冬瓜子各 10 克,甘草 5 克。

[制作]　将灵芝、香菇、甘草、山楂先切碎,所有原料同入锅中,加水用文火煎煮 1 小时,滤取头煎液,加水再煎煮取二煎液,合并两次煎液即可。

[用法]　每日 1 剂,分早晚 2 次饮服,饭前 1 小时服用。

[功效]　提高免疫力,增强体质。

灵芝丹参方

[处方]　灵芝 10 克,丹参 8 克,五味子、制首乌、山楂、薏苡仁、黄芪、天冬、太子参、枸杞子各 5 克,山药 15 克。

[制作]　将药材饮片放入锅内,加水用文火煎煮 1 小时,滤取头煎液,加水再煎取二煎液,合并两次煎液即可。

[用法]　每日 1 剂,分早晚 2 次饭前饮服,连服 2 个月。

[功效]　提高免疫力,增强体质。

灵芝沙棘方

[处方]　灵芝 10 克,虫草菌粉 4 克,太子参 4 克,沙棘 10 克,茯苓 15 克。

[制作]　将灵芝、沙棘切薄片。除虫草菌粉外,把所有原料放入锅内,加水用文火煎煮 1 小时,滤取头煎液,加水再煎取二煎液,合并两次煎液即可。

[用法]　每日 1 剂,分早晚 2 次饮服。每次服用时,加入虫草菌粉 2 克服下。连服 2 个月,也可长期服用。

[功效]　提高免疫力,降血脂。

灵芝桑椹方

[处方]　灵芝、桑椹、百合各 10 克,茯苓 15 克,枸杞子、甘草各 5 克,菊花 3 克。

[制作]　将灵芝切成薄片。除菊花外,各味药材放入锅内,加水用文火煎煮 50 分钟;加入菊花,再煎煮 10 分钟,滤取头煎液;加水再煎取二煎液,合并两次煎液即可。

[用法]　每日 1 剂,分早晚 2 次饮服,连续服 2 个月。

[功效]　提高免疫力,延缓衰老。

灵芝菊花甘草方

[处方]　灵芝 10 克,甘草、枸杞子各 5 克,菊花 3 克。

[制作]　灵芝、甘草切片,与枸杞子放入锅内,加水文火煎煮 45 分钟,放入菊花再煎煮 15 分钟,滤取头煎液;加水再煎取二煎液,合并两次煎液即可。

[用法]　每日 1 剂,分早晚 2 次饮服。连续服 1～2 个月。

[功效]　提高免疫力,清解虚热。

灵芝山楂麦芽方

[处方]　灵芝、茯苓、香菇各 10 克,山楂、陈皮各 15 克,麦芽、枸杞子各 5 克。

[制作]　将灵芝、香菇、山楂切碎;除麦芽外各味同放入锅中,加水用文火煎煮 1 小时;放入麦芽,再煎煮 15 分钟,滤取头煎液;加水再煎取二煎液,合并两次煎液即可。

[用法]　每日 1 剂,分早晚 2 次饮服。

[功效]　提高免疫力,促进消化。

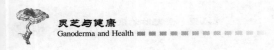
灵芝黑蚂蚁方

[处方]　灵芝 10 克,拟黑多刺蚁、虫草菌各 3 克,仙鹤草、何首乌、酸枣仁、枸杞子各 5 克。

[制作]　将灵芝剪碎。把上述原料全部放入锅中,加水 500 毫升,用文火煎煮 1 小时,滤取头煎液,加水再煎煮一次,合并两次煎液即可。

[用法]　每日 1 剂,分 2 次服用。

[功效]　提高免疫力、益气祛湿、强身健体,延年益智。

灵芝绞股蓝方

[处方]　灵芝、绞股蓝、猪苓各 10 克,柴胡、甘草各 5 克,枸杞子 3 克。

[制作]　将灵芝、猪苓、甘草切薄片;各味药材同入砂锅内,加水文火煎煮两次各 1 小时,滤取合并两次煎液即可。

[用法]　每日 1 剂,分早晚 2 次饮服。连服 1 个月。

[功效]　提高免疫力,保肝护肝,促进化学性损伤肝的康复。

灵芝红景天方

[处方]　灵芝 200 克,高山红景天 200 克,黄精 200 克。

[制作]　制成水煎剂,得药液 3 000 毫升,分装备用。

[用法]　每次服用 2 汤匙,日服 3 次,饭前 1 小时服用。

[功效]　增强免疫功能、延缓衰老、抗疲劳,增强代谢。适宜于脏腑虚损的劳伤症者饮服。

灵芝红参汤

[处方]　灵芝 200 克,红参 100 克,何首乌 200 克,黄糖适量。

[制作]　制成水煎剂,药液浓缩至 1 500 毫升,分装备用。

[用法]　每次口服 2 汤匙,日服 3 次。

[用法]　增强免疫力,改善衰老所致的免疫功能衰退,抗疲劳。适用气血不足之症,久服可延缓衰老、延年益寿。

(八) 灵芝辅助治疗神经衰弱与失眠方

灵芝白芍方

[处方]　灵芝 10 克,白芍 10 克。

[制作]　将灵芝、白芍切碎,放入砂锅,加水用文火煎煮 2 次,每次 1 小时,滤取
合并两次煎液即可。

[用法]　每日 1 剂,早晚 2 次。连服 1 个月或长期服用。

[功效]　平肝、养血、安神。适宜神经衰弱、自汗盗汗等症。

灵芝刺五加合剂方

[处方]　灵芝 15 克,五味子 20 克,刺五加 20 克。

[制作]　将灵芝切成薄片;各味药材同入砂锅内,加水用文火煎煮 2 次,每次 1
小时,滤取合并两次煎液即可。

[用法]　每日 1 剂,早晚 2 次服用。连服 15 日。

[功效]　补虚强身,适宜神经衰弱、头晕、失眠、体虚乏力等症。

灵芝酸枣仁方

[处方]　灵芝 20 克,酸枣仁 20 克。

[制作]　将灵芝切碎,与酸枣仁同放入锅中,加水用文火煎煮 2 次,每次 1 小时,
滤取合并两次煎液即可。

[用法]　每日 1 剂,分 2 次服用。

[功效]　安神,利眠。

灵芝茯神方

[处方]　灵芝、五味子、茯神各 9 克,丹参 12 克。

[制作]　将原料切碎入锅,加水用文火煎煮 2 次,每次 1 小时,滤取合并两次煎
液即可。

[用法]　每日 1 剂,分早晚 2 次服用。

[功效]　辅助治疗心肾阳虚所致心悸、气短、失眠、多梦。

灵芝远志宁神方

[处方]　灵芝 7 克,远志 10 克,夜交藤 10 克,景天三七 14 克,北秫米 14 克,五味
子 3.5 克。

[制作]　将药材剪碎入锅,加水用文火煎煮 2 次,每次 1 小时,滤取合并两次煎
液即可。

[用法]　每日 1 剂,分早晚 2 次服用。连服 15～30 天。

[功效]　辅助治疗失眠、头痛、食欲不振、心悸、心神不宁等。

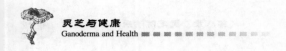

（九）灵芝辅助治疗胃炎方

灵芝西洋参方

[处方]　灵芝、西洋参、香菇、石斛、银耳、怀山药各30克。

[制作]　上述原料一起焙干研成粉,拌均装瓶储存。

[用法]　每日2次,每次服用3克,用温开水送服。

[功效]　辅助治疗胃阴虚所致胃脘痛、食欲不振、慢性胃炎等。

灵芝猴头菇方

[处方]　灵芝10克,猴头菇15克。

[制作]　将灵芝、猴头菇切成薄片,加水煎煮2次,每次半小时,滤取合并两次煎液即可。

[用法]　每日1剂,分早晚2次服用。连服15～20天。

[功效]　辅助治疗胃溃疡、消化不良、食欲差等症。

（十）灵芝辅助治疗慢性支气管炎和哮喘方

灵芝五味子远志方

[处方]　灵芝13克,五味子15克,远志15克,何首乌12克,枸杞子15克,覆盆子15克,紫苏5克,当归15克,川芎15克,甘草14克,桂皮12克,八角5克,陈皮5克,肉豆蔻5克。

[制作]　将药材剪碎放入砂锅,加水用文火煎煮两次,每次1小时,滤取合并煎液即可。

[用法]　每日1剂,分早晚2次服用。连服15～20天。

[功效]　健胃消食、消炎平喘、利尿降压、护肝利肝。辅助治疗老年慢性支气管炎、支气管哮喘、高胆固醇血症、神经衰弱、慢性肝炎等。

灵芝双参百合汤方

[处方]　灵芝15克,南沙参、北沙参各10克,百合15克。

[制作]　将灵芝、南沙参、北沙参切成薄片,与百合一起放入砂锅内,加水用文火煎煮2次,每次半小时,滤取合并两次煎液即可。

[用法]　每日 1 剂,分早晚 2 次服用。连服数日。

[功效]　具有解痉、消炎等功效,辅助治疗慢性支气管炎。

灵芝百合茶方

[处方]　灵芝 20 克,百合 15 克。

[制作]　将灵芝切成薄片,放入砂锅内,加水文火煎煮半小时;加入百合,再煎煮半小时,滤取头煎液;加水再煎取二煎液,合并两次煎液即可。

[用法]　每日 1 剂,分早晚 2 次服用,连百合一起服下。

[功效]　辅助治疗哮喘。

灵芝鹅管石方

[处方]　灵芝 100 克,鹅管石 105 克,江剪刀草 350 克,连翘 105 克,瞿麦 70 克,旋覆花 105 克,桔梗 105 克。

[制作]　将上述中药剪碎,放入砂锅内,加水用文火煎煮 2 次,每次 1 小时,滤取合并两次煎液,加热浓缩至 420 毫升即可。

[用法]　每日 2 次,每次饮服 20 毫升。

[功效]　具有平喘、止咳、祛痰、润肺功效。

灵芝核桃仁方

[处方]　灵芝 20 克,核桃仁 20 克,补骨脂 10 克。

[制作]　将药材放入锅中,加水文火煎煮 2 次,每次 1 小时,滤取合并两次煎液即可。

[用法]　每日 1 剂,分早晚 2 次服用。

[功效]　辅助治疗肾虚哮喘,老年性哮喘。

灵芝半夏方

[处方]　灵芝 10 克,法半夏 8 克,紫苏叶 10 克,厚朴 5 克,茯苓 15 克。

[制作]　将药材切碎放入砂锅,加水文火煎煮两次,每次 1 小时,滤取合并两次煎液即可。

[用法]　每日 1 剂,分早晚 2 次服用。连服数日。

[功效]　清热、祛湿、平喘,辅助治疗过敏性哮喘。

灵芝映山红糖浆方

[处方]　灵芝 15 克,映山红 30 克,暴马子皮(白丁香)30 克,桔梗 15 克,麻黄 10

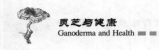
克,冰糖 100 克。

[制作]　将上述五味药放入砂锅加水煎煮,文火保持沸腾 30 分钟后过滤,再加水煎熬,滤取煎液。合并两次煎液,加入冰糖继续加热至沸即成。

[用法]　每日 1 剂,分早、中、晚 3 次服用。

[功效]　具有化痰、止咳及平喘之功。对慢性支气管炎、喘息型气管炎疗效显著,轻者服药 2 个月可治愈。

（十一）灵芝辅助治疗感冒与咳嗽方

灵芝羌独汤方

[处方]　灵芝 12 克,羌活、独活各 10 克,大枣 3 枚,生姜 5 片。

[制作]　将药材放入锅内,加水用文火煎煮 2 次,每次 45 分钟,滤取合并煎液,加姜片即成。

[用法]　每日 1 剂,分早晚 2 次服用。连服数日。

[功效]　散寒解表,祛湿止痛。主治外感风寒所致发热头痛、浑身酸痛。

灵芝芪术防风汤方

[处方]　灵芝 25 克,白芷、黄芪、白术、防风各 20 克。

[制作]　将灵芝切片,与其余 4 味药同入砂锅内,加水浸泡 15 分钟,用文火煎煮 45 分钟,滤取煎液,用鼻嗅闻。

[用法]　每日 1 剂,每日 2 次,趁热反复用鼻嗅闻热气,每次嗅 10 分钟。10 天为一个疗程,连用 3 个疗程。

[功效]　补肺固表,适宜于过敏性鼻炎或鼻痒、打喷嚏、流涕、鼻塞等症者使用。

灵芝川贝方

[处方]　灵芝 20 克,白及 12 克,川贝母 25 克,蜂蜜 30 毫升。

[制作]　将灵芝、白芨、川贝一起放入锅中,加水用文火煎煮两次,每次 1 小时,滤取合并两次煎液即可。

[用法]　每日 1 剂,分早晚 2 次服用,服用时加入蜂蜜。

[功效]　辅助治疗咳嗽、痰喘等症。

灵芝苏木方

[处方]　灵芝 10 克,苏木 15 克,当归 9 克,大黄 3 克,赤芍 15 克,桃仁 15 克,红

花 10 克。

[制作]　将灵芝等药材剪碎放入砂锅,加水用文火煎煮 30 分钟,滤取头煎液,加
水再煎取二煎液,合并两次煎液,再加热浓缩成膏。

[用法]　将膏敷于脐部。

[功效]　辅助治疗咯血。

(十二) 灵芝调理妇女生理方

　　女性一生中有初潮、产后和更年期三次重要生理期。灵芝对产后虚弱、月经
失调、更年期综合征有效用,具补气养血、滋阴补阳、调适内分泌之功,可助恢复体
力、补充精力、增强抵抗力。

灵芝葆春膏方

[处方]　灵芝、黄芪、枇杷叶、谷芽、麦芽各 150 克;生晒人参 60 克,南沙参、牡
蛎、北沙参、续断、地黄各 90 克;制五味子、九节菖蒲各 15 克;桑椹、制
女贞子、虎杖、陈皮各 45 克;当归、淫羊藿、志远子各 30 克;甘草 18 克,
淡菜 60 克,珍珠粉 3 克,制香附 50 克。

[制作]　生晒人参加水,用文火煎煮两次,滤取汁液;其余中药(除珍珠粉外)水
煎两次,第一次 4 小时,第二次 2 小时,滤取煎液,将两次煎液合并浓
缩。然后加入人参液,再浓缩成清膏。每 100 克清膏加砂糖、蜂蜜各
110 克,最后加入珍珠粉拌匀,浓缩收膏。

[用法]　每日 2 次,每次服用 15 克,用温开水冲服。

[功效]　辅助治疗气血两虚的产后虚弱、病后生理失调、头昏目眩、盗汗、失眠、
腰膝酸软等症,久服可葆青春。

灵芝益母草茶方

[处方]　灵芝 20 克,益母草 30 克,红糖适量。

[制作]　将药材放入锅内,加水煎煮 2 次各 40 分钟,滤取合并两次煎液,加适量
红糖即可。

[用法]　每日 1 剂,分早晚 2 次饮服。连服数日。

[功效]　温阳益气,补益肾精。适宜月经不调、经行不畅、痛经、闭经妇女服用。

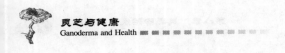
灵芝合欢花饮方

[处方]　灵芝6克,合欢花5克,冰糖适量。

[制作]　将药材放入锅内,加水用文火煎煮2次,每次30分钟,合并2次煎液。

[用法]　每日1剂,分早晚2次饮服。连服5～7天。

[功效]　益气养血,宁心安神。适宜女性绝经期综合征之失眠多梦、烦躁易怒等症者服用。

灵芝补骨脂方

[处方]　灵芝、补骨脂、茯苓、枸杞子、杜仲、淫羊藿各15克,山药30克。

[制作]　将药材放入锅内,加水用文火煎煮两次各1小时,滤取合并头煎、二煎液即可。

[用法]　每日1剂,分早晚2次服用。

[功效]　辅助治疗肾阴二虚之更年期综合征。

(十三) 灵芝辅助治疗血液病方

　　常见血液系统疾病主要有贫血、再障、白细胞减少、血小板减少、凝血功能障碍等,灵芝对该类病患的辅助治疗均有实效。

灵芝桃仁四物汤方

[处方]　灵芝20克,桃仁、赤芍、川芎各10克,熟地黄、当归各15克。

[制作]　将药材加水煎煮2次,滤取煎液,合并两次煎液。

[用法]　每日1剂,分早晚2次服用。常服。

[功效]　益气养血。适宜各种贫血症者服用。

灵芝大血藤方

[处方]　灵芝300克,大血藤1 500克,黄芪、补骨脂、炒白术、女贞子各800克,苎麻根400克。

[制作]　将灵芝切片,与各味药放入锅内,加水浸泡30分钟,用文火煎煮2次,每次45分钟,滤取合并两次煎液,加热浓缩,加入淀粉辅料,制成250克冲剂。

[用法]　每日3次,每次服3克。常服。

[功效]　补气活血,提高细胞再生能力。适宜肿瘤患者放疗化疗后白细胞低下症。

赤灵五红补血方

[处方]　赤芝 200 克,赤小豆 200 克,红枣 50 枚,花生红衣 50 克,红糖 200 克。

[制作]　将四味原料煎熬两次合并滤液,加入红糖,浓缩至 1 000 毫升,分装于瓶中。

[用法]　每次服两汤匙,口服 3 次,饭前一小时服用。

[功效]　养血、补血。防治贫血及出血性紫癜。

(十四) 灵芝辅助治疗皮肤病及美颜方

灵芝对发生在毛囊皮脂腺的痤疮(青春痘)、炎症后色素沉着、硬皮病、皮肤瘙痒症等均有辅助治疗功效。灵芝可祛斑除皱,清洁皮肤,美颜美发。

灵芝蕺菜方

[处方]　灵芝、蕺菜各 10 克,薏苡仁 30 克。

[制作]　将 3 味药材放锅内,加水文火煎煮 2 次各 30 分钟,滤取合并二次煎液即可。

[用法]　每日 1 剂,分早晚 2 次服用。

[功效]　帮助消除青春痘。

灵芝双黄方

[处方]　灵芝 10 克,黄芪 10 克,黄精 10 克,炒山药 15 克,麻黄 5 克,白芥子 5 克,泽泻 5 克,桃仁 5 克,附子 3 克,炮姜 5 克,桂枝 5 克,生地黄 9 克,甘草 15 克。

[制作]　将药材剪碎入砂锅,加水文火煎煮 2 次后,合并二次煎液即可。

[用法]　每日 1 剂,分早晚 2 次服用。长期服用。

[功效]　辅助治疗局限性硬皮病有显效。该方视症状可辨证施治加减。脾虚便溏加白术,补骨脂;关节痛加秦艽;便秘加当归、肉苁蓉;咽干去附子。

灵芝徐长卿止瘙方

[处方]　灵芝 30 克,徐长卿 30 克。

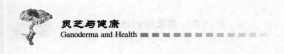

[制作]　将药材同入砂锅内,加水浸泡 15 分钟,再用文火煎煮 1 小时,滤取煎液,用毛巾蘸药液外搽患处或洗浴。

[用法]　每日 1 剂,每晚洗搽。连续用 1～2 周。

[功效]　祛风止痒,适宜老年人皮肤瘙痒症洗用。

灵芝乌发茶方

[处方]　灵芝 10 克,首乌、熟地、甘草各 6 克。

[制作]　将药材放入锅中,加水煎煮两次,每次 1 小时,滤取合并两次煎液即可。

[用法]　每日 1 剂,分早晚 2 次饮服。也可作 1 天的茶饮用。

[功效]　帮助减少白发。

灵芝抗皱方

[处方]　灵芝 15 克,黄芪 10 克。

[制作]　将灵芝、黄芪切成薄片,放入砂锅内,加水用文火煎 1 小时取浓煎液。

[用法]　皮肤外搽。

[功效]　帮助皮肤防皱缩。

灵芝美容霜方

[处方]　灵芝、单甘酯、蜂蜜、甘油、鲸脂各适量。

[制作]　将灵芝切成薄片,水煎后取浓煎液,然后和单甘酯、蜂蜜、甘油、鲸脂等原料混合调研而成。

[用法]　皮肤外搽。

[功效]　滋养皮肤,使皮肤滑爽。

(十五) 灵芝补虚抗衰益智方

　　灵芝富含的多种有效活性物质,临床实践已证实可改进脾虚、补益强身,对脾肾两虚、内伤杂病、运化失常、津液亏乏等病变,具有良好疗效。

灵芝防衰茶方

[处方]　灵芝 10 克,刺五加 8 克,淫羊藿 6 克。

[制作]　将三味药材切薄片放入杯内,用沸水冲泡,5 分钟后即可饮服。

[用法]　代茶饮,冲泡至无茶色为止。常服。

[功效] 具有壮筋骨、强心力等作用。适宜于老年心脾亏损、精气不足、体衰乏力、健忘神劳等症者饮食。

灵芝桂圆饮方

[处方] 紫芝 15 克,桂圆肉 10 克。

[制作] 紫芝切薄片,和桂圆放入砂锅,加水文火煎煮两次,每次 1 小时,滤出合并煎液。

[用法] 每日 1 剂,分早晚 2 次服用。连服 14 天。

[功效] 辅助治疗心脾虚弱而致失眠、畏寒、食欲不良等症。

灵芝黄精方

[处方] 灵芝、丹参、黄精各 10 克,生晒参、黄芪、三七各 5 克。

[制作] 将大块原料切碎,一起放入锅中,加水用文火煎煮 2 次,每次 1 小时,滤取合并两次煎液即可。

[用法] 每日 1 剂,早晚分 2 次服用。

[功效] 益气、生精、活血,辅助治疗体亏乏力、白细胞低下、高凝血症。

灵芝延年益寿方

[处方] 灵芝 100 克,生晒参 30 克,制首乌 50 克,枸杞子 50 克。

[制作] 将灵芝、人参、何首乌、枸杞切碎,同入砂锅,加水文火煎煮两次,滤取合并两次煎液,缩为浓汁,加白酒适量,置低温保存。

[用法] 每日 2 次,每次饮 1/20 煎液,加少许蜂蜜温开水送服,连服 1 个月以上。

[功效] 具有补气、生血、滋阴、生津等功效。辅助治疗体虚乏力、腰腿酸软、面色少华等症。长期服用可养生、延缓衰老、去皮肤色素、延年益寿。

灵芝健脾益气方

[处方] 灵芝 10 克,淮山药 15 克,白术 12 克,陈皮 6 克。

[制作] 将药材洗净切碎,一起放入砂锅内,加水用文火煎煮 2 次,每次 1 小时,合并两次煎液即可。

[用法] 每日 1 剂,分早晚 2 次服用。常服。

[功效] 具有健脾益气作用,适宜脾虚食欲减退食少等症者饮服。

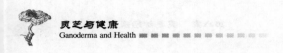
(十六)灵芝壮阳方

灵芝鹿尾方

[处方]　灵芝6克,鹿尾半条,鸡肉300克,陈皮、调料各适量。

[制作]　将鹿尾用沸水浸泡,洗净毛和脏物,切成薄片;鸡肉洗净,切成小块;灵芝切成薄片。把鹿尾、鸡块、灵芝一起放入锅内,加水用文火煎煮1小时,然后加入陈皮与调料,再煮15分钟左右,拣去灵芝即可食用。

[用法]　每日1剂,分早中晚3次服完。连服7～10天。

[功效]　强健身体,补肺健脾。辅助治疗乏力、心悸失眠、阳痿不举等症。

灵芝牛鞭壮阳方

[处方]　灵芝、枸杞子各10克,肉苁蓉、菟丝子各6克,牛鞭50克,调料适量。

[制作]　将灵芝切成薄片;牛鞭泡发洗净,与灵芝一起放入锅中,加水煮至八成熟时,加入肉苁蓉、菟丝子、生姜、枸杞子继续煨煮,待牛鞭酥烂后,放入调料,切成薄片装盆,将汤汁浓缩,浇在食材上即可食用。

[用法]　每日1剂,分早晚2次食用。

[功效]　温肾壮阳,延缓衰老。辅助治疗肾虚气衰之阳痿不举、神经衰弱、精疲乏力、食欲不振等症。

灵芝七子壮阳方

[处方]　灵芝15克,韭菜子10克,女贞子10克,菟丝子10克,枸杞子10克,五味子10克,覆盆子10克,蛇床子10克,巴戟天10克,淫羊藿10克。

[制作]　药材切碎入锅,加水文火煎煮2次各1小时,滤取合并两次煎液。

[用法]　每日1剂,早晚两次服用。

[功效]　具有补肾助阳、强筋壮力之功,主治肾阴不足,腰膝酸软、阳痿不举,适宜于性欲低下,厌倦房事者服用。

灵芝二皮方

[处方]　灵芝、杜仲皮、五加皮各20克。

[制作]　将药材切碎放入锅内,加水文水煎煮2次,每次1小时,滤取合并煎液,倒入浴盆洗足。

[用法]　每日 1 剂,分早晚 2 次熏洗,每次洗半小时。

[功效]　健脾补肾,适宜慢性肾炎患者洗足。

(十七) 灵芝辅助治疗骨科疾患方

灵芝杜仲方

[处方]　灵芝 12 克,炒杜仲 30 克。

[制作]　将灵芝、杜仲放入砂锅内,加水浸泡 15 分钟,用文火煎煮两次各 1 小时,滤取合并两次煎液即可。

[用法]　每日 1 剂,分早晚 2 次饮服。连服 1 周。

[功效]　补益脾肾,适宜腰椎间盘突出、腰椎骨质增生者服用。

灵芝延胡三七方

[处方]　灵芝 12 克,延胡索、三七各 10 克。

[制作]　将灵芝切片,与延胡索、三七一起放入锅内,加水浸泡 15 分钟,用文火煎煮 45 分钟,滤取头煎液,加水再煎煮滤取二煎液,合并两次煎液即可。

[用法]　每日 1 剂,分早晚 2 次饮服。连服 7 日。

[功效]　补益脾肾,活血化瘀。适宜于腰椎间盘突出、瘀血腰痛患者服用。

灵芝三藤熏洗方

[处方]　灵芝、夜交藤、大血藤、藤梨根各 30 克。

[制作]　将上述 4 味药放入砂锅内,加水浸泡 1 小时后,再用文火煎煮 1 小时,滤取煎液,熏洗患肢 30 分钟。

[用法]　每日 1 剂,连续洗 1 周。

[功效]　适宜风湿性和类风湿关节炎、骨性关节炎、关节疼痛活动不便者洗用。

灵芝瓜蒌方

[处方]　灵芝 12 克,瓜蒌 30 克,桃仁、红花、赤芍、川芎、韭白、青皮、木香、枳壳、乳香、没药、乌药各 9 克。

[制作]　将各味药材剪碎,放入砂锅,加水文火煎煮两次各 1 小时,滤取合并两次煎液即可。

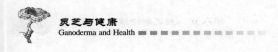
［用法］　每日 1 剂,分早晚 2 次服用。连服 10 天。

［功效］　辅助治疗软骨炎。

三、 灵芝食疗方

灵芝作为食药两用菌,在中华食疗中一直具有特殊地位,期待发扬光大。

(一) 灵芝粥羹方

灵芝魔芋粥方

［处方］　灵芝 50 克,魔芋 50 克,粳米 150 克。

［制作］　灵芝切片,加水煎煮 2 次取煎液,加入魔芋、粳米煮成稠粥,拣去灵芝片。

［用法］　每日 1 剂,可作餐食用。

［功效］　益气扶正,防癌抗癌,适宜于各种肿瘤症者服用。

灵芝麦芽糖粥方

［处方］　灵芝 20 克,粳米 150 克,麦芽糖 60 克。

［制作］　将灵芝加水煎煮 2 次,滤取 2 次灵芝煎液,加入粳米煮成稠粥,拣去灵芝片,服用时加入麦芽糖即可。

［服法］　每日 1 剂,分早晚作餐服食。

［功效］　可提高机体免疫力,适宜肝炎者服用。

灵芝水草粥方

［处方］　灵芝 30 克,水飞蓟、龙葵草各 15 克,粳米 150 克,白糖适量。

［制作］　将诸药放入锅内,加水用文火煎煮 1 小时,滤取头煎液,加水再煎煮一次,合并两次煎液,加入粳米煮成稠粥,放入白糖,稍煮片刻拣去灵芝片即可。

［服法］　每日 2 次,7 天为一个疗程,连服 3～5 个疗程。

［功效］　清热利湿,适宜黄疸型肝炎患者服用。

灵芝双耳粥方

[处方] 灵芝菌丝体、木耳、银耳、枸杞子各5克,金针菇、香菇各10克,大枣10枚,糯米、大麦各25克。

[制作] 将大麦、糯米洗净,与大枣、灵芝菌丝体、银耳等原料一起放入锅内,加水用文火熬煮稠粥即可食用。

[用法] 每日1次服完。可长期服用。

[功效] 提高免疫力,增强体质,延缓衰老,降血脂,通便等。

灵芝猴头菇糯米粥方

[处方] 灵芝10克,猴头菇10克,糯米50克,白糖20克。

[制作] 灵芝、猴头菇切薄片,糯米淘洗净,同放入锅内,加水文火熬煮成稠粥,拣去灵芝,加入白糖调味即可。

[用法] 每日1剂,分早晚2次服食。连服2个月,或长期服用。

[功效] 提高免疫力,适宜体弱失眠、神经衰弱、冠心病、衰老症者食用。

灵芝黑米粥方

[处方] 灵芝6克,茯苓、怀山药、芡实、莲子、薏苡仁各10克,玉米、大麦、黑米各25克。

[制作] 将灵芝切成薄片,怀山药等原料洗净,放入锅加水文火熬煮成稠粥。粥成后拣去灵芝片即可。

[用法] 作早餐或晚餐食用。连服2~3个月,也可长期服用。

[功效] 提高免疫力,通便,增强体质。

灵芝糯米粥方

[处方] 灵芝10克,糯米50克,小麦60克,白糖30克。

[制作] 将灵芝洗净切片,用纱布包好;糯米、小麦淘洗干净,一起放入砂锅内,加水3大碗,用文火熬煮成稠粥,然后捞出纱布包,加白糖拌匀服用。

[用法] 每日1次,晚饭后服用。

[功效] 养心、益肾、补虚,适宜心神不安、失眠乏力、自汗盗汗、畏寒者食用。

灵芝大枣瘦肉粥方

[处方] 灵芝孢子粉4克,大枣10枚,花生仁10克,猪瘦肉150克,粳米150克,调味品各适量。

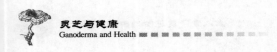
[制作] 将猪瘦肉洗净切丝,加调料、淀粉上浆;粳米洗净和大枣、花生放入锅内,加水用文火熬粥,待粥浓稠时,放入灵芝孢子粉、猪肉丝,再稍微煮片刻,加入调味品调味即可。

[用法] 每日1剂,分早晚2次服用。连服用一个星期。

[功效] 补气养血、健脾安神。适宜于血小板减少性紫癜症、产后血虚者服食。

灵芝乌蛇肉粥方

[处方] 灵芝粉6克,乌梢蛇肉100克,粳米150克,调味品适量。

[制作] 乌梢蛇肉洗净切片,加入灵芝粉、调味品拌匀上浆备用;粳米洗净入锅,加水文火熬成稠粥,放入乌梢蛇肉,再煨煮片刻,调味食用。

[用法] 每日1剂,分早晚2次服用,连服3～5日。

[功效] 祛湿除痹,适宜于风寒湿邪所致的风湿性、类风湿关节炎者服用。

灵芝乳鸽粥方

[处方] 灵芝5克,鸽肉、粳米各100克,调味品各适量。

[制作] 将鸽肉洗净切成片;灵芝放入锅内煎煮2次,滤取煎液,放大米熬成稠粥;放入鸽肉,再稍煮片刻,放入调味品调味即可。

[用法] 每日1剂,3～5日为一个疗程。连服3个疗程。

[功效] 益气补虚,生津止渴,适宜糖尿病者服用。

灵芝银耳桃羹方

[处方] 灵芝50克,银耳20克,鲜樱桃20粒,鲜水蜜桃2个,冰糖适量。

[制作] 灵芝切片放入锅内,加水用文火煎煮2次,每次40分钟,滤取合并煎液。银耳水浸后捞出洗净,放入灵芝液中,用文火煨炖2小时,放入洗净去核的樱桃与水蜜桃片,加入冰糖调味即可。

[用法] 每日1剂,分早晚2次饮食。常食。

[功效] 养心益血,镇静安神,适宜心血不足心悸者服食。

灵芝银耳羹方

[处方] 灵芝10克,银耳6克,冰糖15克。

[制作] 将银耳用温开水泡发后放入锅内,加水适量,放入切成薄片的灵芝,用文火煨炖2～3小时至银耳汤稠,捞出灵芝,调入冰糖即可食用。

[用法] 每日1剂,分3次服用。长期服用。

[功效] 养阴润燥、安神、止咳。适宜于肺阴不足或肺肾两虚的咳嗽、心神不安、失眠多梦、怔忡健忘等症者。

(二) 灵芝龟鳖方

灵芝金针甲鱼方

[处方] 灵芝50克,甲鱼300克,金针菇300克,调味品适量。

[制作] 将灵芝切片;甲鱼宰杀洗净切块入沸水焯。把甲鱼块、灵芝片同入锅内,加水文火煨炖至甲鱼熟烂,放入金针菇,稍煮片刻,调味食用。

[用法] 2日1剂,吃肉喝汤,佐餐服用。

[功效] 滋阴补血,适宜于肿瘤患者形瘦无神、面黄、精神疲倦者服用。

灵芝煲乌龟方

[处方] 灵芝20克,乌龟半只(250克),香菇35克,山药200克,调味品适量。

[制作] 将乌龟肉,香菇洗净,切成块,山药去皮洗净切成片。将上述各用料放入砂锅内,加水用文火煨至熟透,加入调味品调味即可。

[用法] 每周服2剂,早晚佐餐服用。

[功效] 能益气养血,化痰降脂,适宜高脂血症、脂肪肝患者服食。

灵芝龟苓膏方

[处方] 灵芝50克,土茯苓20克,草龟500克,白糖适量。

[制作] 将草龟宰杀洗净,把龟壳敲碎,与灵芝、土茯苓一起放入锅内,用文火煨炖,取煎液熬煮成膏,放入白糖,调味即可食用。

[用法] 每日早晚2次服用,每次30毫升。

[功效] 清热解毒,适宜于痤疮、痈疖、湿疹者服用。

灵芝龟枣补血方

[处方] 灵芝30克,红枣15枚,乌龟1只(250～500克)。

[制作] 将灵芝切薄片;乌龟宰杀洗净切块。起锅烧油,倒入龟肉块略炒后盛入砂锅,放入红枣、灵芝片,加水煲汤,煨炖至龟肉酥烂,调味食用。

[用法] 将上述量分2～3日服完,服前需加热。连服7～10日。

[功效] 补益气血,生精填髓。适宜于腰腿酸软乏力,气血精津不足、体虚早衰、

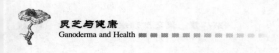

癌症体虚等症者食服。

灵芝二苓乌龟方

[处方]　灵芝 50 克,猪苓、茯苓各 30 克,乌龟 1 只(500 克),各种调味品适量。

[制作]　将乌龟宰杀洗净切块;灵芝切片,与猪苓、茯苓装入药袋。起油锅,放入乌龟肉煸炒片刻,烹入料油,放入葱姜与水,加入药袋,用文火煨炖至龟肉熟烂,用调味品调味即可。

[用法]　每周 2 剂,分早晚 2 次佐餐服用,连服 2 个月。

[功效]　养阴益气,扶正抗癌,适宜于白血病患者服用。

(三) 灵芝禽食方

灵芝乌鸡益智方

[处方]　灵芝 25 克,乌鸡肉 250 克,党参、龙眼肉各 20 克,调味品各适量。

[制作]　将乌鸡肉洗净切块,与灵芝、党参、龙眼肉一起放入砂锅内,加水用文火煨炖至乌鸡肉熟烂后,加入调味品调味即可。

[用法]　每周 2～3 剂,分早晚 2 次佐餐食用。

[功效]　养血通窍,安神益智。适宜于老年性痴呆患者用。

灵芝益髓方

[处方]　灵芝 20 克,鸡子黄(蛋黄)2 个,猪骨髓 25 克,猪脑花 2 副,盐 3 克,黄酒 15 毫升,葱 2 根,姜片 10 克,清汤 500 毫升。

[制作]　将灵芝洗净,切成薄片,放入锅内,加清水用文火煎煮两次,取煎液 200 毫升左右。鸡子黄搅散,猪脑花洗净并划成十多块,和猪骨髓一起放入碗内,倒入黄酒,调好味;待油锅烧至四成热时,将碗中的鸡子黄、猪脑、猪骨髓入锅略翻炒,倒入灵芝煎液,加入盐、姜、葱等佐料,用武火煮沸,保持沸腾 5 分钟即成。

[用法]　将上述汤分 2 天服完,连服 30 天以上。

[功效]　灵芝有滋补健脑、强壮益肾、消炎利尿等功能;鸡子黄含有大量卵磷脂,能补脑、健脑;猪脑疗神经衰弱、头晕、头痛,增强记忆;猪骨髓补精填髓,疗一切虚损。方可补肝肾、益血、健脑,增长儿童智力,延缓老年人

智力衰退。适宜于神经衰弱、心悸头晕、腰背酸痛等症者食用。

灵芝五味珍鸽方

[处方] 灵芝5克,五味子5克,丹参12克,柴胡3克,肉鸽1只,荷叶1/4张,栗子、大枣各5个,莲心7粒,香菇5枚,胡桃肉25克,调味品各适量。

[制作] 将肉鸽宰杀洗净;药料用荷叶包好,紧塞入鸽膛内;栗子剥壳去衣;莲心水发半熟;香菇泡洗去蒂;大枣洗净去核。把肉鸽与各料放入锅内,加入水、盐、酱油、桂皮,文火煨煮半小时,加入糖、味精,烹至肉鸽熟烂即成。

[服法] 每日1剂,佐餐食用。连服数日。

[功效] 具健胃助神、扶正祛邪、理气活血等效,适宜于慢性病毒性肝炎症者。

灵芝鸡方

[处方] 灵芝30克,仔鸡1只(1 000克左右,雌雄均可),调味品适量。

[制作] 将灵芝切成薄片;鸡宰杀去肠杂洗净,切块。把灵芝、鸡块一起放入不锈钢锅内,加水用文火煨炖至鸡肉熟烂,加入调味品调味即可。

[用法] 每日服用2次,鸡肉每次1/4份,服前将鸡肉蒸热。

[功效] 提高免疫力,补虚强身。

灵芝党参鸡方

[处方] 活鸡1只(1 000克),灵芝、党参、陈皮各10克,桂圆7个,枸杞子3克,调味品适量。

[制作] 将灵芝、党参切成薄片,鸡宰杀洗净,除陈皮外全部放入锅内,加水文火煎煮45分钟,加入陈皮,煨炖至鸡肉熟烂,调味食用。

[用法] 每日服用2次,鸡肉每次1/4份。

[功效] 提高免疫力,补虚强身。尤适宜怕冷、纳差、乏力者服用。

灵芝乳鸽方

[处方] 灵芝8克,乳鸽1只,盐、生姜、葱、黄酒各适量。

[制作] 将乳鸽宰杀洗净;灵芝切片加水煎煮2次,每次40分钟,合并两次煎液。乳鸽切成块,浸于灵芝煎液中,再放入调料,上笼蒸熟即可食用。

[用法] 拣去生姜、葱,分中晚2次食用。

[功效] 具有补气养血,补益肺肾,养心安神等功效。

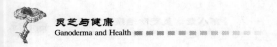

灵芝鹌鹑方

[处方] 灵芝 10 克,鹌鹑 2 只,盐、姜、葱、黄酒等各适量。

[制作] 灵芝切薄片,加水煎煮 2 次,每次 40 分钟,滤取合并二次煎液。鹌鹑宰杀洗净,置汤碗中,倒入灵芝煎液,放入调味品,上笼蒸熟即可食用。

[用法] 每日 1 剂,分中晚 2 次食用。连食 10～15 天。

[功效] 适宜于脏腑功能减退、身体虚弱、咳痰咳喘者食用。

灵芝鸭桂方

[处方] 灵芝 10 克,肉桂 5 克,苹果半只,鸭肉 400 克,调料适量。

[制作] 将灵芝切成薄片,加水文火煎煮 2 次,每次 40 分钟,滤取合并两次煎液。鸭肉洗净切块入锅,加灵芝煎液、肉桂、苹果和调料,文火煨炖至鸭肉熟透即可。

[用法] 每日 1 剂,分早晚 2 次食用。连服 7～10 天。

[功效] 滋阴益肾,补肺止咳。适宜于支气管炎、肺虚咳嗽、哮喘等症者食用。

灵芝仔鸡方

[处方] 灵芝 10 克,仔鸡 1 只(500 克),虾仁 3 克,调料各适量。

[制作] 仔鸡宰杀洗净切块。把灵芝切片文火连煎煮 2 次,每次 40 分钟,合并两次煎液。鸡块与虾仁同放入锅中,倒入灵芝煎液,用文火焖煮 10 分钟,加入各种调料,煨炖至鸡肉酥烂即可食用。

[用法] 每日 1 剂,分 2 次食完。连吃 5～7 次。

[功效] 养颜、美容,去皮肤色素,使皮肤白嫩。辅助治疗体虚、多病、神经衰弱、睡眠不深等症。

(四) 灵芝肉食方

灵芝玉米花生猪胰方

[处方] 灵芝粉 6 克,鲜玉米棒 2 根,花生 60 克,猪胰 1 条,瘦肉 250 克,红枣、姜葱等调料适量。

[制作] 将猪胰、猪肉、玉米棒洗净切块,红枣去核,放入锅内加水文火煨炖 90 分钟,滤取煎液,放入灵芝粉,稍煮片刻,调味即可。

[用法]　每日 1 剂,分早晚 2 次食用。

[功效]　健脾利湿,清热利尿,适用于糖尿病者服用。

灵芝人参兔肉方

[处方]　灵芝 20 克,人参 10 克,兔肉 200 克,料酒、葱姜等调味品各适量。

[制作]　将灵芝切片;兔肉洗净切块。把兔肉放入油锅,煸炒片刻,烹入黄酒,放入葱姜,加入灵芝、人参与水,用文火煨炖至兔肉熟烂,调味食用。

[用法]　每周 2～3 剂,佐餐,喝汤食肉。

[功效]　滋阴养心,补益气血,宁神助眠。适宜于阴虚失眠、心悸、冠心病等症。

灵芝三七瘦肉方

[处方]　灵芝 20 克,龙眼肉 15 克,三七 5 克,猪瘦肉 100 克,调料适量。

[制作]　将诸料洗净切片,放入砂锅内加水文火煨炖 1 小时,加调料品调味即可。

[用法]　每日 1 剂,喝汤食猪肉与龙眼肉。

[功效]　益气养心,祛瘀止痛。适宜冠心病气虚血瘀者服用。

灵芝猪心方

[处方]　灵芝 20 克,猪心 500 克,生姜、葱、花椒、白糖、香油、卤汁各适量。

[制作]　将灵芝切成薄片,文火煎煮 2 次,每次半小时,滤取合并煎液;猪心剖开洗净切碎,放入灵芝煎液中,加入生姜、花椒,煮熟后加入适量卤汁、食盐、白糖、味精、芝麻油,略炒后即可装盘食用。

[用法]　每天早晚各食 1 次,1 颗猪心分 2 天食完。一剂食完间隔 1～2 天,然后再继续服用,连食 7～10 颗猪心。

[功效]　安神宁心,适宜于病体虚弱、心烦不眠、心悸、心血不足之冠心病等症。

灵芝牛肉方

[处方]　灵芝孢子粉 50 克,牛肉 1 000 克,八角茴香、桂皮、花椒、豆蔻、砂仁、葱花、姜末、料酒等调料各适量。

[制作]　将牛肉洗净,切成长条,放入灵芝孢子粉与上述各料煸炒片刻,加水烧沸,改用文火煨至牛肉九成熟,捞出用烤炉烤干即可。

[用法]　每日 2 次,每次食 30 克,缓慢嚼食。

[功效]　具有阴阳双补、强心降血等功效,提高患者机体免疫力。适宜于阴阳两

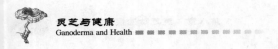

虚型高血压和肿瘤等症者服食。

灵芪补益卤肉方

[处方]　灵芝 15 克,黄芪 15 克,瘦猪肉 200 克,调料适量。

[制作]　将灵芝、生姜浸润洗净,切成薄片;葱姜拍松;猪肉洗净焯水,切成小方块。把黄芪、猪肉、葱姜、黄酒一起放入锅内,加适量清水,用武火煮沸,撇去浮沫,改用文火煨至猪肉熟烂,加入盐、胡椒粉等调味品调味即成。

[用法]　每日 1 剂,当日食完。连服 1 个月。

[功效]　补气养血,补益肺肾,养心安神功效。适宜畏寒、乏力、纳差等症者服食。

灵芝粉蒸肉饼方

[处方]　灵芝 5 克,瘦猪肉 100 克。

[制作]　将灵芝磨成细粉,猪肉洗净剁成肉末,与灵芝粉拌均,加少许酱油调味,放入盘中,上笼蒸熟即可食用。

[用法]　佐餐食用,1 日服完。连服 15～20 天。

[功效]　安神、养气、养阴。适宜于神经衰弱、老年慢性支气管炎、咳嗽气喘、慢性胃炎、消化不良等症者服食。

灵芝蹄筋方

[处方]　灵芝、黄精、鸡血藤各 10 克,黄芪 6 克,猪或牛蹄筋 100 克。

[制作]　将各味食材、药材洗净,放入砂锅内,加水文火煨炖煮至蹄筋酥烂,拣去药渣后即可服用。

[用法]　佐餐食用,喝汤吃肉。每日 1 剂,连服 15 天。

[功效]　益气补血、安心养神、健脾养肝。适宜于白细胞减少、气血虚弱、心悸失眠、神疲乏力、腰膝酸软、自汗盗汗、食欲不振、体虚神衰、慢性肝炎等症者服食。

灵芝里脊肉方

[处方]　灵芝 10 克,猪里脊肉 100 克,冬笋 15 克,油菜 50 克,胡萝卜 15 克,花生油 50 毫升,鸡蛋 1 个,调味料各适量,鸡汤 100 毫升。

[制作]　灵芝切薄片加水煎煮 2 次各 40 分钟,合并两次煎液;里脊肉切薄片焯水。锅内放入油烧热,放入冬笋、油菜、胡萝卜煸炒片刻,倒入里脊肉、鸡

蛋和灵芝煎液,翻炒至熟,放入调料炒匀勾芡,装盘食用。

[用法]　每日1剂,分中晚2次食用,连食7天。隔10天再继续服用。

[功效]　健脾益肾,补肺安神。适宜于体质虚弱、食欲减退、睡眠不良、怔忡无神等症者服食。

灵芝猪睾猪脑方

[处方]　灵芝孢子粉6克,猪睾丸1对,猪脑1具,调料适量。

[制作]　将猪睾洗净切片,猪脑洗净,放入锅内,加入葱、姜、椒、料酒等,加水文火煨炖至猪睾熟烂,放入灵芝孢子粉拌匀,稍煮片刻,调味即可。

[用法]　2日1剂,喝汤食猪睾与猪脑。

[功效]　益肾填精,健脑益智。适宜于老年性痴呆、脑萎缩、头昏耳鸣、记忆力下降者食用。

灵芝猪肺汤方

[处方]　灵芝15克,猪肺一副。

[制作]　将猪肺洗净,灵芝切成薄片,一起放入锅内,加水煮至猪肺熟烂,放入调味品即可食用。

[用法]　将猪肺与汤1日内分2次服完。

[功效]　具有补肺、平喘等功效。适宜于肺气虚弱、感冒咳嗽、支气管哮喘等症者服食。

灵芝锅巴肉片方

[处方]　灵芝8克,瘦猪肉100克,锅巴100～150克,鸡蛋1个,冬笋15克,豆油200毫升,鸡汤100毫升,调料各适量。

[制作]　将灵芝切成薄片,放入锅中加水用文火煎煮2次,每次40分钟,合并两次煎液;瘦猪肉切片放入碗内,磕入蛋清,用水淀粉拌匀。锅内倒入豆油,烧热后放入锅巴,炸成金黄色时捞出;锅中留豆油50毫升,烧热后放入肉片煸炒,放入酱油、花椒等调料,炒熟后与灵芝液一起浇在锅巴上即可食用。

[用法]　每日1剂,分2次食完。可长期食用。

[功效]　适宜于消化不良、神经衰弱等症者服食。

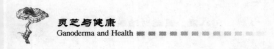
（五）灵芝泡酒方

灵芝丹参酒方

[处方]　灵芝100克，丹参、三七各10克，白酒500毫升。

[制作]　将灵芝切成片，三七、丹参切碎，一起装入酒瓶，倒入白酒，加盖密封，置阴凉处。每日摇晃几次，浸泡15天后即可饮用。

[用法]　每日2次，每次饮20毫升。

[功效]　补心气，益精神，治虚弱，活血止痛。适宜冠心病、神经衰弱者服用。

灵芝参麦酒方

[处方]　灵芝200克，麦冬100克，五味子100克，红参50克，白酒适量。

[制作]　将灵芝切片，麦冬洗净，五味子捣碎，红参切片，一起放入酒瓶，倒入白酒，加盖密封浸泡15天即可饮服。

[用法]　每日2次，每次饮20毫升。

[功效]　益气养阴，生津利脉。适宜冠心病、高血压、心功能减退、头晕目眩、心悸气短、体倦神疲者服用。

灵芝枸杞酒方

[处方]　灵芝50克，黄芪、熟地黄、淫羊藿、枸杞子各20克，高度白酒1000毫升。

[制作]　将上述5味原料切成薄片，一起浸泡于酒瓶中，密封浸泡15天后启用。

[用法]　每日服2次，每次饮服30毫升，饭后半小时服用。连服20～30天。

[功效]　提高免疫力，增强体质。

灵芝天麻酒方

[处方]　灵芝100克，天麻100克，杜仲60克，牛膝60克，高度白酒1000毫升，蜂蜜300克。

[制作]　将灵芝、天麻切成薄片，与其他原料放入酒瓶中，密封浸泡15天后服用。

[用法]　每日服2次，每次20毫升。

[功效]　提高免疫力，延缓衰老。

灵芝肉苁蓉酒方

[处方] 灵芝、太子参、肉苁蓉各 60 克,桑椹、何首乌各 100 克,枸杞子、韭菜子各 50 克,大枣 30 枚,高度白酒 1 000 毫升。

[制作] 将灵芝、肉苁蓉切成薄片,原料同放入酒瓶中,密封浸泡 15 天后服用。

[用法] 每日服 2 次,每次 25 毫升。

[功效] 提高免疫力,延缓衰老。

灵芝酒方

[处方] 灵芝 50 克,60 度白酒 500 毫升。

[制作] 灵芝切薄片浸于白酒中,密封放置 1 月,酒呈棕红色后即可服用。

[用法] 每日 2～3 次,每次 25～50 毫升。长期服用。

[功效] 养血安神,益精悦颜,增强肺功能,提高抗寒抗病能力。适宜于神经衰弱、失眠多梦、精神不振、消化不良、咳嗽气喘、顽固性哮喘及慢性支气管炎等症者饮服。

灵芝黄酒饮方

[处方] 灵芝 100 克,黄酒 1 000 毫升。

[制法] 将灵芝切成片,与黄酒一起放入瓶内,加盖密封,2 周后启用。

[用法] 每日 2 次,早晚各饮 25 毫升。

[功效] 温中健脾,适宜于积年胃病、慢性胃炎者饮服。

灵芝人参酒方

[处方] 灵芝 50 克,人参 25 克,冰糖 250 克,白酒 750 毫升。

[制作] 将灵芝、人参切成薄片,浸于酒中,每天摇动数次,使灵芝、人参内成分溶解出,7 天后加入冰糖,待冰糖溶解后即可饮用。

[用法] 每日服用 50 毫升。

[功效] 益肺气、强志壮胆,适宜于肺虚气喘、久咳祛痰症者饮服。

灵芝虫草酒方

[处方] 灵芝 50 克,北虫草 5 克,鹿茸 10 克,红景天 30 克,枸杞子 30 克,茯苓、黄精、大枣、酸枣仁各 20 克,白酒 1 000 毫升。

[制作] 把全部原料放入容器中,倒入白酒,密封 15 天后开启服用。

[用法] 每日服 2 次,每次 50 毫升。

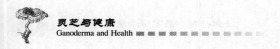
[功效]　提高免疫力,增强体质,延缓衰老。

灵芝山药酒方

[处方]　灵芝、山药、吴茱萸、五味子各 15 克,白酒 500 毫升。

[制作]　将上述原料切碎,放入容器内,倒入白酒,密封,置阴凉处,每日摇动 1
　　　　次,30 天后开启服用。

[用法]　每日 2 次,每次 20 毫升。长期服用。

[功效]　具滋阴生津功效。适宜于肺肾阴亏、虚劳咳嗽、口干津少、体弱乏力、盗
　　　　汗遗精、神经衰弱等症者饮服。

灵芝皂角酒方

[处方]　灵芝 200 克,皂角 15 克,50 度白酒 500 毫升。

[制作]　将灵芝、皂角剪碎入瓶,加白酒浸泡 15 天,酒呈棕红色可开启服用。

[用法]　每日服 2 次,每次 25 毫升。连服数日。

[功效]　适宜于慢性支气管炎、痰稀等症者饮服。

附 录

一、中国灵芝品种

(一) 灵芝属	*Ganoderma* P. Karst.
1. 黑灵芝	*G . atrum*
2. 喜热灵芝	*G . calidophilum*
3. 薄盖灵芝	*G . capense*
4. 弱光泽灵芝	*G . curtisii*
5. 大青山灵芝	*G . daiqingshanense*
6. 弯柄灵芝	*G . flexipes*
7. 海南灵芝	*G . hainanense*
8. 昆明灵芝	*G . kunmingense*
9. 灵芝	*G . lucidum*
10. 蒙古灵芝	*G . mongolicum*
11. 黄灵芝	*G . multiplicatum*
12. 多分枝灵芝	*G . ramosissimum*
13. 无柄灵芝	*G . resinaceum*
14. 大圆灵芝	*G . rotundatum*
15. 山东灵芝	*G . shandongense*
16. 四川灵芝	*G . sichuanense*
17. 伞状灵芝	*G . subumbraculum*
18. 密纹薄芝	*G . tenue*
19. 茶病灵芝	*G . theaecolum*
20. 松杉灵芝	*G . tsugae*
21. 紫光灵芝	*G . valesiacum*

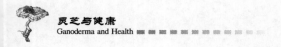

22. 拟热带灵芝	*G. ahmadii*	
23. 拟鹿角芝	*G. amboinense*	
24. 闽南灵芝	*G. austrofujianense*	
25. 狭长孢灵芝	*G. boninense*	
26. 背柄紫灵芝	*G. cochlear*	
27. 密纹灵芝	*G. crebrostriatum*	
28. 小孔栗褐灵芝	*G. dahlii*	
29. 硬孔灵芝	*G. duropora*	
30. 拱状灵芝	*G. fornicatum*	
31. 黄褐灵芝	*G. fulvellum*	
32. 桂南灵芝	*G. guinanense*	
33. 黄边灵芝	*G. luteomarginatum*	
34. 大孔灵芝	*G. magniporum*	
35. 无柄紫芝	*G. mastoporum*	
36. 华中灵芝	*G. mediosinense*	
37. 奇绒毛灵芝	*G. mirivelutinum*	
38. 赭漆灵芝	*G. ochrolaccatum*	
39. 小马蹄灵芝	*G. parviungulatum*	
40. 思茅灵芝	*G. simaoense*	
41. 紫芝	*G. sinense*	
42. 西藏灵芝	*G. tibetanum*	
43. 热带灵芝	*G. tropicum*	
44. 澄海灵芝	*G. chenghaiense*	
45. 粗皮灵芝	*G. tsunodae*	
46. 台湾灵芝	*G. formosanum*	
47. 重盖灵芝	*G. multiplea*	
48. 长管树舌	*G. annulare*	
49. 树舌灵芝	*G. applanatum*	
50. 南方灵芝	*G. australe*	

51. 坝王岭树舌　　　*G . bawanglingense*

52. 褐树舌　　　　　*G . brownii*

53. 密环树舌　　　　*G . densizonatum*

54. 吊罗山树舌　　　*G . diaoluoshanense*

55. 有柄树舌　　　　*G . gibbosum*

56. 黎母山树舌　　　*G . limushanense*

57. 层叠树舌　　　　*G . lobatum*

58. 墨江树舌　　　　*G . meijiangense*

59. 橡胶树舌　　　　*G . philippii*

60. 三明树舌　　　　*G . sanmingense*

61. 上思树舌　　　　*G . shangsiense*

62. 三角状树舌　　　*G . triangulatum*

63. 马蹄状树舌　　　*G . ungulatum*

64. 胶纹树舌　　　　*G . koningsbergii*

（二）假芝属　　　**Amauroderma** Murrill

65. 厦门假芝　　　　*A . amoiense*

66. 耳匙假芝　　　　*A . auriscalpium*

67. 华南假芝　　　　*A . austrosinense*

68. 大孔假芝　　　　*A . bataanense*

69. 光柄假芝　　　　*A . conjunctum*

70. 大瑶山假芝　　　*A . dayaoshanense*

71. 粗柄假芝　　　　*A . elmerianum*

72. 黑漆假芝　　　　*A . exile*

73. 福建假芝　　　　*A . fujianense*

74. 广西假芝　　　　*A . guangxiense*

75. 江西假芝　　　　*A . jiangxiense*

76. 弄岗假芝　　　　*A . longganense*

77. 皱盖假芝　　　　*A . rude*

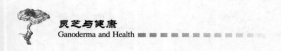

78. 拟模假芝	*A. schomburgkii*
79. 假芝	*A. rugosum*
80. 光假芝	*A. sikorae*
81. 二孢假芝	*A. subresinosum*
82. 五指山假芝	*A. wuzhishanense*
83. 云南假芝	*A. yunnanense*

（三）鸡冠孢芝属	**Haddowia** Steyaert
84. 长柄鸡冠孢芝	*H. longipes*

（四）网孢芝属	**Humphreya** Steyart
85. 咖啡网孢芝	*H. coffeatum*

二、 中国现在栽培的灵芝品种

1. 灵芝	*Ganoderma lucidum*
2. 松杉灵芝	*Ganoderma tsugae*
3. 山东灵芝	*Ganoderma shandongense*
4. 海南灵芝	*Ganoderma hainanense*
5. 黄灵芝	*Ganoderma multiplicatum*
6. 紫灵芝	*Ganoderma sinense*
7. 密纹薄芝	*Ganoderma tenue*
8. 韩国灵芝	*Ganoderma* sp.
9. 京大灵芝	*Ganoderma* sp.
10. 信州灵芝	*Ganoderma* sp.
11. 黑灵芝	*Ganoderma atrum*

参考文献

1. 中国科学院北京植物研究所,北京医学院药理教研室.灵芝[M].北京：科学出版社,1976.

2. 朱世能.灵芝的研究(一)[M].上海：上海医科大学出版社,1994.

3. 李时珍.本草纲目[M].北京：人民卫生出版社.

4. 中国药学会,中国食用菌协会等.灵芝研究专题讨论会论文集[C],1991.

5. 赵继鼎.中国灵芝新编[M].北京：科学出版社,1989.

6. 上海市农业科学院食用菌研究所.食用菌栽培技术[M].北京：农业出版社,1983.

7. 曹恒生,等.药用真菌的栽培与临床[M].合肥：安徽科学技术出版社,1986.

8. 灵芝的栽培与药用编写组.灵芝的栽培与药用[M].上海：上海人民出版社,1976.

9. 中国药学会药用真菌专业组.第六届全国药用真菌学术会议论文集[C],1994.

10. 福州闽江真菌研究所[J].闽江菌讯,1992.

11. 有地滋.灵芝的奇妙功效[M].台湾：青春出版社,1985.

12. 陈成基.猴头菇栽培技术问答[M].福州：福建科学技术出版社,1984.

13. 陈国良.食用菌新技术汇编[M].大连：大连理工大学出版社,1990.

14. 杨新美.中国食用菌栽培学[M].北京：农业出版社,1988.

15. 吴东儒.糖类的生物化学[M].北京：高等教育出版社,1987.

16. 陈国良.灵芝与猴头菇高产栽培技术[M].北京：金盾出版社,1996.

17. 林志彬.灵芝的现代研究[M].北京：北京大学医学出版社,1996.

18. 陈惠.食用菌治百病[M].上海：上海科学技术文献出版社,2003.

19. 陈惠.功效非凡的食用菌[M].上海：上海科学技术出版社,2005.

20. 陈胜,何慧,等.灵芝肽诱导人肝癌 HePG2 细胞凋亡的细胞学观察[J].食品科学,2009,30(9).

21. 胡彦武.灵芝孢子抗肿瘤作用机制研究进展[J].中国药房,2009.(15).

22. 曾瑾,罗霞.灵芝醇提物对记忆障碍型小鼠学习记忆的影响[J].中药药理与临床,2009(4).

23. 林晓,潘文嘉.灵芝多糖抗皮肤衰老作用研究[J].辽宁中医药大学学报,2009.011(009).

24. 刘丙世,田伟强,等.灵芝三萜类化合物对果蝇寿命影响的实验研究(J).中华中医药学刊,2010,28(010).

25. 潘鸿辉,谢意珍,等.灵芝孢子对肿瘤细胞生长的抑制效果研究[J].中国食用菌,2010.(05).

26. 聂运中,等.灵芝孢子油的抑瘤作用及对荷瘤鼠免疫功能的影响[J].免疫学杂志,2010.(12).

27. 黄年来,林志彬,陈国良.中国食药用菌学[M].上海：上海科学技术文献出版社,2010.

28. 胡献国,胡爱萍.灵芝[M].北京：人民军医出版社,2010.

29. 陈若芸,康洁.中国食用药用真菌化学[M].上海：上海科学技术文献出版社,2016.

30. 林志彬.灵芝从神奇到科学(第3版)[M].北京：北京大学医学出版社,2018.

后记

《灵芝与健康》终于与大家见面了！

本书的编写过程，恰逢举国上下共克时艰、全民奋起抗击新冠肺炎疫情之际。在经历了疾风暴雨式的心灵洗礼与生命礼赞之后，"免疫力是最好的医生"，这个朴素的医学常识转变为全民共识，大健康事业的愿景已转化为宏观产业政策。灵芝的健康应用方兴未艾，灵芝对人类健康事业的贡献呈现出广阔的前景。

本书部分撷取了《灵芝VS肿瘤》和《灵芝治百病》两本书的素材，在此谨向陈国良先生致以深切的缅怀。本着与时俱进的原则，本书的编撰遵循了科研和科普的一般规律，引证了一些当今灵芝研究的学术成果和智慧，融合了编者的实践与探索，力求达到知信行相统一，务使成果转化与健康应用相得益彰，在此谨向所有辛勤耕耘的灵芝科技专家表示衷心感谢！

本书的编撰过程中，胡德仁先生做了大量的前期策划、书稿整理和出版事务工作，严鑫、尤昌辉等参与了组织统筹，江蓉芬参与了组方遴选，胡丹、徐春花、包振伟、黄甜甜、张晨菊、田贞乐、樊济周、潘蓉、徐唐玉等同仁为书稿打印、勘误补正、甄别完善等做了大量工作，在此一并鸣谢！

编者

2021年6月

图书在版编目(CIP)数据

灵芝与健康 / 陈惠,羌校君,吴伟杰主编.--上海：上海科学普及出版社,2021(2022.11重印)
ISBN 978 - 7 - 5427 - 7999 - 1

Ⅰ. ①灵… Ⅱ. ①陈… ②羌… ③吴… Ⅲ. ①灵芝 Ⅳ. ①R282.71

中国版本图书馆 CIP 数据核字(2021)第 138865 号

责任编辑　柴日奕
装帧设计　姜　明

灵芝与健康

陈惠　羌校君　吴伟杰　编著

上海科学普及出版社出版发行
(上海中山北路 832 号　邮政编码 200070)
http://www.pspsh.com

各地新华书店经销　　上海商务联西印刷有限公司印刷
开本 787×1092　1/16　印张 14.375　插页 2　字数 226 000
2021 年 8 月第 1 版　　2022 年 11 月第 2 次印刷

ISBN 978 - 7 - 5427 - 7999 - 1
定价：36.80 元